社区卫生服务中心突发公共卫生事件应急处置

洪佳冬 方 强 编著

科 学 出 版 社

北 京

内 容 简 介

本书是针对社区卫生服务中心医护人员在参与突发公共卫生事件应急处置中应当了解和掌握的知识与技能的专业书。该书以《国家基本公共卫生服务规范》（2011年版）中"传染病及突发公共卫生事件报告和处理服务规范"为线索，系统地介绍突发公共卫生事件概述、社区卫生服务中心在应对突发公共卫生事件中的职责以及事件报告、现场处置中应掌握的各项技能，并将应急准备的新内涵、风险管理与评估和突发公共卫生事件的监测与预警等新技术介绍给读者。

本书是社区服务中心医护人员、高校相关专业师生以及基层疾病预防控制中心专业技术人员了解社区突发公共卫生事件的理论、概念、工作范围、工作技能等方面知识的实用图书。

图书在版编目（CIP）数据

社区卫生服务中心突发公共卫生事件应急处置 / 洪佳冬，方强编著.—北京：科学出版社，2014.12

ISBN 978-7-03-041630-8

Ⅰ.社… Ⅱ.①洪… ②方… Ⅲ.社区-公共卫生-突发事件-卫生管理-中国 Ⅳ.①R126.6②R199.2

中国版本图书馆CIP数据核字(2014)第185692号

责任编辑：周万灏 李　植/责任校对：林青梅
责任印制：徐晓晨 / 封面设计：范璧合

科学出版社 出版
北京东黄城根北街 16 号
邮政编码：100717
http://www.sciencep.com

北京凌奇印刷有限责任公司 印刷
科学出版社发行　各地新华书店经销
*

2014 年 12 月第　一　版　开本：787×1092　1/16
2021 年 1 月第七次印刷　印张：16
字数：377 000

定价：**98.00**元
（如有印装质量问题，我社负责调换）

前　言

作为我国基层医疗卫生机构的社区卫生服务中心是城市疾控预防控制的网底，是国家卫生应急管理体系的重要环节。由于社区卫生服务中心的医护人员有机会在第一时间接触第一个或第一批突发公共卫生事件的伤病患者，是最可能的第一现场处置力量，因此如何发挥社区卫生服务中心在卫生应急工作中的"哨岗"职能，发挥其处理突发公共卫生事件的"守门人"作用，已成为我国卫生应急管理体系建设的一项新课题。

社区卫生服务中心开展突发公共卫生事件的应急防控工作，是我国医改的一个重要方向，是社区卫生服务的群体性公共卫生服务项目。在2006年6月卫生部颁布的《城市社区卫生服务机构管理办法（试行）》提出了社区卫生服务中心"协助处置辖区内的突发公共卫生事件"和"社区现场应急救护"的服务功能，标志着社区卫生服务中心正式全面纳入了我国卫生应急管理体系，同时也对社区卫生服务中心医护人员提出了更高、更新的要求。不过由于社区卫生服务中心目前人员结构、知识结构等原因，对突发公共卫生事件应急管理和应急处置等方面的知识和技能存在明显的短板，亟待加强。

本书的目的就是针对广大城市社区卫生服务中心医务人员在应对突发公共卫生事件中目前存在的不足，以《国家基本公共卫生服务规范》（2011年版）中"突发公共卫生事件报告和处理"项目的工作内容为线索，对社区卫生服务中心医护人员进行突发公共卫生事件应急处置时应知应会的知识和技能进行系统地深入阐述。从突发公共卫生事件的概述、风险管理和风险评估、应急准备、突发公共卫生事件报告、现场应急处置和医学救援、以及现场流行病学调查技术、样本采集技术等方面，让社区卫生服务中心的医护人员知道，他们在突发公共卫生事件的防控过程，应当了解什么、熟悉什么、掌握什么、如何去做，是一本针对性和实用性很强的社区卫生服务中心等机构专业人员参考、培训用书。

同时本书还将当前卫生应急最新的"概念"如应急准备的新内涵、"技术"如突发公共卫生事件的风险管理、风险评估方法、监测预警方法介绍给读者，让读者对当前国内外的突发公共卫生事件应急处置有个比较全面的了解。目的在于提高社区处置突发公共卫生事件的能力和水平，最终达到有效地防止突发公共卫生事件的发生和发展，防患于未然，以减少或消除其危害程度，保障公众健康。

本书的对象是广大社区卫生服务中心的医务工作者、高校相关专业师生，以及基层疾病预防控制机构的专业人员。由于编写时间仓促，作者水平有限，书中难免存在不足和疏漏之处，欢迎专家和广大读者指正提出宝贵意见，以助本书的不断完善。

洪佳冬　方　强

2014年5月于广州

目　录

第一章　突发公共卫生事件概述

第一节　突发公共卫生事件基本要素

一、突发公共卫生事件概念

国务院在2003年5月8日颁布的《突发公共卫生事件应急条例》中对"突发公共卫生事件"的定义：是指突然发生，造成或者可能造成社会公众健康严重损害的重大传染病疫情、群体性不明原因疾病、重大食物和职业中毒以及其他严重影响公众健康的事件。为了更好理解突发公共卫生事件的概念，应对以下两个概念进行了解。

"突发事件"一般来说是对突然发生的危及公共安全、社会秩序和人民生活的各种紧急情况的总称，是一种需要作出特殊反应的事件，引起的原因包括自然因素、社会因素（人为因素）。在2007年8月30日颁布的《中华人民共和国突发事件应对法》中对"突发事件"定义：是指突然发生，造成或者可能造成严重社会危害，需要采取应急处置措施予以应对的自然灾害、事故灾难、公共卫生事件和社会安全事件。

世界卫生组织（WHO）在1952年对"公共卫生"是这样解释的，公共卫生是通过有组织的社区力量，高效率预防疾病、延长寿命、促进心理和健康的科学和艺术。我国"公共卫生"的定义，多引用吴仪副总理在2003年7月召开的全国卫生工作会议讲话提出的："按照一般定义，公共卫生就是组织社会共同努力，改善环境卫生条件，预防控制传染病和其他疾病流行，培养良好卫生习惯和文明生活方式，提供医疗卫生服务，达到预防疾病、促进人民身体健康的目的。"总之，公共卫生的概念内涵随着社会经济的发展等，会出现相应的变化。可以这样理解，公共卫生是一个学科群，具有公共性、公益性、公平性三大特性，而且公共卫生问题是涉及群体的卫生保健问题，需要通过系统的社会行动才能解决，也就是说公共卫生建设需要政府、社会、团体和民众的共同努力。

因此，突发公共卫生事件不仅具有突发性，同时具有公共卫生的属性，所针对的不是特定的一个人，而是不特定的社会群体。从广义来说，它是突如其来的、对人类身体健康和生活产生巨大威胁，并间接影响到经济发展、社会稳定的自然和人为灾害。不过人们常常把突发事件中引起的问题主要为公共卫生问题的事件称为突发公共卫生事件。突发事件不一定是突发公共卫生事件，而突发公共卫生事件肯定属于突发事件范畴。

二、突发公共卫生事件特点

通常来说，突发公共卫生事件具有突发性、群体性、严重性、紧急性和不确定性等特征。其中"紧急性"是突发公共卫生事件最重要的特征之一，如果不需要采取紧急措施的或人力所限不能采取措施控制它，则不称其为突发公共卫生事件。突发公共卫生事件一般具有以下特点：

（一）可预见性差

突发公共卫生事件的发生往往出乎人们的意料，其发生的时间、地点、方式、波及的程度等都是始料未及，难以准确把握。相关信息也很难做到准确，全面，及时。一般而言，在危险尚未完全显露出来的时候，公众往往会忽视危险存在，而当处于突发事件的暴发期，危险已经逼近时，又往往会夸大危险。

（二）发生原因复杂

突发公共卫生事件往往是各种矛盾激化的结果，总呈现出一果多因、相互关联、牵一发而动全身的复杂状态。危机处置不当会加大损失、扩大范围，甚至会转为政治事件。

（三）破坏性大

突发公共卫生事件往往会造成较大的破坏性，通常以人员伤亡、财产损失为标志，包括直接损害和间接损害，还体现在对社会心理和个人心理造成的破坏性冲击，进而渗透到社会生活的各个层面。

（四）持续性长

整个人类文明进程突发公共卫生事件从未停止过。只有通过共同努力最大限度降低突发事件发生的频率和次数，减轻其危害程度及对人类造成的负面影响。无数次突发公共卫生事件使人类在反思人与自然的关系中，变得更加成熟，行为更加理性。突发公共卫生事件一旦暴发，总会持续一个过程，表现为潜伏期、暴发期和消退期。

（五）可控性差

控制指掌握住使之不超出范围。从系统论看控制是对系统进行调节以克服系统的不确定性，使之达到所需要状态的活动过程，是人类改造自然、利用自然的重要内容和社会进步的重要标志。许多突发公共卫生事件会超出人类的认知，而且突发公共卫生事件现场的情况也是千变万化，超出人们的掌控范围。

（六）非程序化决策

在突发公共卫生事件发生时，政府应急管理部门必须在有限的信息、资源和时间（客观上标准的"有限理性"）条件下寻求"满意"的处理方案，迅速地从正常情况转换到紧急情况（从常态到非常态）是突发公共卫生事件应对的核心内容，因此在应急管理方面是无法按照正常程序进行决策。

（七）国际互动性

伴随着全球化进程的加快，突发公共卫生事件的发生具有一定的国际互动性。经济全球化在带来人员、物资大流通的同时，也带来了疫情传播的全球化。一些重大传染病可能通过交通、旅游、运输等各种渠道向国外进行远距离传播。它能跨越洲际、国际和疆域，不分民族、种族和社会群体，跨越不同的文化和社会制度，不仅给原发区，也给其他地区或全球带来巨大灾难。如2003年，"非典"在我国暴发的同时，我国周边地区和国家也很快出现了"非典"疫情。2009年，由墨西哥发端的甲型H1N1流感疫情也在较短的时间内蔓延至中国内地，仅仅半年的时间，中国内陆病历已逾1000例。

不过，任何一个事件的发生发展过程实际上都是一个渐进的过程，"突发性"是相对而言。研究表明，突发公共卫生事件并不都是必然要发生的，有相当部分的突发公共事件是可以避免的。由于很多事件在开始的时候，引起的危害程度和范围较小导致重视程度不够，有些事件或因为人们的认识水平或者专家们对事件的蔓延范围、发展速度、趋势和结局无法预测，从而使得事件未能及时处置，造成事件对公众健康的影响进一步扩大，而最终成为突发公共卫生事件。

三、突发公共卫生事件的诱发因素

突发公共卫生事件的诱发因素包括自然因素、人为因素（也称"社会因素"）或两种因素的共同作用。在目前的科技水平下，人类尚无法有效地去控制和消除诱发突发公共事件的自然因素，只能在一定范围内对这些自然因素进行有限的预测和监控，以尽量减少由这些自然因素导致的损害。而事实上，绝大多数突发公共卫生事件的发生都是与人为因素密切相关的。随着社会的进步，人类征服自然和改造自然而造成的各类安全事故、交通运输事故、公共设施和设备事故、环境污染和生态破坏等事故灾难的数量日益上升，人为和非人为的传染病疫情，群体性不明原因疾病，食品安全和职业危害，动物疫情，以及其他严重影响公众健康和生命安全的事件（如恐怖袭击事件）也频频发生。

30多年的改革开放，开启了我国伟大的复兴之路，伴随着社会、政治、经济制度与体制等的大转型，经济结构、产业结构和社会结构大变革以及各类利益关系的大调整，各种矛盾突出，国内外矛盾的汇聚，令我国处于一个非常规突发事件高发的时期。在许多重大的突发公共卫生事件中，究其原因，对经济利益最大化追求是最主要的人为因素，如野生动物的贩运将鼠疫、SARS等重大传染病传播，产量追求导致的各类矿难事件、为降低成本引发的三鹿奶粉事件和问题胶囊事件、为促进销售使用瘦肉精事件以及尘肺、有机溶剂中毒等各类职业中毒事件等。

尽管突发性公共事件的形成和演变存在复杂和深层次原因，并衍生更多不确定性。但相对于自然因素，人类是有可能在较大程度上去控制和减少诱发突发公共事件的人为因素，并针对各种类型的突发公共事件制定应急预案，从而减轻突发公共卫生事件对社会的危害。所以找出导致突发公共事件的人为因素，采取各种有效措施消除这些人为因素，改变被动处置突发公共事件为主动管理突发公共事件，是预防和减少突发公共事件的长效机制。

四、应对突发公共卫生事件的目的

突发公共卫生事件在人类社会发展进程中是不可避免的。它的形成与演变是一个复杂的系统，多种致灾因子和不同的承灾体的相互作用、相互影响，多种因素、多个条件的复合叠加，使突发公共卫生事件呈现复杂多变，导致应急管理工作具有复杂性、艰巨性、严重性和放大性。根据突发公共卫生事件的特点，建立健全有效的突发公共卫生事件应急体系，才能有效预防和控制突发公共卫生事件。而其重点在于应急管理，而应急管理的基础和核心在于建立适宜的应急管理体系。

而且任何突发事件的应对都应该体现以人为本的原则，卫生部门在突发公共卫生事件的应对中承担着极为重要的角色。为了进一步健全我国突发公共卫生事件应急管理体系，2011年新版的《国家基本公共卫生服务规范》增加了社区开展"突发公共卫生报告和处理"的工作要求，也标志着社区卫生服务中心这一基层医疗卫生机构，被全面纳入了我国卫生应急体系。根据社区卫生服务中心的职能，社区参与突发公共卫生应急处置的范畴不仅包括突发事件的紧急医学救援，还包括2011年新赋予的职责：突发公共卫生事件的预防与控制。

总体来说，控制突发公共卫生事件工作目的在于：运用"三级预防"的理念，以现有的卫生监督、疾病控制体系为基础，建立有经费保证的、与防控突发公共卫生事件职能相适应的设备、技术力量的体系，通过有组织地实施预防控制策略，有效地防止突发公共卫生事件的发生和发展，防患于未然，最大限度减少或消除其危害程度，保障公众健康与生命安全。

拓展知识

● **国际上有关突发事件概念分为 4 个层次**

1. 灾难 人为、自然损害超过调节能力，或对社会功能严重破坏。

2. 突发事件 正常次序被打乱，或指突然发生的危险状态。

3. 复杂突发事件 指以武装冲突、人员转移和食品不安全为特征，导致人群急性营养不良普遍增加、粗死亡率大幅上升的事件；它是冲突导致全部或大量政府机构破坏而发生的人道主义危机。

4. 危机 系统受到了严重的冲击，不能维持基本的生存安全的情况下产生的，面临严重的贫困、疾病流行以及因为健康问题而导致大量人员死亡的危险；是一种十分紧急和极度困难的时刻 。

● **在突发公共卫生事件中的"三级预防"**

一级预防：健康教育（培训、宣教、监督评估），风险评估（风险识别、分析与评价、风险沟通、预警发布、风险管理），应急准备（制定预案、物资储备、队伍建设等）。

二级预防：事件报告（网络直报、主动监测），现场流行病学调查，样品采集与检测，事件界定与判断。

三级预防：现场控制处理（救治病人、切断传播、保护易感人群、宣传教育、病人康复措施），控制效果评估（绩效评估，预测转归）。

第二节 我国突发公共卫生事件应急管理体系介绍

一、应急管理基本要素

（一）突发公共卫生事件应急管理的概念

管理是指通过计划、组织、指挥、协调、控制及创新等手段，结合人力、物力、财力、信息等资源，以期高效的达到组织目标的过程。

应急管理是指政府及其他公共机构在突发公共事件的事前预防、事发应对、事中处置和善后恢复过程中，通过建立必要的应对机制，采取一系列必要措施，应用科学、技术、规划与管理等手段，保障公众生命、健康和财产安全；促进社会和谐健康发展的有关活动。

突发公共卫生事件应急管理是指在突发公共卫生事件发生前或出现后，采取相应的监测、预测、预警、储备等应急准备，以及现场处置等措施，及时对产生突发公共卫生事件的可能因素进行预防和对已经出现的突发公共卫生事件进行控制，同时对其他突发公共事件实施紧急医疗卫生救援，以减少其对社会政治、经济、人民群众生命安全的危害。

从概念上看，管理是应急的核心，也是一种手段。突发公共卫生事件的应急管理不仅仅是在保障公众生命、健康和财产的安全，也是在减少其对社会政治、经济的危害。从这个角度来看，应急管理的主体是政府及其设立的公共机构。

（二）突发公共卫生事件应急管理的特征

突发公共卫生事件应急管理具有的一般特征包括综合性、强制性、公益性、人本性。由于我国目前所处的社会时期，以及国家经济发展不平衡，医疗卫生资源配置不合理等情况，我国的突发公共卫生事件应急管理还存在复杂性、不平衡性、长期性和后发性，以及我国特有的政治优势，在突发事件的组织动员能力强的特点。

（三）突发公共卫生事件应急管理的意义

从上述突发公共卫生事件应急管理的定义和特征来看，它的意义在于预防和控制突发公共卫生事件的发生和发展，对突发公共事件中受到健康危害的公众实施医学救援，并通过完善突发公共卫生事件应急管理体系的"一案三制"（一案三制是指：应急预案，应急管理体制，应急管理机制，应急管理法制），达到促进国家公共卫事业发展的目的。

（四）突发公共卫生事件应急管理的基本原则

1. **政府主导、社会参与** 我国突发公共卫生事件的应急管理是在政府领导下，建立以健全分类管理、分级负责、条块结合、属地管理为主的应急管理体制，根据突发公共卫生事件的严重性、可控性、所需动用的资源和影响范围等因素，启动不同的应急预案。在必须立即采取应急处置措施的紧急情况下，有关责任单位、责任人员应视疫情临机决断，控制事态发展；对不作为、延误时机、组织不力等失职、渎职行为要依法追究其法律责任。

2. **预防为主、常备不懈** 增强忧患意识，高度重视公共卫生安全工作，居安思危，常抓不懈，防患于未然。坚持预防与应急管理相结合，常态与非常态相结合（平战结合），建立健全快速反应机制，第一时间获取充分准确的信息，跟踪研判，果断决策，迅速处置，最大程度地减少危害和影响。并时刻做好应对突发公共卫生事件的思想准备。

3. **快速反应、依法处置** 把保障公众健康和生命安全作为首要任务。凡是可能造成人员伤亡的突发公共卫生事件发生前，要及时采取人员避险措施，根据事件造成的社会危害的性质、程度、范围和阶段相适应；应选择对公众利益损害较小的措施；突发公共卫生事件发生后，要优先开展抢救人员的紧急行动；要加强抢险救援人员的安全防护，最大程度地避免和减少突发公共卫生事件造成的人员伤亡和危害。并应对公众的合法利益所造成的直接损失给予适当的补偿。

4. **群专结合、科学防控** 整合现有突发公共卫生事件的监测和预警信息系统，开展突发公共卫生事件的风险管理，建立网络互联、信息共享、科学有效的防范体系；建立和完善联动协调制度，加强相关部门之间的沟通协调，充分动员和发挥政府、社会团体和公众队伍的作用，形成统一指挥、反应灵敏、功能齐全、协调有序、运转高效的应急管理机制；建立分工明确、责任落实、常备不懈的保障体系。

二、我国目前突发公共卫生事件的现状

（一）各类传染病仍然是我国突发公共卫生事件的主要危害

人类社会发展的历史，也是与传染病做斗争的历史，传染性疾病依然是全球致死、致残的主要原因。虽然社会在发展，科技在进步，但新的传染病依然不断出现，自1977年以来，全世界新发现共30多种新传染病病原体，尤其是2000年后的SARS病毒、H1N1流感病毒、H7N9禽流感病毒、中东呼吸综合征新型冠状病毒等，都引起了社会的高度关注。新的突发急性传染病不断出现，成为威胁人类健康，影响社会稳定和经济发展的重要因素之一。

我国是受突发急性传染病影响较重的国家之一，2003年"非典"疫情，仅我国内地就报告SARS病例5327例，其中死亡249人，病死率达6.55%。国家统计局测算的经济损失高达933亿元人民币，约占2003年GDP 0.8%。自2005年我国内地发现的H5N1人感染高致病性禽流感病例24例，其中死亡15例。又如2013年我国首次发现人感染H7N9禽流感疫情，至2014年2月底全国共确诊377例人感染H7N9禽流感病例，其中至少84例死亡。我国每年通过网络直报系统报告的突发公共卫生事件有上千起，其中约70%为传染病疫情暴发。因此传染病的防控依然是医疗卫生工作者的主要任务。

（二）食品污染和食物中毒重大事件时有发生

我国各地食物中毒事件频频发生，食品安全已成为继人口、资源和环境之后的第四大社会问题。日常生活食物中毒事件不断，占每年报告的突发公共卫生事件的15%左右。2004~2011年，卫生部通过突发公共卫生事件网络直报系统共收到全国食物中毒类突发事件报告3398起，中毒人数106 567例，死亡1693例，病死率1.59%，主要发生在家庭、集体食堂、饮食服务单位等，尤其以农村地区多见。而频繁发生的食物中毒事件使人们关注到了食品安全，以及农药、饲料添加剂等化学物的滥用所造成的健康和社会问题。2001年苏皖地区肠出血性大肠杆菌食物中毒、2002年南京毒鼠强中毒、2004年安徽阜阳劣质奶粉事件、2008年的三鹿奶粉事件、2010年海南毒豇豆事件、2011年的上海毒馒头事件、2012年山东速成鸡（饲料添加剂）事件等，不断拷问着中国人的餐桌安全。

（三）与社会经济发展相关的突发公共卫生事件增多，职业中毒事件时有发生

随着我国经济的高速发展，突发公共事件屡有发生，造成严重的人员伤亡，如每年不断的矿难事件、2011年的动车脱轨事件、2013年的青岛输油管道爆炸等事件都造成了大量的人员伤亡。严重危害作业工人身体健康的严重职业中毒虽然近年来在一定程度上得到了控制，但仍时有发生，如广州2011年以来的毒胶水事件；而且由高科技污染引发的职业危害数正在大幅递增，如2009年给iphone代加工的苏州联建科技公司发生的正己烷中毒事件。2004~2009年，通过突发公共卫生事件报告管理信息系统，全国26个省共报告急性职业中毒事件288起，3828例中毒患者，平均每起事件中毒人数13例，其中171起出现死亡患者348例，总的中毒病例病死率为9.09%，6年内平均每年报告职业中毒事件48起，引起急性职业中毒占前两位的化学毒物主要是一氧化碳和硫化氢。职业中毒事件一旦发生，往往对患者造成是的终身损害，危害性大，社会关注程度高。

（四）学校突发公共卫生事件占相当比重

学校是我国各种突发公共卫生事件的高发场所，根据有关研究全国各地报告的突发公共卫生事件中，学校发生的事件就占了70%左右，以丙类传染病突发事件为主。2010年，全国报告学校突发公共卫生事件870起，占报告事件总数的65%；报告病例33 913人，占报告病例总数的73%；报告死亡16人，占报告死亡总数的4.0%。因此做好学校突发公共卫生事件的预防和控制，对减少和防控突发公共卫生事件将起到积极作用。

（五）自然灾害等相关突发公共卫生事件也不容忽视

我国是世界上受自然灾害影响最为严重的国家之一，灾害种类多、灾害发生频度高、灾害损失严重，在我国最常见的灾害有洪涝、干旱、地震、台风和滑坡、泥石流等5种，灾害后经常伴随疫情的发生，需要积极应对。如2008年的四川汶川地震、2010年的玉树地震、2013年的四川雅安地震等。自然灾害所造成的损失占灾害总损失的80%~90%。1949年以来，我国平均每年因自然灾害造成的直接经济损失达1000亿元人民币以上，农作物受害面积年均超过4000万公顷，受灾人口年均超过2亿。

三、我国突发公共卫生事件应急管理体系

（一）我国公共卫生应急管理体系建设历程

1.新中国成立至2003年SARS危机前 中华人民共和国（文中简称新中国）成立以后，我国的公共卫生体系建设进入了一个新的历史阶段。新中国成立初期，人民健康水平低下，急、烈性传染病流行，在"预防为主"的卫生工作方针的指引下，公共卫生事业在新中国成立50多年来，取得了巨大的成就，突发公共卫生事件应急管理也取得一定的发展。1952年12月的第二届全国卫生工作会议确立了我国卫生工作的"面向工农兵、预防为主、团结中西医、卫生工作与群众运动相结合"的四大原则。1955年6月1日我国颁布了第一个卫生防疫法规《传染病管理办法》，1978年颁布的《中华人民共和国急性传染病管理条例》，是卫生防疫体系从几十年的行政管理开始步入了法制管理轨道，为后来更多的公共卫生法律、法规的实施探索了有益的经验，并加强了卫生防疫体系在预防控制传染病中的责任、地位和作用。此后，我国相续颁布实施了如《中华人民共和国传染病防治法》（1989）、《公共场所卫生监督条例》（1987）、《中华人民共和国食品卫生法（试行）》（1995）、《中华人民共和国职业病防治法》（2001）等为疾病控制和卫生监督提供了有力的法制管理条件和收档，使包括传染病暴发疫情、重大中毒事件等在内的公共卫生各个领域的管理进入有法可依的良性循环环境。

在卫生防疫体系建设方面，建立和健全以卫生防疫站为主体的公共卫生专业机构，充分发挥医疗保健机构在卫生防病和突发公共卫生事件应对中的积极作用。自90年代末期，为适应疾病模式的转变，我国开始将卫生防疫站同部分专业专病防治站（所）合并组建新的疾病预防控制专业队伍，建立了以中国疾病预防控制中心为龙头的疾病预防控制机构（CDC），至2002年底，全国共有各级疾病预防控制机构3580个，工作人员达20.4万人，其中专业技术人员15.7万人，比1980年增长1倍左右。

不过虽然如此，自我国改革开放以来，伴随着经济社会的快速发展，危害公共安全和社会秩序的突发公共卫生事件发生越来越频繁。由此逐渐形成了一些针对突发公共卫生危

机的管理体制和应急工作办法，但是远远没有形成一套完整的突发公共卫生危机应急管理体系。其应对工作明显表现出经验性、临时性特点，应对突发公共卫生危机的重心是紧急救援和减少损害，突发卫生公共事件应对过程中的部门分割、条块分割现象严重，职责界定不清，应急协调不力，资源整合能力与快速反应能力有待进一步的提高。缺乏完备的突发公共卫生危机前期预警和恢复重建工作，突发公共卫生危机应对工作缺少有针对性的法律和制度保障。

2. 2003年SARS危机至今 2003年，一场突如其来的公共卫生危机"SARS"的侵袭，凸显出传统政府管理体制的种种不足。在艰难取得抗击"非典"的胜利之后，国务院办公厅专门成立了突发公共事件应急预案工作小组，推动突发公共事件应急预案的编制和应急机制、体制、法制工作的建设，并通过实施了《突发公共卫生事件应急条例》。从此我国应对突发公共卫生危机的工作走进了专业化、法制化的可持续发展道路。2004年9月，十六届四中全会明确提出要"建立健全全社会预警体系，形成统一指挥、功能齐全、反应灵敏、运转高效的应急反应机制，提高保障公共安全和处置突发事件的能力"。同年国务院卫生行政部门设立突发公共卫生事件应急指挥中心，负责全国的突发公共卫生事件应急处理的日常工作，并制定出应对突发公共卫生事件要遵循的原则，即"中央统一指挥、地方分级负责；依法规范管理、保障快速反应；完善监测体系、提高预警能力；改善基础硬件、保障持续运营"。

到2005年底，我国的突发公共事件的应急预案体系框架已基本建成。2006年1月，国务院发布《国家突发公共事件总体应急预案》和《国家突发公共事件医疗卫生救援应急预案》，同年5月，国务院应急管理办公室正式成立，标志着国家应急管理工作正式进入日常化的进程。至2007年8月，第十届全国人民代表大会常务委员会第二十九次会议通过了《中华人民共和国突发事件应对法》，并于11月1日起施行，这标志着我国应急管理法律体系的初步建立，也标志着我国应急管理体系的基本建成。此后我国的应急管理体系建立进入了新的发展阶段。

（二）我国目前突发公共卫生事件应急管理体系"一案三制"的介绍

可以这么说，我国目前的突发公共卫生事件应急管理体系是在总结抗击"非典"的经验和教训的基础上建立起来的，突发公共卫生事件应急管理体系是指国家依法将突发公共卫生事件应急管理组织系统内部的组织机构设置、隶属关系、责权利划分及其运作制度化的总称，是国家管理突发公共卫生事件应急工作的主题，其管理活动的开展和管理效率的提高将直接关系到突发公共卫生事件应对的效果，关系到广大群众生命健康安全和国家社会经济的稳定发展。

突发公共卫生事件应急管理体系，一般包括确立突发公共卫生事件应急管理的组织体系、一般程序、法律规范与行动方案等方面，我国的应急管理体系是以"一案三制"为核心框架。自2003年后我国应急管理体系建设是以全面整合为基本特征，有效地实现了应急管理工作从单一性到综合性、从临时性到制度化、从封闭性到开放性以及从应急性到保障性这四个重要方面的积极转变。

1. 应急管理体制 应急管理体制主要是指应急管理机构的组织形式，是一个由横向机构和纵向机构、政府机构与社会组织相结合的复杂系统，是应急管理体制重要组成部分，即综合性应急管理组织、各专项应急管理组织以及各地区、各部门的应急管理组织各自的法律地位、相互间的权力分配关系及其组织形式等。具体来说，应急管理体制主要包括应急管理的领导指挥机构、专项应急指挥机构、日常办事机构、工作机构、地方机构及专家组等不同层次。我国突发公共卫生事件应急管理体制是由"中央—省—地市—县"四级疾病控制与预防工作网络组成的。按性质可分为突发公共卫生事件应急指挥体系、专门应急管理协调机构、政治和组织、社会动员体系、事发属地政府领导、有关部门和相关地区协调配合的领导责任制、应急处置、医疗救治专业救援队伍体系和专家咨询队伍、疾病预防控制体系、卫生行政组织、卫生执法监督体系和群众性卫生组织等；按职能，可分为7个不同功能系统，即指挥决策系统、监测预警系统、应急处置系统、科技教育系统、风险沟通系统、应急队伍系统、应急保障系统。

健全应急管理体制必须有强有力的应急管理组织体系作保障，应急管理体制的建立健全有利于为突发事件应对工作提供强有力的组织保证。2003年之后，我国的应急管理体制建设，在充分利用现有政府行政管理机构资源的情况下，一个依托于政府办公厅（室）的应急办发挥枢纽作用，协调若干个议事协调机构和联席会议制度的综合协调型应急管理新体制初步确立。2006年6月15日出台的《国务院关于全面加强应急管理工作的意见》提出，要"健全分类管理、分级负责、条块结合、属地为主的应急管理体制，落实党委领导下的行政领导责任制，加强应急管理机构和应急救援队伍建设"。2007年8月30日颁布的《突发事件应对法》明确规定，"国家建立统一领导、综合协调、分类管理、分级负责、属地管理为主的应急管理体制"。2006年4月国务院办公厅设置国务院应急管理办公室，承担国务院应急管理的日常工作和国务院总值班工作，履行值守应急、信息汇总和综合协调职能，发挥运转枢纽作用。根据规定，中国把突发事件主要分为四大类，并规定了相应的牵头部门：第一类为自然灾害，主要由民政部、水利部、地震局等牵头管理；第二类为事故灾难，由国家安全监管总局等牵头管理；第三类为突发公共卫生事件，由卫生部牵头管理；第四类为社会安全事件，由公安部牵头负责。针对不同类型、不同领域的突发事件，各部门、各地方纷纷设立专门的应急管理机构，完善应急管理体制。

总的来看，与传统应急管理体制比较，中国目前正在建设的新型综合协调型应急管理体制，是建立在法治基础上的平战结合、常态管理与非常态管理相结合的保障型体制，具有综合性、常规化和制度化等特征，有利于克服政治动员所导致的初期反应慢、成本高等问题。

2. 应急管理机制 应急管理机制是指突发事件发生、发展和变化全过程中各种制度化、程序化的应急管理方法与措施。从实质内涵来看，应急管理机制是一组以相关法律、法规和部门规章为依据的政府应急管理工作流程。从外在形式来看，应急管理机制体现了应急管理的各项具体职能。从工作重心来看，应急管理机制侧重在突发事件事前、事发、事中和事后整个过程中，各部门如何更好地组织和协调各方面的资源和能力来有效防范与处置突发事件。应急管理机制以应急管理的全过程为主线，涵盖事前、事发、事中和事后各个时间段，包括应急准备、监测预警、应急处置、善后恢复等多个环节。应急管理机制主要包括应急准备（应急预案体系、应急资源配置储备和征用机制等）、监测预警、信息报告、决策指挥和协调、危机沟通、社会动员、恢复重建、调查评估、事后评价机制、应急保障和奖惩机制、国际沟通和协作机制等内容。

目前我国突发公共卫生事件的应急管理机制一般包括以下几方面的要素：

（1）组织架构：包括指挥组织体系、疾病预防控制体系、科学研究与技术支持体系、卫生执法监督体系，常设卫生应急机构。

（2）功能实现：包括监测预警机制、应急预案体系、人才培养和队伍建设、宣传教育机制、培训和演练、评估机制、问责和纠错机制、心理应急机制等。

（3）运行机制：信息网络与管理机制、经济医疗救援机制、监测机制、部门协调合作机制、信息披露机制、国际沟通与协作机制、强制机制、社会动员与参与机制。

（4）支撑系统：物资与技术储备机制、法律法规建设、应急经费保障机制、国家危机管理体系、后勤保障机制、专家库及咨询机制。

自2003年以来，党中央、国务院和中央军委发布了很多有关监测预警、信息报告、决策指挥、信息发布、调查评估、恢复重建等具体应急管理机制建设的文件。2006年7月，《国务院关于全面加强应急管理工作的意见》指出，要"构建统一指挥、反应灵敏、协调有序、运转高效的应急管理机制"。例如，2003年5月9日国务院发布的《突发公共卫生事件应急条例》，2006年2月26日《国家突发公共卫生事件应急预案》。在信息报告与信息发布方面，2006年8月卫生部办公厅印发《突发公共卫生事件与传染病疫情监测信息报告管理办法》（2006第37号令）；在应急保障方面，2005年1月卫生部发布《关于疾病预防控制体系建设的若干规定》（2005第40号令）等。

3. 应急管理法制　应急管理法制是指在突发事件引起的公共紧急情况下如何处理国家权力之间、国家权力与公民权利之间以及公民权利之间的各种社会关系的法律规范和原则的总和。应急管理法制是一个国家在非常规状态下实行法治的基础，是一个国家实施应急管理行为的依据，也是一个国家法律体系和法律学科体系的重要组成部分。应急管理法制的主要任务，是明确紧急状态下的特殊行政程序的规范，对紧急状态下行政越权和滥用权力进行监督并对权利救济做出具体规定，从而使应急管理逐步走向规范化、制度化和法制化的轨道。

用法律来规范应急管理行为，是"非典"危机带来的重要教训。长期以来，中国应急管理法制存在的主要问题是部门立法颇多，统一法规欠缺，使应急管理法制部门色彩浓厚。据统计，在2007年11月1日《突发事件应对法》施行之前，中国已制定涉及突发事件应对的法律35件、行政法规37件。但这些法律法规只适用于特定领域突发事件的应对工作，部门性强，不具广泛的指导意义。在"非典"疫情暴发初期，原有立法提供的法制资源严重不足，导致政府反应速度慢、信息不畅、协调不力、低效无序、无法可依。2003年5月9日，国务院总理温家宝正式签署国务院令，于5月12日颁布《突发公共卫生事件应急条例》。这部法规从开始起草到国务院常务会议审议一共只用了20天时间，是新中国成立以来出台速度最快的一部法规。这一条例的出台，标志着中国卫生应急处理工作进入法制化轨道，卫生应急处理机制进一步完善。

2004年3月，我国通过"宪法修正案"，确立了中国的紧急状态制度，为相关立法提供宪法依据。2007年8月30日，十届全国人大常委会第二十九次会议审议通过《突发事件应对法》，这是新中国第一部应对各类突发事件的综合性法律。这部自2007年11月1日起正式施行的应急管理法律，被称为"非常时期的小宪法"、"龙头法"和"兜底法"，它的施行标志着中国规范应对各类突发事件共同行为的基本法律制度已确立，为有效实施应急管理提供了更加完备的法律依据和法制保障。据统计，党的十六大以来的5年间，国务院制定了《突发公共卫生事件应急条例》、《重大动物疫情应急条例》等应对自然灾害、事故灾难、突发公共卫生事件和社会安全事件的单行法律和行政法规60多部，全国人大常委会分别组织修订了《传染病防治法》、《动物防疫法》等法律；各地方也根据各自的特点，出台了相关的地方应急管理法规和规章。总的来看，从2003年的《突发公共卫生事件应急条例》，到2007年我国正式施行《中华人民共和国突发事件应对法》，表明我国已搭建起了应对突发公共卫生事件的基本法律框架。

4. 应急预案体系　应急预案是应急管理的重要基础，也是中国应急管理体系建设的首要工作。应急预案的建立是有效应对各类突发事件的基础，是事件应急处置的核心。建立健全预案处理机制，可增强处理事故的能力和水平。

我国突发事件应急预案体系的特点是政府主导、形成体系，坚持"预防为主、平战结合、常备不懈"和"分级负责、属地管理、重心下移"的原则。将以人为本、科学发展理念融入体系中，并注重预案的培训和演练。同时，我国应急预案体系中的总体预案、专项预案、部门预案均是由国务院颁布实施，是具有行政法规效力。

按照不同的责任主体，我国的应急预案体系设计为国家总体应急预案、专项应急预案、部门应急预案、地方应急预案、企事业单位应急预案以及大型集会活动应急预案等六个层次。2003年11月，国务院办公厅成立应急预案工作小组。2004年则是中国应急预案编制之年，编制、修订应急预案，建立健全各种预警和应急机制，成为2004年政府工作的一项重要任务。2004年4月6日和5月22日，国务院办公厅分别印发《国务院有关部门和单位制定和修订突发公共事件应急预案框架指南》和《省（区、市）人民政府突发公共事件总体应急预案框架指南》。2005年4月17日，国务院印发《国家突发公共事件总体应急预案》。2006年2月国务院发布应对突发公共卫生事件专项应急预案《国家突发公共卫生事件应急预案》和《国家突发公共卫生事件医疗卫生救援应急预案》。此外，地方总体突发公共卫生事件应急预案的编制工作也陆续完成，市、区（县）也制定了应急预案。全国突发公共卫生事件应急预案框架体系初步建立。

第三节　我国突发公共卫生事件相关法律法规

一、依法应急是时代的要求

由于突发公共卫生事件应急往往会涉及方方面面，必须提供法律保证。法律手段是应对突发公共卫生事件最主要的手段。建立应急法律体系，有利于创建应对突发公共卫生事件措施的法律支持环境，保证期应对措施的正当性和有效性。也是21世纪国际社会的必然趋势。

2003年的"非典"（SARS）危机，暴露出我国在应对突发公共卫生事件过程中许多弱点，也是我国突发公共卫生事件应急管理综合化的转折点。自此，国家逐步搭建起了完整的法律框架，将突发事件处理机制纳入了法制化管理的轨道。中国近几年应急管理工作最突出的特点，是"在深入总结群众实践经验的基础上，制定了各级各类应急预案形成了应急管理体制机制，并且最终上升为一系列的法律、法规和规章，使突发事件应对工作基本上做到有章可循、有法可依"。

突发公共卫生事件应急管理相关法律法规作为一种特殊的社会规范，具有法律的一般特征，如国家制定和认可，具有国家意志性；以规范权利和义务为内容，有国家强制力保证实施等。同样根据突发公共卫生事件的特性它还具有自己的特征：如以政府为主导，全社会参与，属地管理，分级负责，预防为主，关口前移，以人为本等。

我国目前突发公共卫生事件管理的法制体系已基本建立了以宪法为依据、以《突发事件应对法》为核心、以突发公共卫生事件应急条例为主导、以相关单项法律法规为配套的卫生应急管理法律体系，卫生应急管理工作也逐渐进入了制度化、规范化、法制化的轨道。

由于《国家突发公共卫生事件应急预案》也是由国务院颁布实施，具有行政法规效力，严格来说，也属于突发公共卫生事件的法律法规范畴。

二、突发公共卫生事件法律法规的作用

突发公共卫生事件法律法规对保障突发公共卫生事件应急管理起到重要作用，主要体现在：

1. **规范各级政府的行为**　如在《国家突发公共卫生事件应急条例》中，将突发公共卫生事件中政府领导和指挥突发公共卫生事件应急处理工作作为政府的法定责任；同时，还确定县级以上地方人民政府作为突发公共卫生事件的法定报告人。应急工作的责任也定位在政府，包括制定突发公共卫生事件应急预案、应急储备、行政控制措施采取等。

2. **规定了卫生行政部门在突发公共卫生事件应急中的责任**　如在《中华人民共和国传染病防治法》中，规定国务院卫生行政部门负责制定国家传染病监测规划和方案。国务院卫生行政部门和省、自治区、直辖市人民政府根据传染病发生、流行趋势的预测，及时发出传染病预警，根据情况予以公布等责任；在《突发公共卫生事件应急条例》中规定卫生行政部门具体负责组织突发公共卫生事件的调查、控制和医疗救治等工作。

3. **规定了医疗卫生机构在突发公共卫生事件应急工作中的责任**　如《突发公共卫生事件应急条例》规定突发公共卫生事件监测机构、医疗卫生机构发现规定报告的突发公共卫生事件应当在2小时内向所在地县级人民政府卫生行政主管部门报告。

4. **明确了负有救援任务的专业人员和管理人员的责任和义务**　如《中华人民共和国执业医师法》规定，遇有自然灾害、传染病流行、突发重大伤亡事故及其他严重威胁人民生命健康的紧急情况时，医师应当服从县级以上各级人民政府卫生行政部门的调遣。

5. **明确公民在享有法律法规保障的同时，其行为也要受到法律法规的约束**　如在《中华人民共和国传染病防治法》中规定在中华人民共和国领域内的一切单位和个人，必须接受疾病预防控制机构、医疗机构有关传染病的调查、检验、采集样本、隔离治疗等预防、控制措施，如实提供有关情况。《突发公共卫生事件应急条例》中也规定了公民有配合的义务。

三、目前我国突发公共卫生事件应对常用法律法规

目前我国与突发公共卫生事件应急相关的法律和法规我国现有应对突发公共卫生事件的法律35件、行政法规37件、部门规章55件，有关法规性文件111件。主要有：《中华人民共和国突发事件应对法》（2007）、《突发公共卫生事件应急条例》（2003年）、《中华人民共和国传染病防治法》（2004年修订）、《中华人民共和国职业病防治法》（2011年修订）、《中华人民共和国食品安全法》（2009年）、《中华人民共和国执业医师法》（1998年）、《精神卫生法》（2012）、《学校卫生工作条例》（1990年）、《医疗机构管理条例》（1994）、《核电厂核事故应急管理条例》（1993）《核事故医学应急管理规定》（1994）、《食物中毒事故处理办法》（1999年）、《放射事故管理条例》（2001）《使用有毒物品作业场所劳动保护条例》（2002年）、《突发公共卫生事件与传染病疫情监测信息报告管理办法》（2003年）、《病原微生物实验室生物安全管理条例》（2004）、《放射诊疗管理规定》

（2006）、《医院感染管理办法》（2006）、《危险化学品安全管理条例》（2011）、《公共场所卫生管理条例实施细则》（2011）、《食品安全事故流行病学调查工作规范》（2012年）、《学校卫生监督工作规范》（2012）、《院前医疗急救管理办法》（2013），以及国务院和各部门发布的突发公共卫生事件应急预案等。

四、在突发公共卫生事件应对过程中存在的法律问题

在突发公共卫生事件的应对过程中，经常会遇到公共利益同个人利益（或称"私权"）发生矛盾的问题，甚至不可避免。具体地来说就是，在正常状态的社会下运行的法律法规，在突发公共卫生事件中可能会被"闲置"，取而代之的是《突发事件应对法》。

随着突发公共卫生事件的发生、应对和恢复重建过程中，个人的权益会受到种种限制甚至剥夺，如财物的征用、人身自由的限制（医学强制隔离治疗、医学集中观察）、飞机登机时的严格安全检查、疫区或辐射区的管制、财产销毁、公民隐私权（如乘坐交通工具需要填写《健康登记表》）等，即公共利益同个人利益发生冲突，这在一些突发公共卫生事件中具有普遍性。这在法律上是一种矛盾，突发公共卫生事件的应对是为了维护公民健康安全、公共安全甚至是社会秩序等公共利益，而难免会与宪法等赋予的自由、财产权等"私权"发生冲突，这就需要在两者之间寻找一种动态的、良性平衡。

不过人们常常可以在国内的一些媒体报道中，看到国内一些地方和城市在应对一些突发公共卫生事件中，往往会出现为了防堵一名烈性传染病患者，严重限制多大几百人的人身自由（强制隔离），或对只是"路过"的偶然出现的群众也采取某些措施，如抽血采样、行为跟踪等；也有些地方为了减少在疫情流行期间可能出现的人群聚集，预防交叉感染，禁止或取消所有的集会活动，甚至还出现暂停"婚姻登记"的令人啼笑皆非的政策，理由是防止出现结婚摆酒席的聚餐情况；有些地方在采取强制消毒措施过程中，没有保护好公民的财产，造成巨大损失的事件发生，或为预防控制食源性传染病发生，在证据不足情况下封存或销毁商家或个人货物，造成商家或个人的损失等。这些程度不等的"过度行为"，其合法性和科学性都是有待于商榷的。

还有在突发公共卫生事件应对中，我国法律法规对医务人员的权益保障、救济补偿制度等还存在缺陷，有待于进一步的补充和完善。

因此，国家在2007年的《突发事件应对法》中明确指出，国家应急权与公民权利之间要构成适当平衡的对称原则。在该法的第11条规定："有关人民政府及其部门采取的应对突发事件的措施，应当与突发事件可能造成的社会危害的性质、程度和范围相适应；有多种措施可供选择的，应当选择有利于最大程度地保护公民、法人和其他组织权益的措施。"其目的就是在于约束行政权力违法和滥用。

也就是说，在突发公共卫生事件发生过程中，事件的应对措施的选择应该遵循公共卫生基本伦理原则的基础上，按照以下原则进行：①严格按照法律规定，②限制必须给予合法的目的，③限制必须是必需的且符合比例的，④不歧视原则，⑤最低人权保障等原则，必要时给予补偿和赔偿，以及司法救济、行政复议、行政诉讼和社会救济等，最终的目的是维护社会的和谐稳定。

所以，社区卫生服务中心在参与和开展突发公共卫生事件应急处置过程中，也要依法开展工作。社区卫生服务中心作为我国一个基层医疗卫生服务机构，目前在保障居民基本

公共卫生服务起着重要的作用,"突发公共卫生事件报告和处置"是其中一项群体性的公共卫生服务项目,社区卫生服务中心在在具体突发公共卫生事件应对实施过程中,除了要按照规定进行突发公共卫生事件的报告,不得隐瞒、迟报、缓报,在事件处置过程中如果需要采取强制性隔离、消毒措施时,要注意尽量保护公民权益不被侵犯,同时做好必要的宣传和解释工作,避免出现不必要的社会矛盾。

第四节　突发公共卫生事件的分级分类管理

不同类型突发公共卫生事件发生的原因、导致危急状态的影响程度和范围、产生社会危害的严重程度都有很大差异,从而使得政府应对的措施和手段也有所不同。此外,相同类型突发公共卫生事件的不同阶段对政府应急管理措施的要求也都不同。然而突发公共卫生事件应急管理体系很难为各种可能出现的突发公共卫生事件制定出对应的管理方案并提供相应的物质和人力储备。因此,完善的应急管理体制要求我们必须对各种表现形式不同的突发公共卫生事件进行深入分析,抓住其本质特征,从而对不同突发公共卫生事件进行分类、分级与分期,在此基础上建立相应的卫生应急管理体系和应急预案。

可以这么说,突发事件的分类分级是应急管理的基础。不过事件分类相对静态,事件演变绝对动态,突发事件之间往往是相互交织、相互影响,多数突发公共事件均可引起突发公共卫生事件,而每一领域又具其自身的特殊性。对突发公共卫生事件进行科学的分级分类,目的在于有利于应急分级管理,提高应急工作的效率,为防治实践服务。同样事件分级分类应因时、因地、因人调整,不可简单量化,应该鼓励报告,积极监测,优先控制。

一、突发公共事件分类分级概述

不同类型的突发公共事件,造成的健康影响、危害以及社会危害是不同的,对国家和地方应采取的突发公共事件应急措施的需求也不相同。例如,自然灾害应急应以国家救助性和保护性措施为中心,辅之以限制性措施,社会冲突应急则要求以国家限制性措施为中心。因此,国家应急管理机制的设置以及国家机关应急职权的行使,首先必须遵循"比例原则",与突发公共事件的种类相适应。也就是说,分类制度是国家应急管理体制的首要基础。

突发公共事件从理论上可以有不同的分类方法。2006年国务院颁布《国家突发公共卫生事件总体应急预案》中根据突发公共事件的发生过程、性质和机理,突发公共事件主要分为以下四类:自然灾害、事故灾难、公共卫生事件、社会安全事件。并根据事件的性质、严重程度、可控性和影响范围等因素分成四级:Ⅰ级

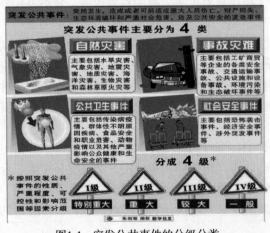

图1-1　突发公共事件的分级分类

(特别重大),Ⅱ级(重大),Ⅲ级(较大)和Ⅳ级(一般)(图1-1)。这种分类方法本质上

主要是基于事件发生的诱因进行分类的，一方面可以为预防突发公共事件提供线索；另一方面也为国家应急措施的采取提供基本依据。

1. 自然灾害 主要是指水旱灾害、气象灾害、地质灾害以及森林火灾和重大生物灾害等。

2. 事故灾难 主要是指重大交通运输事故、各类重大安全事故、造成重大影响和损失的城市生命线事故、核辐射事故、重大环境污染和生态破坏事故等。

3. 突发公共卫生事件 主要是指突然发生，造成或可能造成社会公共健康严重损害的重大传染病疫情、群体性不明原因疾病、重大食物和职业中毒，重大动物疫情，以及其他严重影响公众健康的事件。

4. 突发社会安全事件 主要是指重大刑事案件、涉外突发事件、恐怖袭击事件以及规模较大的群体性突发事件。

不过，事件的分级分类并不是一成不变的，随着形势的发展变化，今后还会不断出现一些新情况，突发公共事件的类别可能会适当调整。

二、突发公共卫生事件分类

突发公共卫生事件内涵广泛，引起突发公共卫生事件的特性各有不用，对突发公共卫生事件进行分类，是由于不同类型突发公共事件发生的原因、导致危机状态的影响程度和范围、产生社会危害的严重程度都有很大差异，从而使得政府应对的措施和手段也有所不同。因此根据突发公共卫生事件的产生原因、表现形式和应对措施的不同等，可以出现不同的分类方式（图1-2）。

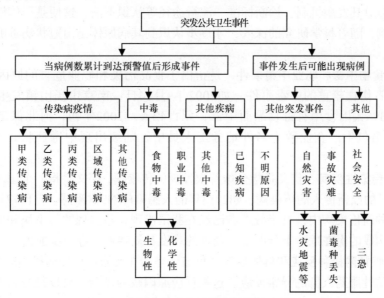

图1-2 我国突发公共卫生事件分类示意图

（一）根据事件的表现形式分类

根据突发事件表现形式可以分成两类：

1. 在一定时间、一定范围、一定人群中，当病例数累计达到规定预警值时所形成的事件 例如：传染病、不明原因疾病、中毒（食物中毒、职业中毒）、预防接种反应、菌种、毒株丢失等，以及县以上卫生行政部门认定的其他突发公共卫生事件。

2. 在一定时间、一定范围，当环境危害因素达到规定预警值时形成的事件，病例为事后发生，也可能无病例　例如：生物、化学、核和辐射事件（发生事件时尚未出现病例），包括：传染病菌种、毒株丢失；病媒、生物、宿主相关事件；化学物泄漏事件、放射源丢失、受照、核污染辐射及其他严重影响公众健康事件（尚未出现病例或病例事后发生）。

（二）按照事件的成因和性质分类

突发公共卫生事件可分为：重大传染病疫情、群体性不明原因疾病、重大食物中毒和职业中毒、新发传染性疾病、群体性预防接种反应和群体性药物反应，和重大环境污染事故、核事故和放射事故、生物、化学、核辐射恐怖事件、自然灾害导致的人员伤亡和疾病流行，以及其他影响公众健康的事件等。事件的内涵定义如下：

1. **重大传染病疫情**　是指某种传染病在短时间内发生、波及范围广泛，出现大量的病人或死亡病例，其发病率远远超过常年的发病率水平。如出现法定传染病疫情暴发、非法定管理传染病在较大范围内暴发（水痘、口蹄疫等）、罕见或已消灭的传染病发生或流行等情况。

重大传染病疫情往往涉及多省份或多地区，比如，1988年上海发生的甲型肝炎暴发；2003年的"非典"暴发等。

2. **群体性不明原因疾病**　是指在短时间内，某个相对集中区域内，同时或者相继出现具有共同临床表现患者，且病例不断增加，范围不断扩大，又暂时不能明确诊断的疾病。如传染性非典型肺炎疫情发生之初，由于对病原方面认识不清，虽然知道这是一组同一症状的疾病，但对其发病机制、诊断标准、流行途径等认识不清，这便是群体性不明原因疾病的典型案例，随着科学研究的深入，才逐步认识到其病原体是由冠状病毒的一种变种所引起。

3. **重大食物中毒和职业中毒事件**　是指由于食品污染和职业危害的原因，而造成的人数众多或者伤亡较重的中毒事件。如2002年9月14日，南京市汤山镇发生一起特大投毒案，造成395人因食用有毒食品而中毒，死亡42人。2002年初，河北保定市白沟镇苯中毒事件，箱包生产企业数十名外地务工人员中，陆续出现中毒症状，并有6名工人死亡。

4. **新发传染性疾病**　狭义是指全球首次发现的传染病，广义是指一个国家或地区新发生的、新变异的或新传入的传染病，如2013年的人感染H7N9禽流感。自1977年以来世界上新发现的22种新传染病中，有半数左右已经在我国出现；新出现的传染病和不明原因疾病对人类健康构成的潜在危险十分严重，处理的难度及复杂程度进一步加大。

5. **群体性预防接种反应和群体性药物反应**　是指在实施疾病预防措施时，出现免疫接种人群或预防性服药人群的异常反应。这类反应原因较为复杂，可以是心因性的、也可以是其他异常反应。

6. **重大环境污染事故**　是指在化学品的生产、运输、储存、使用和废弃处置过程中，由于各种原因引起化学品从其包装容器、运送管道、生产和使用环节中泄漏，造成空气、水源和土壤等周围环境的污染，严重危害或影响公众健康的事件。如2004年4月，发生在重庆江北区某企业的氯气储气罐泄漏事件，造成7人死亡，15万人疏散的严重后果。

7. **核事故和放射事故**　是指由于放射性物质或其他放射源造成或可能造成公众健康

严重影响或严重损害的突发事件。如1992年，山西忻州钴-60放射源丢失，不仅造成3人死亡，数人住院治疗，还造成了百余人受到过量辐射的惨痛结局。

8. 生物、化学、核辐射恐怖事件　是指恐怖组织或恐怖分子为了达到其政治、经济、宗教、民族等目的，通过实际使用或威胁使用放射性物质、化学毒剂或生物战剂，或通过袭击或威胁袭击化工（核）设施（包括化工厂、核设施、化学品仓库、实验室、运输槽车等）引起有毒有害物质或致病性微生物释放，导致人员伤亡，或造成公众心理恐慌，从而破坏国家和谐安定，妨碍经济发展的事件。如1995年，发生在日本东京地铁的沙林毒气事件，造成5510人中毒，12人死亡。

9. 自然灾害　是指自然力引起的设施破坏、经济严重损失、人员伤亡、人的健康状况及社会卫生服务条件恶化超过了所发生地区的所能承受能力的状况。主要有水灾、旱灾、地震、火灾等。如唐山地震、汶川地震等造成大量人员伤亡和失踪。

（三）卫生部对突发公共卫生事件的分类

为了便于实际工作中更好理解和操作，卫生部在《国家突发公共卫生事件相关信息报告管理工作规范（试行）》中对突发公共卫生事件也进行了分类，并明确界定了的事件具体量化标准，包括11类：各种传染病、食物中毒、职业中毒、其他中毒、环境因素事件、意外辐射照射事件、传染病菌毒种丢失、预防接种和预防服药群体性不良反应、医源性感染事件、群体不明原因疾病、各级人民政府卫生行政部门认定的其他突发公共卫生事件等。

1. 各种传染病　顾名思义，它应该包括《传染病防治法》中规定的甲乙丙三类传染病，以及其他类传染病。其他类传染病包括：

（1）新发传染病：在我国发生全球首次发现并经世界卫生组织确认的传染病，如SARS、短期内不断出现的新病例或死亡病例。

（2）我国尚未发现的传染病发生或传入，并有扩散趋势，如埃博拉、猴痘、黄热病、人变异性克雅氏病等在其他国家和地区已经发现，在我国尚未发现过的传染病。

（3）我国已消灭的如天花和脊髓灰质炎野毒株病例等传染病重新流行等。

（4）在我国首次发生具有较强传染性和或较高病死率的传染病，病例数不断增加或疫区范围不断扩大，如人感染H7N9禽流感。

2. 食物中毒　指食用了被有毒有害物质污染的食品或者食用了含有毒有害物质的食品后出现的急性、亚急性疾病。食物中毒是我国最常见的突发公共卫生事件之一，具有潜伏期短、病人临床表现基本相同、有食用过同样食物的经历，停止食用这种食物，发病很快就停止、人与人之间不具有传染性等特点。而食源性暴发的甲乙类传染病事件（如霍乱、甲肝、细菌性痢疾、伤寒等），不归属于食物中毒。

3. 职业中毒　职业中毒是指在劳动者在职业活动中，因接触各种有毒物质等因素而引起的急慢性疾病。突发公共卫生事件中的职业中毒通常是指急性职业中毒，即在职业活动过程中一次或短时间内大量接触毒物而导致的中毒。据统计，至2013年全球登记的有机或无机化合物数量为71 227 857种，目前世界上每年新增有机或无机化合物多达几百万种，平均新增加物质种类超过1万种，而且中国每年新出现的化学物质占世界16%，居世界第一。如此高速的发展，新增化学物品的毒性基本未知，对人体的健康危害不明，由此带来的健康危害挑战也是极大的。因此职业中毒往往具有突发性、群体性、复杂性、危害严重性以及救援难度大的特点。

4. 其他中毒 指除食物中毒、职业中毒外的突发中毒事件。这类突发中毒事件往往是在短时间内，毒物通过一定方式作用于特定人群造成的群发性健康影响事件。如农药喷洒或者保存不当导致中毒。

5. 环境因素事件 根据《国家突发环境事件应急预案》，突发环境事件是指突然发生，造成或者可能造成重大人员伤亡、重大财产损失和对全国或者某一地区的经济社会稳定、政治安定构成重大威胁和损害，有重大社会影响的涉及公共安全的环境事件。不过环境因素事件何种情形需要在突发公共卫生事件报告管理系统中报告，尚待进一步明确。目前明确了以下三类环境因素事件。

（1）空气污染：短时间内，有毒空气污染通过吸入方式导致特定人群的发生急性健康损害事件。如非职业性一氧化碳、氯气、苯等有毒物质污染空气导致的中毒事件。

（2）水污染：短时间内，有毒有害物质通过水体污染进而对特定人群的造成急性健康损害事件。水体污染包括生物性（病原微生物）、化学性（有害化学物质）和物理性（高温废水、放射性废物、核燃料等）污染。明确的自来水管网系统受污染而导致社区其他感染性腹泻病疫情暴发，归类于水污染事件。

（3）土壤污染：有毒有害物质通过土壤污染进而对特定人群的造成急性健康损害事件。土壤污染包括工业污染（废水、废气、固体废弃物及汽车废气污染）、生活污染（生活垃圾、人畜粪便和生活污水）、农业污染（农药）等。

6. 意外辐射照射事件 是指因放射源丢失、被盗、失控，或因放射性同位素和射线装置的设备故障或操作失误导致人员受到异常照射的意外事件。

7. 传染病菌毒种丢失 一般指《病原微生物实验室生物安全管理条例》中规定的第一类病原微生物（如天花病毒、埃博拉病毒、黄热病毒、鼠疫、炭疽、"非典"、艾滋病、霍乱、脊灰等），以及其他烈性致病因子丢失，已经对人群造成严重健康危害的事件。

8. 预防接种和预防服药群体性不良反应 群体预防接种、服药事件，并经省级卫生行政部门组织专家鉴定确认的事件。包括因预防接种或群体预防性服药而出现人员死亡，或者出现群体心因性反应或不良反应。

9. 医源性感染事件 医源性感染事件是指在医疗机构或其科室的患者中，短时间内发生3例以上同种同源感染病例的现象。重大医院性感染事件则是指同种同源的医源性感染（包括医院感染），发生5例以上病例或者直接造成3人以上死亡。

10. 群体不明原因疾病 根据有关规定，群体性不明原因疾病是指一定时间内（通常是指2周内），在某个相对集中的区域（如同一个医疗机构、自然村、社区、建筑工地、学校等集体单位）内同时或者相继出现3例及以上相同临床表现，经省级组织专家会诊，不能诊断或解释病因，有重症病例或死亡病例发生的疾病。能按照其他类别事件报告的，不按群体不明原因疾病报告。

11. 各级人民政府卫生行政部门认定的其他突发公共卫生事件 指各级人民政府卫生行政部门根据事件的性质、发生的时间、涉及的人群以及社会影响的范围，认定的突发公共卫生事件。

12. 其他 高温中暑没有在《国家突发公共卫生事件相关信息报告管理工作规范（试行）》分类之列，但是国家在突发公共卫生事件网络直报系统中将高温中暑事件列入。根据

《高温中暑事件卫生应急预案》的规定，高温中暑事件是指由高温气象条件或其他以高温气象条件为直接诱因，直接导致社会公众身体健康明显受损，甚至危及社会公众生命安全的公共卫生安全事件。

三、突发公共卫生事件分级

相同类型突发公共事件的不同阶段对政府应急管理措施的要求是不同的。将突发公共事件划分为不同的级别，从而采取不同的应急措施，这是各国应急管理的共同经验。突发公共卫生事件分级的意义在于从政府的应急管理能力出发，科学地确定突发公共卫生事件的级别。例如，有些突发公共事件损失和影响重大，但政府处理快速简单，这类事件的级别就不一定很高（如特大交通事故造成的突发共卫生事件）；相反，有些突发公共事件起初危害和影响不大，但潜在危害很大，波及迅速，难以控制，这类事件的级别就应当被列为较高（如新型传染病）。

突发公共卫生事件的分级一般是根据事件的影响性、严重性、可控性、紧迫性、和易管理性等，具体评定其级别的，对突发事件进行分级。同时分级是以事件的危害性为第一原则，即根据事件大小、对人民健康和社会和经济发展危害程度或影响大小为主要依据。分级的第二原则是区域原则，根据事件发生的区域，如地点、空间的不同，事件的影响力是不同的，如果发生在城市，事件的影响就大，引起的恐慌和对社会经济的影响也大，如果发生在偏远地区，交通不便和人群密度小等，造成的影响就小；如果事件涉及区域范围不同，如涉及多个城市，或跨地区，即使危害不大，也需要提升级别，有利于事件的协调处置。事件分级的第三原则是行政区划原则，这与我国的行政管理体制密切相关，我国行政区划为国家、省、市（地区）、县（区）4个级别，将突发公共卫生事件划分为四级，有利于分级负责。

总之，突发公共卫生事件分级的目的是落实应急管理的责任和提高应急处置的效能；通过对突发公共卫生事件分级，有利于根据事件危害程度调动不同层级的卫生医疗资源，尽早控制事件及其危害。

我国突发公共卫生事件分级标准和事件定级由国务院或国务院指定的部门负责。在国务院发布的《国家突发公共卫生事件应急预案》中，将突发事件划分为特别重大（Ⅰ级）、重大（Ⅱ级）、较大（Ⅲ级）、和一般（Ⅳ级）4级，依次用红色、橙色、黄色和蓝色进行预警。不过，由于突发公共事件通常都具有高度的不确定性，因此进行分级制度设计时必须给予地方政府一定的必要的应急处理权限，同时在确认主体、指标构成、级别认定、发布主体等各个方面都需要根据实际情况及时做出调整和更新。例如，卫生部和各地省卫生厅可结合本区域突发公共卫生事件实际情况、应对能力等，分别对特别重大、重大和较大和一般突发公共卫生事件的分级标准进行界定、补充和调整。

在《国家突发公共卫生事件相关信息报告管理工作规范（试行）》规定突发公共卫生事件的分类可以为"各级人民政府卫生行政部门认定的其他突发公共卫生事件"，并给予了不同层级卫生行政部门制定不同级别的突发公共卫生事件级别的权利（图1-3）。

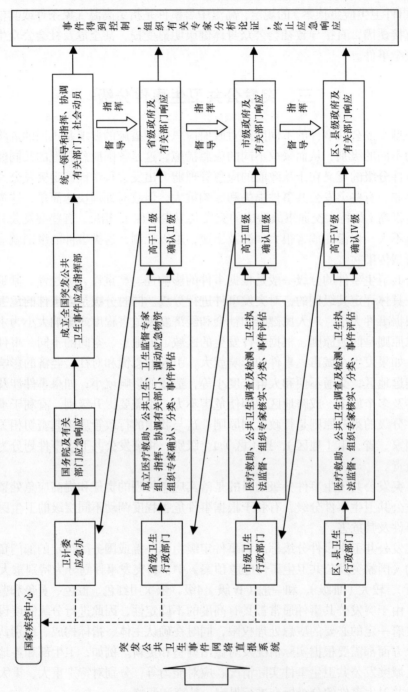

图1-3　我国突发公共卫生事件分级应急处理流程图

Ⅰ级（特别重大）突发事件由国务院负责组织处置，如2008年汶川地震，南方1998年特大洪灾等；Ⅱ级（重大）突发事件由省级政府负责组织处置；Ⅲ级（较大）突发事件由市级政府负责组织处置；Ⅳ级（一般）突发事件由县级政府负责组织处置。

我国还制定了专门的分级标准，其中一条共性的、最重要的标准是人员伤亡，死亡30人以上为特别重大，10人至30人为重大，3人至10人为较大，1人至3人为一般。具体确定时要结合不同类别的突发事件情况和其他标准具体分析。我国突发公共卫生事件分级标准将在第四章中具体描述。

在突发公共卫生事件的分级基础上，我国突发公共卫生事件的应急处置是按照"分级响应、属地管理"的原则开展应急处置工作，即特别重大（Ⅰ级）的突发公共卫生事件由国家卫计委应急办确认，国务院和有关部门应急响应；重大（Ⅱ级）突发公共卫生事件由各省的省级卫生行政部门确认，省政府和有关部门应急响应；较大（Ⅲ级）突发公共卫生事件由各地市级卫生行政部门确认，市政府和有关部门应急响应；一般（Ⅳ级）级别的突发公共卫生事件由区县卫生行政部门确认，区县政府和有关部门应急响应。具体的突发公共卫生事件分级处理流程如图1-3所示。

四、突发公共卫生事件的分期

突发公共卫生事件分期主要涉及突发公共卫生事件应急管理的微观问题，旨在建立一个"全过程"的突发公共卫生事件应急管理模式。突发公共卫生事件通常遵循一个特定的生命周期。每一个级别的突发公共事件，都有发生、发展和减缓的阶段，需要采取不同的应急措施。因此，需要按照事件造成的健康危害的发生过程将每一个等级的突发公共事件进行阶段性分期，以此作为政府采取应急措施的重要依据（若有必要，可再将每一个阶段划分为若干等级）。根据形成的公众健康危害可能造成危害和影响、实际危害已经发生、危害逐步减弱和恢复三个阶段，可将突发公共卫生事件总体上划分为预警期、暴发期、缓解期和善后期四个阶段。突发公共卫生事件应急管理的目的，是通过提高政府对突发公共事件发生的预见能力、事件发生后的救治能力以及善后恢复阶段的学习能力，及时有效地化解危急状态，尽快恢复正常的生活秩序。对突发公共卫生事件进行分期的目的，在于科学地规定与上述各个阶段相适应的应急措施（表1-1）。

1. **预警期**　主要任务是防范和阻止突发公共卫生事件的发生，或者把突发公共卫生事件控制在特定类型以及特定的区域内，其关键在于预警预备能力。

2. **暴发期**　主要任务是及时控制突发公共卫生事件并防止其蔓延，其关键在于快速反应能力。

3. **缓解期**　主要任务是减低应急措施的强度并尽快恢复正常秩序。

4. **善后期**　主要任务是对整个事件处理过程进行调查评估并从事件中获益，其关键在于善后学习能力。

当然，由于突发公共卫生事件演变迅速，各个阶段之间的划分有时不一定很容易确认，而且很多时候是不同的阶段相互交织、循环往复，从而形成突发公共卫生事件应急管理特定的生命周期。

表1-1　突发公共卫生事件分期管理的任务与能力要求

分期	发生阶段	能力要求	主要任务
预警期	事前预警	预备防范事件的发生	应急准备，尽可能控制事态发展
暴发期	事中	快速反应	及时控制突发公共事件并防止其蔓延
缓解期	事中	恢复重建	减低应急措施的强度并尽快恢复正常秩序
善后期	事后	评估学习	对事件处理过程进行调查评估并总结经验

第二章 社区卫生服务与突发公共卫生事件应急处置

第一节 社区卫生服务的理解

一、社区卫生服务的产生

（一）社区卫生服务是医学模式改变的必然结果

随着社会生产的发展，医学的进步，人们对防病治病的认识逐步深化，与此对应的医学模式也发生了变化，有"生物医学模式"发展为目前的"生物—心理—社会医学"模式，这种医学模式的转变，要求人们必须从多方面、多层次、积极地防治疾病，促进健康，提高生活质量。具体地来说：

1. 它把健康推进到一个新的战略高度 认为健康是每个人的权利和义务，维护健康是各级政府、各个部门的责任和义务；国家、社会各系统把健康和幸福作为共同的社会目标，医学社会化，把封闭式的/小卫生观念变为开放式的/大卫生观念。

2. 它对预防医学带来了变革 要求预防医学把生物学预防和医学预防扩大到社会预防和心理预防。

3. 它对临床医学的影响 它要求改变临床医学传统的习惯。临床医生要全面了解患者的社会背景和心理状况，进行整体观察、立体诊治，进入患者的"世界"。

4. 对卫生服务的影响 主要体现在"四个扩大"，即从治疗服务扩大到预防服务、从生理服务扩大到心理服务、从医院内服务扩大到医院外服务(主要是社区服务和家庭服务)、从技术服务扩大到社会服务。

总之，医学模式的演变是社会发展的必然趋势，也是医学发展的必然趋势。社区卫生服务的开展是卫生事业发展的必然趋势，是医学科学进一步社会化的体现。

自20世纪60年代起，许多国家(尤其是发达国家和部分发展中国家)重视社区卫生服务的组织建设和功能的拓展，逐渐形成了较为完善的社区卫生服务系统。

（二）我国社区卫生服务的发展阶段

我国的"社区卫生服务"的发展也经过了几个阶段：

1. 20世纪60~70年代（萌芽时期） 这个时期的社区卫生服务，主要体现在全国范围开展爱国卫生运动和疾病预防控制措施，以及"赤脚医生"和农村合作医疗的兴起，甚至包括走村串寨，送医送药的小分队的模式，都体现了这种社区卫生的服务模式雏形。

2. 20世纪80~90年代（探索时期） 虽然在80年代末期我国才开始从国外系统引进"全科医师"的理论，实际上在80年代中期我国全科医学已在全国各地蓬勃开展，早在1984年北京市东城区朝阳门医院就率先进行了防保体制改革，在居民社区建立起全科医疗站，提供家庭病床服务。在90年代初，各地在政府区域规划主导下加强了的基层医疗机构建设，部分城市对"社区卫生服务"进行了开创性探索，这种做法在1997年中央卫生工作会议得到肯定和推广。1997年的《中共中央、国务院关于卫生改革与发展的决定》指出："改革城市卫生服务体系，积极发展社区卫生服务，逐步形成功能合理、方便群众的卫生服务网络。基层卫生机构要以社区、家庭为服务对象，开展疾病预防、常见病与多发病的诊治、医疗与伤残康复、健康教育、计划生育技术服务和妇女儿童与老年人、残疾人保健等工作。要把社区医疗服务纳入职工医疗保险，建立双向转诊制度。有计划地分流医务人员和组织社会上的医务人员，在居民区开设服务网点，并纳入社区卫生服务体系"。这为我国开展社区卫生服务指明了方向。自此，我国社区卫生服务的组织和机构如雨后春笋般地在全国范围内建立，社区卫生服务已成为社区工作和卫生工作中一种不可替代的服务形式。

3. **新世纪的蓬勃兴起**（发展时期）　1999年卫生部等国务院十部委在《关于发展城市社区卫生服务的若干意见》中对社区卫生服务给出了具体的定义，指导全国各地开展社区卫生服务机构的建设。2000年国内基本完成试点，部分形成社区卫生服务体系的框架。2003年的"SARS"危机，加快了社区卫生服务的发展。2006年2月，在全国城市社区卫生工作会议，国务院提出《关于发展城市社区卫生工作的指导意见》；2006年6月卫生部、国家中医药管理局等颁布《城市社区卫生服务机构管理办法（试行）》，明确社区卫生服务机构的服务功能和执业范围；2006年9月，中共中央十六届六中全会再次在《关于构建社会主义和谐社会若干决定》中提出构建覆盖城乡的医疗卫生体制，国家就此启动了新医改；2009年出台《关于深化医药卫生体制改革的意见》。从此，我国的社区卫生服务工作进入了快速发展阶段。到2010年，全国（大陆地区）社区卫生服务机构总数量由2005 年机构数的17128家，升至2010年机构数的32739家，增加了91.1%，基本建成较为完善的社区卫生服务体系。

党的十七大也提出了建立基本医疗卫生制度，提高全民健康水平的目标。社区卫生服务是城市公共卫生和基本医疗服务体系的基础，是实现人人享有初级卫生保健目标的基本途径。

二、社区卫生服务的概念

社区卫生服务在不同的国家或地区有着不同的定义。根据国外对社区卫生服务的解释及世界各地的运行方式，社区卫生服务是指以全科医生为主体的卫生组织或机构所从事的一种社区定向的卫生服务。

在我国，1999年卫生部等国务院十部委在《关于发展城市社区卫生服务的若干意见》中对社区卫生服务的定义是："社区卫生服务是社区建设的重要组成部分，是在政府领导、社区参与、上级卫生机构指导下，以基层卫生机构为主体，全科医生为骨干，合理使用社区资源和适宜技术，以人的健康为中心、家庭为单位、社区为范围、需求为导向，以妇女、儿童，老年人、慢性病人、残疾人等为重点，以解决社区主要卫生问题、满足基本卫生服务需求为目的，融预防、医疗、保健、康复、健康教育、计划生育技术服务等为一体的，有效、经济、方便、综合、连续的基层卫生服务"。我国学术界普遍接受卫生部对社区卫生服务的"六位一体"功能的定义，即上述的预防、医疗、保健、康复、健康教育、计划生育技术服务。

三、社区卫生服务的特点及同医院服务的不同点

(一) 社区卫生服务的特点

对社区卫生服务的特点，不同的学者有不同的观点，有些学者认为公益性、主动性、全面性、综合性、连续性和可及性是社区卫生服务的特点，也有些提出"预防为主"、"政府行为"、"以人为本"也是社区卫生服务的特点之一等。综合来说，社区卫生服务具有以下的特点：

1. 提供初级保健服务　各种类型的社区医疗服务机构和服务人员是基层群众同医疗卫生部门接触的第一步，他们应该充分了解辖区内居民的主要健康问题，并提供基本的预防、医疗和康复服务。社区卫生服务为社区全体居民提供服务，把居民80%~90%的健康问题解决在社区。

2. 提供综合性服务　社区卫生服务，就其服务对象而言，不分性别、年龄和患病与否，既包括患者，也包括非患者（健康、亚健康人群）；就其服务内容而言，涉及生理、心理和社会文化各个方面；就其服务范围而言，包括个人、家庭和社区；就其服务方式而言，预防、治疗和康复相结合。

3. 提供持续性服务　社区医疗保健服务人员要主动关心社区内所有成员，对各种健康问题，无论新、旧、急性或慢性，从健康危险因素的监测，到机体最初出现功能失调、疾病发生、发展、演变，康复的各个阶段，包括患者住院、出院或请专科医师会诊等不同时期，提供连续性的服务。总的来说，社区卫生服务是居民从出生到临终，全程都提供服务。

4. 提供协调性服务　社区医生的职责是向患者提供广泛而综合性的初级医疗保健服务，这种服务不可能包罗万象，不可能代替各门专科医疗。社区医生应当掌握各级各类医疗机构和专家，以及家庭和社区内外的各种资源的情况，并与之建立相对固定的联系，以便协调各专科的服务，为居民提供全面深入的医疗服务。其中，转诊和会诊是全科医生进行性协调性服务的主要方式。

5. 提供可及性服务　可及性或方便性是社区医疗的一个显著特点，它包括时间、地理、经济、和心理的可及性。目前我国基本上做到了服务价格可及和地理位置可及，即社区卫生服务提供基本医疗服务，药品是基本药品，技术是适宜技术，价格比大医院要低，这种服务是居民能够承担得起的。社区卫生服务一般开在居民家门口，步行15分钟就能到达，居民看病比较方便。

(二) 社区卫生服务同医院服务的不同点

社区提供社区卫生服务，并不是替代其他的如医院服务、公共卫生服务，一方面它将预防、医疗、保健等公众的基本卫生需求有机地结合起来，另一方面它只能提供基本的公共卫生服务和基本医疗服务，并在服务中心体现"公平性"。由于我国的社区卫生服务机构多是由基层医疗机构转化而来，在许多老百姓眼里还是认为这是一家医疗机构，而实际社区卫生服务同医院的服务有着比较大的区别，具体体现在表2-1所列的内容。

表2-1　社区卫生服务同医院服务的区别

服务	社区服务	医院服务
对象	人群	患者
目标	健康	治病
方式	下社区、进家庭	等候患者
内容	综合服务	医疗为主
技术	全科门诊、适宜技术	专科专病、高新技术
时限	终身连续	间断服务
保障	税收筹资、医疗保险	医疗保险、个人分担
费用	个人付费低	分担及自费

四、社区卫生服务的定位

社区卫生服务不仅在于提高卫生服务公平性、可及性，而且本身具有的人文性的特点，体现着社会公平的伦理思想和构建和谐社会的价值诉求。

社区卫生服务是一个保健系统，包括卫生保健的供应者如卫生有关部门，和卫生服务的接受者，即社区人群，两者相互联系，相互影响。社区卫生服务机构提供公共卫生服务和基本医疗服务，有公益性，不以营利为目的，这也就意味着，社区卫生服务机构所提供的医疗卫生服务及其产品具有公共物品性质。社区卫生服务的主要内容是初级卫生保障，是整个卫生系统中最先与人群接触的那一部分，所以社区卫生服务是卫生体系的基础与核心。

因此，社区卫生服务的定位：①是卫生工作的重要组成部分；②是实现人人享有初级卫生保健的基础环节；③是新型医疗卫生服网络的基础；④是基本医疗和基本公共卫生服务的网底。

第二节　社区开展突发公共卫生事件应急处置的意义

在我国，突发公共卫生事件应急处置是政府主导，全社会参与的一项综合性预防卫生工作，而从社区卫生服务举办性质、定位、六位一体职能和提供服务的特点来看，社区卫生服务职能具体承担机构"社区卫生服务中心"开展卫生应急工作是必然的。因此社区卫生服务应当包括控制突发公共卫生事件这类群体性公共卫生服务项目，将社区卫生服务中心纳入卫生应急体系也是健全我国突发公共卫生事件应急管理体系的重要举措。

一、社区卫生服务纳入我国应急管理体系的历程

2003年突如其来的SARS，暴露出我国突发公共事件应急体系的缺陷，但在这次疫情的应对中，许多地方的基层定点医疗机构"社区卫生服务中心"在疫情控制中起到了积极的作用。因此一些有识之士提出社区卫生服务中心应该成为突发公共卫生事件应急处置体系的重要环节。

2006年6月，卫生部等为贯彻落实《国务院关于发展城市社区卫生服务的指导意见》（国发〔2006〕10号），制定了《城市社区卫生服务机构管理办法（试行）》，标志着社区卫生服

务机构正式全面地纳入我国突发公共卫生事件应急管理体系。同年9月，国家正式启动新医改，国务院成立了由11个部委组成的深化医药卫生体制改革部际协调工作小组（后又调整为16个部委），国家发改委主任和卫生部部长出任双组长，着手设计新医改方案。2006年10月，党的十六届六中全会通过《中共中央关于构建社会主义和谐社会若干重大问题的决定》，第一次明确提出"建设覆盖城乡居民的基本卫生保健制度"的目标。与此同时，原中共中央总书记胡锦涛同志在主持中共中央政治局进行第35次集体学习时强调，人人享有基本卫生保健服务，人民群众健康水平不断提高，是全面建设小康社会、推进社会主义现代化建设的重要目标。

2007年1月，医改协调小组委托6家研究机构进行独立、平行研究，为决策提供参考。2007年5月29日至30日，国家发改委组织召开8套医改方案评审会，但当时未作出最终选择。2007年10月中下旬，医改协调小组召开座谈会分别听取了地方政府和新疆生产建设兵团、部分医院院长、专家学者的意见。随后，按照党的十七大精神对总体方案进行了修改，形成了《关于深化医药卫生体制改革的意见》。

2008年4月11日、15日，国务院温家宝总理两次主持召开深化医药卫生体制改革工作座谈会，就《关于深化医药卫生体制改革的意见（征求意见稿）》听取社会各阶层代表意见。2008年10月医改协调小组《关于深化医药卫生体制改革的意见（征求意见稿）》面向全社会征求意见1个月，共收到反馈意见3.5万余条，对新医改方案190余处进行了修改。

2009年1月，国务院常务会议通过《关于深化医药卫生体制改革的意见》，新一轮医改方案正式出台。2009年4月6日，新华社被授权正式发布《中共中央、国务院关于深化医药卫生体制改革的意见》（中发〔2009〕6号）。至此，我国新医改的总体目标和基本框架基本确定。新医改的总体目标和基本框架可以概括为"一个目标、四大体系、八项支撑"。其中四大体系相辅相成，构成了我国的基本医疗卫生制度，八项支撑配套建设，保障四大体系有效规范运转。

2009年7月，卫生部、财政部、国家计生委联合印发了《关于促进基本公共卫生服务逐步均等化的意见》（卫妇社发〔2009〕70号），全面启动基本公共卫生服务项目。各地在原来的以提供医疗服务为主的基层医疗机构的社区医院或社区卫生服务站或中心等基础上，组建注入了新内涵的"社区卫生服务中心"，新的"社区卫生服务中心"不再是以营利为目的医疗机构，而是对社区人群提供公共卫生服务和基本医疗服务的医疗卫生综合服务机构，服务的重点对象以妇女、儿童、老年人、慢性病人、残疾人、贫困居民等为主，提供六位一体的基本公共卫生服务，服务方式也变为被动为主动，提供上门服务等。

2009年10月，卫生部下发了《关于印发（国家基本公共卫生服务规范（2009年版））的通知》（卫妇社发〔2009〕98号），对基本公共卫生服务项目的服务对象、内容、流程、要求、考核指标及服务记录表单等进行了明确规定。制定该规范的目的在于规范社区卫生服务人员的业务行为，提高社区卫生人员服务能力，促进基本公共卫生项目落实，为工作提供依据。其中第7个服务项目提出社区参与传染病的报告和处理，让社区卫生服务中心参与到传染病疫情的报告与处理当中。

2011年4月，卫生部在2009年版的基础上，组织专家修定和完善了服务规范内容，形成了《国家基本公共卫生服务规范》（2011年版），服务项目由10项增加到11项。其中2009年版的第七项"传染病报告和处理服务规范"，转变为2011年版的第十项"传染病和突发公共卫生事件报告和处理服务规范"，这个转变使得社区卫生服务中心在应对突发公共卫生事件中工作内容具体化，工作重点明确，不再是简单地协助处置辖区内的突发公共卫生事件。

2011年版《国家基本公共卫生服务规范》提出社区卫生服务中心应该在进行风险管理的基础上，开展突发公共卫生事件应急处置工作，重点在突发公共卫生事件报告和协助处理事件，并提出具体的工作内容，以及考核指标：突发公共卫生事件相关信息报告率＝及时报告的突发公共卫生事件相关信息数/应报告突发公共卫生事件相关信息数×100%，但考核指标标准由各地根据本地实际情况自行确定。同时在2011年版的《国家基本公共卫生服务规范》第五项"健康教育服务规范"的服务内容中也增加了社区卫生服务中心开展应对突发公共卫生事件应急处置、防灾减灾、家庭应急等健康教育职责，并普及医疗卫生法律法规及相关政策。在新增加项第11项"卫生监督协管服务规范"中要求社区开展食品安全信息报告、职业卫生咨询指导、学校这类重点单位的卫生服务等，目的在于发挥社区卫生服务中心在基层的优势，能及时发现异常，及早报告等预防措施。

二、社区开展突发公共卫生事件应急处置工作的意义

我国是一个自然灾害频发，事故灾难和公共卫生事件等突发事件较多的国家。尤其中国目前处于各种体制改革和转轨的时期，社会不稳定因素增多，更容易诱发突发公共卫生事件。突发公共卫生事件对人类的健康和生命安全造成了极大危害，对社会稳定和经济发展也构成了巨大威胁，所以突发公共卫生问题不仅仅是医学问题，也是一个社会问题。因此突发公共卫生事件应急管理与处置能力已经成为国家治理能力的重要表现。

（一）社区开展突发公共卫生事件应急处置是法律赋予的职责

我国《中华人民共和国突发事件应对法》、《突发公共卫生事件应急条例》、《国家突发公共事件总体应急预案》和《国家突发公共卫生事件应急预案》、《国家突发公共事件医疗卫生救援应急预案》等法律法规均对我国各级各类医疗卫生机构开展卫生应急工作做了相关规定，当时的社区卫生服务中心只是作为当地单纯提供基本医疗诊治服务的机构，国家有关法律法规主要对它参与传染病疫情的报告和处理等方面做了一些规定。《中华人民共和国传染病防治法》中第七条规定"各级疾病预防控制机构承担传染病监测、预警、流行病调查、疫情报告以及其他预防、控制工作"，并且第七十八条对疾病预防控制机构的含义解释为"指从事疾病预防控制活动的疾病预防控制中心以及与上述机构业务活动相同的单位"；可以这样认为，社区卫生服务中心根据医改中赋予其"六位一体"的职能后，也属于我国疾病预防控制机构职能的延伸，为社区提供基本公共卫生服务。

而且，从另一角度来看，突发公共卫生事件的卫生应急管理是政府的职责，随着社区卫生服务中心的职能定位的改变，成为一个政府举办的基层医疗卫生服务机构，必然有承担政府赋予的责任和义务，在深化医疗卫生体制改革的基础上，提出社区从单纯的开展传染病疫情报告和处理扩大到所有突发公共卫生事件。因此社区开展卫生应急工作是法律法规赋予的职责。

（二）社区开展卫生应急工作是我国医改的要求

世界卫生组织（WHO）认为，突发事件往往是发生在某个具体的社区，相应社区应是

即刻反应和恢复行动的中心，是第一响应者。所以社区卫生服务中心参与突发公共卫生事件的报告与处理工作具有非常重要的意义。这也是2009年我国新医改"促进人人享有基本医疗卫生服务"和"促进基本公共卫生服务均等化"等目标的要求。从2009年国家出台的《国家基本公共卫生服务规范》（以下简称《规范》）和2011年的新版规范可以看到这种思路的转变，在2011年版的《规范》中将"突发公共卫生事件报告和处理"纳入进来，其主要任务是促进突发公共卫生事件控制"三早"（早发现、早报告、早处理）策略的落实。

（三）社区开展卫生应急工作是我国应急管理体制"重心下移"的要求

我国现有的应急决策体制具有很强的政治优势和组织优势，很适合突发事件发生后开展大规模的抢险救灾工作，但在事前的防灾减灾方面的预防阶段则存在明显的制度缺陷。

随着应急管理逐渐成为各地区各部门工作的重要内容，各级领导对应急管理工作高度重视，大大推动了应急管理工作。但与此同时，也可能出现应急管理自上而下、重心偏高的问题。一方面，应急管理指挥决策权过度集中于领导或上级部门，导致领导层不得不把大量的时间和精力花费在突发事件的具体应对工作中；另一方面，下级部门、基层单位和第一现场处置力量则被动反应，甚至可能产生依赖和等待上级指令的情形，由此使得上下级均陷入管理困境。因此应急管理工作同样应当强调应对重心的下移和第一现场的处置权。

社区卫生服务中心是突发公共卫生事件最可能的第一现场处置力量。将社区卫生服务中心纳入我国应急管理体制中，给予明确的工作任务，变"被动"为"主动"，不仅可以弥补在事前主动监测和预警等方面的存在的缺陷，同时管理的重心下移或关口前移，社区卫生服务中心在事件发生时按照自身的职能第一时间开展事件的应急处置，无需等待上级指令，为有效控制事件的发展打下基础。

（四）社区开展卫生应急是突发事件信息管理的要求

我们的时代是信息时代，信息来源越来广而庞杂，获取准确及时的信息对卫生应急管理至关重要。在中国目前集权体制下，保持信息从地方到中央的畅通是国家进行应急决策的基础，但信息的漏损和失真也是应急决策的重要障碍。一方面是社区在为社区居民提供医疗卫生服务过程中，可以获得大量第一手信息资料；另一方面如果这些信息没有有效途径向上传递，或按照逐级上报程序，信息可能会因为决策者的需要有选择性地传递部分信息，造成信息缺失。为了减少在获得信息上的体制性障碍，社区卫生服务中心要求在突发公共卫生事件报告尽可能实行网络直报方式，目的之一也是为了使突发公共卫生事件信息能"不失真"传输到国家层面，为应急决策提供依据。

总之，社区卫生服务中心是城市社区医疗卫生网络的基层组织，在应对突发公共卫生事件时，全科医师或社区护士有机会在第一时间接触第一个或第一批突发公共卫生事件的病人，了解社区内最有可能发生问题的人群、家庭和个人，能最快到达现场进行现场处理和抢救，并及时向上级部门和当地疾病预防控制机构报告和/或转诊，同时全科医生等可以根据具体情况立即采取相应的预防控制措施（如隔离传染源，采集相关样本，做好群众的宣传教育，消除恐惧等），避免事件的扩大和进一步发展，保护公众不受损害。起到"哨岗"职能，发挥处理突发公共卫生事件的"守门人"作用。

三、我国城市突发公共卫生事件的特点

社区是若干社会群体或社会组织聚集在某一个领域里所形成的一个生活上相互关联的大集体，是社会有机体最基本的内容，是宏观社会的缩影。从类型来说有城市社区、农村社区、小城镇社区等，不过由于我国的行政体系的关系，我们通常说的"社区"一般是指城市社区。在《城市社区卫生服务机构管理办法（试行）》中社区卫生服务中心原则上按街道办事处范围设置，以政府举办为主。在人口较多、服务半径较大、社区卫生服务中心难以覆盖的社区，可适当设置社区卫生服务站或增设社区卫生服务中心。人口规模大于10万人的街道办事处，应增设社区卫生服务中心。人口规模小于3万人的街道办事处，其社区卫生服务机构的设置由区（市、县）政府卫生行政部门确定。因此目前有"社区卫生服务中心是城市的疾病预防控制的网底"这一说法。故此，本书涉及的突发公共卫生事件一般指在城市发生的突发公共卫生事件。而城市的突发公共卫生事件有其固有的特点。

（一）传播快、影响范围广

因城市人口密度大、居住拥挤、人员交流频繁，所以当传染病疫情发生时，易在人群中迅速传播；而且现代交通工具的普及和使用，使人口流动速度加快、范围扩大，促使传染病能够迅速蔓延到社会各个角落。如2003年初的SARS在短短3个月的时间内就从广东迅速传播到香港、台湾、华北乃至国外，并造成极大的国际影响。

（二）造成的社经济损失巨大

城市具有资金密集和技术密集的特点，突发公共卫生事件对社会生产秩序的影响将直接作用于产品制造、经济贸易、金融及社会服务等行业，甚至引起经济衰退。据亚洲开发银行（ADB）计算：2003年SARS使亚洲GDP损失180亿美元，占GDP总量的0.6%；其中香港地区所受的影响相对其经济规模而言最严重，损失占到该地GDP总量的2.9%。

（三）易转变成社会危机事件

突如其来的突发公共卫生事件可造成人群心理应激，出现恐惧、焦虑、认知改变，甚至行为改变。城市人口密集、通讯发达、信息传播快、社会生活关联性强，不良信息会在短时间内造成极大的社会影响，进而改变人们的认知状态和行为方式。如不及时有效地干预和控制，将导致社会危机或政治动荡。

（四）种类多、原因复杂

人类迄今已发现百余种传染性疾病，其中近30年不断发现新发的传染病，几乎每年都有1种或2种以上的新发传染病在递增。许多传染病病因复杂或是由于病原体不断变异，还有一些群体性疾病仍不能明病因。其次食品安全事故的频发，以及越来越多的新的化学物质被合成和生产出来，并通过多种途径流入城市，都使得城市突发公共卫生事件的发生原因呈现多样性，而且城市还是恐怖袭击的目标。城市规划、布局和功能结构的不尽合理，以及人口老龄化、空气质量下降等因素使一些突发公共卫生事件呈现多因性。

（五）处理难度大

现代城市具有人群结构复杂性和角色多样性等特点，社会转型、经济快速发展及生活节奏的加快使城市人口承受着较大的精神压力，由此而诱发的一些群体性伤害事件不但危害大，而且处理过程涉及社会多层次和多方面，造成应对处置难度大。突发公共卫生事件不仅种类多，且具有不确定性，尚无可靠方法预测其发生，目前拥有的检测手段还不能迅速查明所有类型突发公共卫生事件的原因，从而可能给及时有效处置带来一定难度。

四、目前我国社区开展突发公共卫生事件处置存在的困境

虽然在突发公共卫生事件应急处置过程中，社区卫生服务可以起到积极的作用，但社区卫生服务中心职能的转变是2009年我国启动深化医改过程中出现的一个相对较新的事物，在政策、环境和机构设置、人员配备、人才建设等方面都有很多不健全的地方，需要从理论到实践上的明确和探索。突发公共卫生事件的应对是一项系统工程，对人员素质、专业知识等要求较高，需要综合性人才。目前，社区卫生服务中心在突发公共卫生事件防控工作中主要存在以下问题：

（一）公共卫生人才缺乏

由于各地城市社区卫生服务中心通常是由基层一级医疗机构或卫生所转变职能而来，目前很多社区卫生服务中心开展的仍然是常见病、多发病及慢性病的诊治。重治疗，轻预防，缺乏最基础的预防和保健人员，导致预防保健、健康教育没有切实可行或行之有效的指导措施，服务能力不强。在新的"六位一体"的职能下，由于缺乏具有专业知识和实践能力的公共卫生医师，导致处理突发公共卫生事件不力。

有些地区虽然在近几年大量引进公共卫生医师，但多是应届医学院校的毕业生，虽然具备专业知识但缺乏实践能力，当突发公共卫生事件如传染病疫情出现时，依然无法快速、有针对性地开展应急处置工作。

（二）卫生应急管理人员奇缺

卫生应急管理人员是卫生应急机制中指挥、协调、运转的中枢，其素质和能力直接关系到社区突发公共卫生事件的防控和应对。社区卫生应急管理人员一般是由机构领导来充当，但由于缺乏培训和忙于机构日常事务等原因，这些领导对突发公共卫生事件缺乏应有的基本知识，在应对社区突发公共卫生事件中没有起到应有的作用。而且社区卫生服务中心普遍认为突发公共卫生事件的应对是当地疾病预防控制机构的任务，他们只是在必要时给予人员支持即可。

（三）实验室和影像学辅助检查设备配备不齐

在常见的突发公共卫生事件，如传染病、食物中毒、非职业性一氧化碳中毒等患者的诊断大多需要实验室或影像学辅助检查设备辅助诊断，但目前社区卫生服务中心普遍存在相关仪器设备配备不足，使得社区卫生服务中心在这些患者的临床诊断依据不足，难于及时发现患者。在一些经济发达地区即使相关仪器设备配备后，由于缺乏相关检验或影像操

作诊断人员，仍无法起到应有的作用。

（四）突发公共卫生事件的应急知识培训没有针对性

由于社区卫生服务中心纳入突发公共卫生事件应急管理体系事件不长，如何界定社区卫生服务中心在突发公共卫生事件应对职能，尤其在社区层面的应急管理同当地疾病预防控制机构之间的应急管理等职责界定有待在实践中进一步完善。因此在社区卫生服务中心的突发公共卫生事件的应急知识培训目前只是按照一般概念和原则来开展，对社区卫生服务中心突发公共卫生事件应急队员在如对传染病疫情、食物中毒暴发、突发急性职业中毒、核与放射事故控制等方面的具体工作流程和在现场如何开展工作（现场流行病学调查等）等方面尚缺乏针对性。

（五）应急预案体系不全或内容不完备

应急预案的建设是社区突发公共卫生事件应急准备体系中非常重要的一个环节，但应急预案的编制具有较强的技术要求，必须在社区风险识别和风险评估的基础上，方能制定出符合本社区的有实应急预案。目际指导意义的前社区卫生服务中心的应急预案多是简单克隆，有些甚至没有制定社区卫生服务中心的总体应急预案，有些只制定了传染病突发事件应急预案，对社区常见的食物中毒突发公共卫生事件或可能发生的群体性预防接种反应事件没有制定相应的应急预案，存在应急预案体系不全和内容不完备等问题。

（六）应急物资储备不足或不全

国家对省、市、县疾病预防控制机构应急物资储备种类已有明确的规定，但社区卫生服务中心应急物资的具体储备要求未见政府权威部门的统一要求。由于目前社区卫生服务中心在突发公共卫生事件应急处理的角色定位为协助，而且社区卫生服务中心还承担了部分紧急医学救援的职责，所以在应急物资的储备的种类和数量较难确定，储备数量多，在经济上不合适，储备数量少，达不到应急储备的目的，各地只能根据经济状况和满足基本功能要求制定一些储备目录。加上各地目前对社区突发公共卫生事件的重视程度的不同，许多社区在突发公共卫生事件应急物资储备方面存在着不足和不全的问题。

（七）缺少现场卫生应急处置的实践机会

从理论上社区卫生服务中心应该参加所有的突发公共卫生事件的应急处置工作。不过，突发公共卫生事件的现场情况复杂，应急处置又要求及时有效，而社区卫生服务中心的应急队员多是没有公共卫生实践经验的医护人员，还难以胜任当前应急处置工作。所以在突发公共卫生事件的应急处置，包括一些没有达到突发公共卫生事件标准的事件处置，依然以当地疾病预防控制机构为主，社区卫生服务中心的应急队员难于有独立处置疫情或事件的机会，难于做到理论联系实际。

（八）其他

如社区卫生服务中心医护人员的卫生应急意识滞后，政府对社区卫生应急的投入、管理流程如系统性、灵活性与其他部门之间的协调机制、卫生应急的绩效管理等存在不足等。

拓展知识

●卫生应急是指为了预防突发公共卫生事件的发生，控制、减轻和消除各类突发公共事件引起的健康危害，所采取的一切活动的总称。具体来说，在突发公共卫生事件发生前或出现后，采取相应的监测、预测、预警、储备等应急准备，以及现场处置措施，及时对产生突发公共卫生事件的可能因素进行预防和对已出现的事件进行控制；同时，对其他突发公共事件实施紧急的医疗卫生救援，以减少其对社会政治、经济、人民群众生命安全的危害。

从上述定义来看，卫生应急工作不仅局限于预防突发公共卫生事件，同时也涵盖其他突发公共事件可能引起的健康危害而采取的主要以紧急医学救援为主的控制措施。

●2009年版《国家基本公共卫生服务规范》中第7项"传染病报告和处理服务规范"与2011年版第十项"传染病及突发公共卫生事件报告和处理服务规范"的有关条款比较：

（1）标题将突发公共卫生事件纳入规范：由2009年版的《传染病报告和处理服务规范》改为《传染病及突发公共卫生事件报告和处理服务规范》。

（2）服务对象的变化：服务对象从相关人群到辖区内服务人口。

（3）把风险管理作为服务内容的首要工作：风险管理是指如何在一个肯定有风险的环境里把风险减至最低的管理过程。2011年版规范中明确了基层卫生机构开展风险管理的工作内容。

（4）对如何发现、登记传染病和突发公共卫生事件具体化。

（5）相关信息报告可操作性增加。一是明确了上报单位和报告内容，二是明确提出对漏报的应及时进行补报。

（6）提高了患者处置要求，并明确疫点（区）处理。对传染病患者、疑似患者采取措施，开展急救，保存医学记录。做好医疗机构内的处理工作，协助做好场所进行卫生处理，杀虫、灭鼠等。

（7）针对突发事件提出了健康危害暴露人员的管理要求：要求协助健康危害暴露人员的追踪、查找，对集中或居家医学观察者提供必在的基本医疗和预防服务。

（8）增加发应急接种和预防性服药及宣传教育的内容：要求乡镇及以下医疗卫生机构协助开展应急接种、预防性服药、应急药品和防护用品分发等工作。要求开展相关知识技能和法律法规的宣传教育工作。

（9）服务流程上增加了风险管理的内容。

（10）考核指标中增加了突发公共卫生事件相关信息报告率。

第三节 社区开展突发公共卫生事件应急处置的主要职责

社区卫生服务中心开展突发公共卫生事件应急处置是由其功能定位和应急管理体系需求所决定的，《国家基本公共卫生服务规范》（2011年版）为社区卫生服务中心等基层医疗卫生机构开展卫生应急工作提供了参考依据。

对于社区卫生服务中心来说，突发公共卫生事件应急处置是基本公共卫生服务中针对群体的公共卫生服务之一，不过根据社区卫生服务中心本身的服务功能和执业范围，社区卫生服务中心的突发公共卫生事件应急处置工作还应包括参与对突发事件中病人或伤员的部分紧急医学救援工作（社区现场应急救护）。不过《国家基本公共卫生服务规范》（2011年版）中重点对社区卫生服务中心开展突发公共卫生事件事件的风险管理、事件的发现和登记、事件的报告和参与应急处理等方面的工作作了一些原则性的规定，而具体如何实施和开展，开展的条件和要求，并没有做明确的规定。

一、服 务 对 象

该项目的服务对象是辖区内服务人口，包括辖区内的户籍人口、常住人口和流动人口等全体人口，包括社区、家庭和居民。同时社区卫生服务中心还应根据突发公共卫生事件的一些特点，重点关注本地的一些重点集体单位，如学校、托幼机构、养老机构、建筑工地、工厂等。

二、目前社区参与突发公共卫生事件应对的具体工作内容

社区卫生服务中心目前参与突发公共卫生事件应对的工作内容主要分四大部分内容，即突发公共卫生事件的风险管理、发现和登记、报告、处理。从具体工作内容来看，社区卫生服务中心目前的工作内容是紧紧围绕了"三早"（早发现、早报告、早处理）策略的落实。

（一）突发公共卫生事件风险管理

风险管理是指风险管理单位通过风险识别、风险评估、风险评价、风险决策管理等方式，对风险实施有效控制和妥善处理损失的过程。其中风险识别是风险管理的首要环节，只有在全面了解各种风险的基础上，才能够预测危险、危害，从而选择处理风险的有效手段。

社区卫生服务中心在进行突发公共卫生事件风险管理，主要工作是协助当地卫生行政部门和疾控机构开展传染病疫情和突发公共卫生事件风险排查、收集和提供风险信息，参与风险评估和应急预案制（修）订。

1. **准备工作** 收集本地基本情况，包括社区基本情况，如地理位置、气候、经济状况、人口基本情况、托幼机构及学校等集体单位情况和信息、餐饮业和大型公共场所情况、工矿企业工厂情况、医疗机构和诊所情况、医疗设施情况、本地区防病及公共卫生事件相关历史资料等。并收集社区地图。

2. **开展风险识别和风险排查工作** 识别当地存在的主要风险隐患、危险因素和风险源。社区卫生服务中心应该根据收集的资料，重点对传染病疫情事件、食品安全事件、生活饮用水事件、病媒生物引起的公共卫生事件等进行风险识别，识别可能发生事件的外部风险（如生物学风险、环境和社会风险）和人为风险（如技术、组织、文化等）。重点排查学校、托幼机构、福利安养院所、工厂、餐饮场所、医疗机构等机构和场所。

在突发公共卫生事件发生过程中，也要对事件的进展、现场处置情况以及是否存在特殊情况等进行风险识别，为下一步风险评估打下基础。

3. **参与风险评估工作** 在风险识别和排查的基础上，社区卫生服务中心应按照有关评估方法，在当地疾控机构的指导下，对现有公共卫生防控防控能力，以及当地存在的主要风险隐患等进行事件危害性分析和评估。

4. **参与上级的应急预案制（修）订工作** 同时社区卫生服务中心还应根据职责、所承担的任务和本单位和辖区的实际情况，制定符合要求的本单位有关应急预案、技术方案。

所制定的预案和方案应注意现行有效、具备可操作性并及时更新修订。

（二）突发公共卫生事件的发现、登记和相关信息报告与管理

该项工作包括三方面的工作内容，即发现突发公共卫生事件，登记突发公共卫生事件和报告突发公共卫生事件及其管理工作。

1. **突发公共卫生事件的发现和登记**　这个"发现"是一个主动过程，要求社区卫生服务中心开展突发公共卫生事件的相关信息的监测。规范填写门诊日志、入/出院登记本、影像科室（含放射科、B超室等）和检验科室检测结果登记本。首诊医生在诊疗过程中发现传染病病人、疑似病人，及时做好记录，并按照要求填写《中华人民共和国传染病报告卡》，由乡镇卫生院、社区卫生服务中心指定专（兼）职防保人员负责收集、上报并保管。如发现或怀疑为突发公共卫生事件或相关信息时，按要求填写《突发公共卫生事件相关信息报告卡》。

2. **突发公共卫生事件报告**　突发公共卫生事件的报告，要求责任报告单位和责任报告人按照规定的程序与方式，在规定的报告时限内报告。

（1）报告程序和方式：按照《国家突发公共卫生事件相关信息报告管理工作规范（试行）》的要求，具备网络直报条件的机构，在规定时间内进行突发公共卫生事件相关信息的网络直报；不具备网络直报条件的，按相关要求通过电话、传真等方式进行报告，同时向辖区社区服务机构报送《突发公共卫生事件相关信息报告卡》。并在辖区疾控机构指导下完成事件的订正、阶段性报告以及结案报告。

（2）报告时限：按照《国家突发公共卫生事件相关信息报告管理工作规范》要求，发现突发公共卫生事件报告范围内的事件时，核实后于2小时内报告。

（3）订正报告和补报：发现报告错误，或报告病例转归或诊断情况发生变化时，应及时对《突发公共卫生事件相关信息报告卡》等进行订正；对漏报的突发公共卫生事件，应及时进行补报。

3. **突发公共卫生事件报告的管理**　社区卫生服务中心开展突发公共卫生事件的相关信息的监测过程中，还要求做好日常管理工作。首先要制定本单位"突发公共卫生事件报告管理制度"，明确报告的有关要求和报告范围与标准；建立、运行、维护突发公共卫生事件相关信息监测报告网络和管理制度；社区卫生服务中心对内部信息来源的门诊日志、入/出院登记本、影像科室（含放射科、B超室等）和检验科室检测结果登记本等要规范填写，指定专（兼）职公共卫生医师负责收集、上报并保管，保管期限至少3年。首诊医生在诊疗过程中或社区负责突发公共卫生事件公共卫生医师在有关信息分析过程中发现或怀疑为突发公共卫生事件或相关信息时，及时做好记录，并按要求填写《突发公共卫生事件相关信息报告卡》。

（三）参与突发公共卫生事件的疾病预防控制处理

社区卫生服务中心应做好卫生应急准备工作，如日常应急物资储备管理、应急队伍的建设，应急技能培训，建立制度，确保可以随时投入协助有关部门，完成突发公共卫生事件的应急处置任务。一旦辖区内发生突发公共卫生事件时，应及时对病患、伤者进行救治、转诊并协助疾病预防控制机构开展流行病学调查、疫情处理等疾病预防控制工作，同时指导辖区内单位和居民应急处置工作。其主要任务包括以下几点。

1. 病人医疗救治和管理 对突发公共卫生事件病患、伤者进行急救，根据病、伤情的严重程度分期分批将不具备收治条件的患者及时转诊，书写医学记录及其他有关资料并妥善保管。

2. 传染病密切接触者和健康危害暴露人员的管理 协助开展传染病接触者或其他健康危害暴露人员的追踪、查找，对集中或居家医学观察者提供必要的基本医疗和预防服务，做好工作记录，并将有关情况及时报辖区县级疾病预防控制机构或卫生监督机构。

3. 流行病学调查和样品采集 协助对本辖区内的传染病病人、疑似病人和突发公共卫生事件及相关信息开展流行病学调查，收集和提供病人、密切接触者、其他健康危害暴露人员的相关信息，对居家管理的重点传染病病人开展随访工作。

4. 疫点疫区处理 做好医疗机构内现场控制、消毒隔离、个人防护等工作，对本单位内被传染病病原体污染的场所、物品以及医疗垃圾和污水，实施消毒和无害化处理；协助确定疫点、疫区范围，配合专业机构开展主动监测，对本辖区内病人、疑似病人、密切接触者及其家庭成员造册登记，协助对被污染的场所进行卫生处理，开展杀虫、灭鼠等工作。当出现突发公共卫生事件或相关信息时，应根据事件控制的需要开展应急监测，内容包括收集病例信息，事件进展，措施落实情况等。

5. 应急接种和预防性服药 协助开展应急接种、预防性服药、应急药品和防护用品分发等工作，指导辖区内居民正确使用。

6. 宣传教育 根据辖区传染病和突发公共卫生事件的性质和特点，开展相关知识技能和法律法规的宣传教育。

（四）提供部分紧急医学救援服务

对突发公共事件提供医疗救治是医疗机构的责任。社区卫生服务中心在突发公共事件发生中经常会或多或少地面对事件中的伤病员，需要立即提供医疗救治。不过，由于社区卫生服务中心的医疗设备、人员、应急物资储备等因素的制约，对一些突发公共卫生事件的病人无法提供全过程的医疗救援服务，只能在能力范围内提供部分紧急医疗救援服务。因此社区医护人员在这种情况下，应立即自动担负起早期医疗救治任务，并暂时指挥现场的医疗救治；等当地医疗应急指挥或卫生主管部门负责人员等到达后，社区医护人员应主动向他们报告事件情况、伤病员的伤情并服从他们的统一指挥。事故现场高效、正确的指挥及有条不紊的抢救秩序比少数医护人员埋头治疗个别伤病员更为重要。

社区卫生服务中心在开展突发公共事件紧急医学救援过程中，应当具有"快速反应、立体救护、有效救治、医疗与伤病员同在"的理念，熟悉和掌握医疗救治的基本原则："先救命，后治伤"。对现场伤病人员采取分级救治与合理转运相结合的方法，危重症患者必须在进行必要的现场处置后再转运；事件现场特别是灾难事故中，应注意区分多发伤与复合伤救治的不同，前者为同一伤因致伤，救治相对简单，后者可有多个伤因存在。并给予伤员必要的心理救援。现场救援时的气候因素不容忽视，防寒、保暖及降温、防暑对于呼吸、循环不稳定的危重患者也是至关重要。

现场医疗救援包括三大内容：一是抢险救护，即在确保自身的生命安全前提下，迅速将伤病员从危险的环境中解救出来；二是现场急救，主要目标是保持病人的生命体征稳定，即对危重伤病员必须立即进行现场救治；三是设法将全部伤病员及时、安全，合理地疏散、转运到有条件的医院，进一步治疗。

在现场的社区医护人员首先必须先对全部伤病员进行快速检伤、分类，迅速将那些有生命危险、但紧急处置可以抢救成功的危重伤病者鉴定出来，给予优先处理并转运，而将其他较轻的伤病者或救治成功无望的伤病者次优先处理或延期处理，目的是最大限度地利用现有医疗资源、有效地抢救最多的伤病员。伤病员的现场救治以抢救生命为主，其次是防止"二次损伤"或尽量减轻伤残及合并症。处置方法应简单、易行、快捷、有效，尽量采用无创措施，一般仅给予生命支持的基础治疗，必要时可施行气管插管、补液、给药等生命支持的高级治疗。患者的转运的原则是听从统一指挥、协调管理、有序运作、分级转运。

为了做好社区突发公共卫生应急处置工作，社区应当从队伍建设、卫生应急和医疗救援应急预案的制定、卫生应急知识培训和实操、演练、突发公共卫生事件应急处置和基本急救医疗物资准备等方面做好应急准备工作，以提高医护人员的紧急医学救援专业技能和实战水平。

三、转变观念，扎实推进社区突发公共卫生事件应急处置工作

在我国的医疗体制改革中，社区卫生服务中心由原来的基层医疗机构，转变为"六位一体"的基层医疗卫生机构，职能发生了较大的变化。在这个过程中"人、财、物"不是一蹴而就的，需要一个渐进的转变过程。尤其在社区卫生人才的培养方面，需要的时间更长。从2011年国家提出社区卫生服务中心参与"突发公共卫生事件的报告和处理"职能，虽然是对原来"传染病报告和处理"职能的进一步扩充，但涉及的面更加广泛，需要掌握的知识和技能更多。这就需要社区卫生服务中心从以下方面扎实推进该项工作的进行：

（一）观念的转变

由于公共卫生人才缺乏，社区卫生服务中心目前突发公共卫生事件应急处置的主体依然是全科医师和社区护士，他们在突发公共卫生事件的发现、登记、报告和处理起着积极的作用。不过这类卫生人才对公共卫生服务的观念和思维方式仍存在许多不足，如在医疗实践过程中，他们多以"个体"思维看待病例，被动等待病人而不是主动搜索病人等。也就是说在全科医师等诊疗过程中，除了要有对病人"个体"临床症状差异的思维方式，还要有"群体"临床症状相同点的思维方式，尤其在某类疾病流行期间，如流感、手足口、麻疹、登革热等，在关注病人的特异症状以外，还要询问病人是否属于某类人群或某个集体机构，或近一周是否遇到多起同类病例等，以发现病例人群的聚集性。也有些社区医护人员把病人医疗救治等紧急医疗救援工作当做是社区的卫生应急工作，认为对突发公共卫生事件流行病学调查、卫生消毒处理和采用抽样工作等是当地疾病预防控制专业机构的任务，他们只需要被动地协助即可。

简单地说需要社区医护人员转变观念，增强卫生应急意识，培养卫生应急文化，增加公共卫生服务的思维方式，体现在以下几个方面：

（1）在临床思维的基础上，增加预防医学思维。

（2）在个体思维的基础上，增加群体性思维。

（3）在临床专家思维的基础上，增加甘为幕后英雄思维。

（4）在行为被动等待病人基础上，增加主动搜索病例的行为。

（二）打造一支技术过硬的专业应急队伍

没有技术过硬的应急队伍，再好的应急预案、应急技术方案和管理制度都不能得到有效地实施。突发公共卫生事件应急处置也是一项实践性非常强的工作，除了应急演练以外，更需要现场的实践和锤炼，才能发现不足。这就需要社区卫生服务中心的领导们具有打造技术过硬的专业应急队伍的决心，充分利用本社区的每次突发公共卫生事件应急处置的机会，也争取邻居社区突发公共卫生事件应急处置时的观摩学习或支援的机会。

（三）科学防控突发公共卫生事件

突发公共卫生事件的应急处置是具有科学性的，这需要社区卫生服务中心专业应急队伍从突发公共卫生事件的风险管理、应急准备、事件报告、应急处理和善后评估等各个过程都要掌握其知识和技能，从而科学、高效、及时应对突发公共卫生事件，达到"三早"的目的。

（四）充分发挥突发公共卫生事件应对的社会网络作用

如前所述，在我国突发公共卫生事件应急处置是政府主导，全社会参与的一项综合性预防卫生工作。社区卫生服务中心应当在突发公共事件应对过程中，充分利用和发挥社区网络的作用，发挥卫生应急志愿者、NGO组织、辖区内企事业单位（如居委会、街道消毒站）、学校校医、个体医疗机构、公民个体等的作用，共同应对社区突发公共卫生事件的防控。

（五）不断总结

任何一项新的事业，只有在不断总结的基础上，才能发展。社区卫生服务中心参与社区突发公共卫生事件的应对，同样如此，总结经验和教训，发现问题、找出问题、解决问题，才能真正促进该项工作的发展。

拓展知识

● 症状监测是指系统、持续地收集、分析临床明确诊断前能够指示疾病暴发的相关资料并做出合理解释，及时发现疾病在时间和空间分布上的异常聚集，以期对疾病暴发进行早期探查、预警和快速反应的监测方法。症状监测不仅包括临床症状，还包括一系列与疾病相关的其他现象（表2-2）。

表2-2　卫生应急与疾病预防控制、医疗救治的区别

项目	卫生应急	疾病预防控制	医疗救治
对象	突发事件	疾病，环境因素	疾病
处置场所	院内、院外、途中	院内、院外	院内
状态	紧急	常态	常态
时限	短、分阶段进行	较长、连续	较长、连续
技术	追求适宜技术	追求先进技术	追求先进技术
设备	简便、快速	多，复杂	多，复杂
资源	较少	较充足	较充足

			续表
项目	卫生应急	疾病预防控制	医疗救治
结果预见性	差	较好	好
社会关注度	大	较大	一般
执行主体	政府	卫生系统	机构/个人
目标	国家安全，社会经济 平稳，人群身体健康，生命安全	人群健康	个体健康，康复
思维	上下结合，模糊和精确结合 群体思维和个体思维相结合	向下，追求精准 群体思维	向下，追求精准 个体思维
工具	显微镜，眼镜，望远镜	显微镜	显微镜

●适宜技术是指在实践中产生的本地化的知识。在医学领域，适宜技术一般是指有需求又有条件开展的，能提高执业医师临床诊疗或疾病防控水平，保障医疗卫生技术质量，适宜医疗卫生机构应用的先进、成熟、安全、有效、经济的技术。适宜技术不是一成不变的，是动态发展的。

第三章 社区突发公共卫生事件应急准备

第一节 应急准备概述

一、应急准备概念

过去人们把应急准备看作是突发公共卫生事件应急管理的四个阶段（预防、预警、响应和恢复）中的第一个阶段的内容。不过，2004年印度洋大海啸事件后，联合国提出应急准备的全新内涵，应急准备是开展应急管理的基础，近年来逐步成为应急管理的核心任务，应急准备已从应急管理过程中的一个环节演化为应急管理之外的一种支撑应急全过程的基础性行为。即应急准备是一个循环过程，概括了从准备一直到结束的全过程。

应急准备的定义是指有效应对突发事件，提高应急管理能力而采取的各种措施与行动的总称，包括意识、组织、机制、预案、队伍、资源、培训、演练等各种准备。美国《国家应急准备指导方针》中将"应急准备"定义为：一系列事先精心设计的关键任务和行动，以建立、保持和改进国内各类事件的预防、保护、响应、恢复所必须的操作能力。也就是说，应急准备是一个连续的过程，包含各级政府的努力，政府、私人部门和非政府组织间的协调行动，以识别危险、确定脆弱性和识别所需要的资源。两个概念表述不同，但本质相同。

事前的预防才是应急管理的关键，这要求建立一个完整的应急准备体系，从应急向应非急转变，将其作为区别于应急管理"战时"状态的"平时"状态，尽可能地规避风险和灾难。应急准备强调政府在应急管理过程中所提供的"主动保护"。因此，应急准备最核心的目标是完善应急准备体系和推行应急准备文化。

二、应急准备体系

（一）应急准备体系的构成

应急准备体系的建立，实际就是要科学地解答"应该如何做好应急准备"、"需要做好哪些方面的准备"、"如何评判准备是否充分"和"应急准备如何才能可持续"等问题。作为应急管理的子系统，应急准备体系的构成目前各国的认识不完全相同。有学者将应急准备活动划分为8个维度：灾害知识，应急行动的管理、指挥和协调，应急响应的计划和协定，支持资源，生命安全保护，财产保护，关键功能恢复，启动恢复重建。美国政府提出了一个全国应急准备系统的框架，包括应急准备的战略、原则、能力，计划、资源、后勤、培训、教育、演练、评估与改进等，特别强调了在系统中建立反馈机制的重要性，并要求系统必须是动态的、灵活的和不断发展的。我国在《突发事件应对法》（2007）中专设了"预防与应急准备"一章，其中包含了应急预案体系、风险评估与防范、救援队伍、应急物资储备、应急通信保障、培训、演练、捐赠、保险、科技等内容。

"未雨绸缪"，坚持"预防为主，平战结合"是应急准备体系在运行的基本原则。应急准备体系是一项庞大复杂的系统工程。一旦发现突发公共卫生事件的蛛丝马迹，要能根据平时状态的应急准备，迅速果断的判断以及行动，控制住局势，防止事件向更高级别转化，并且按照"以人为本"，基本原则，做到"资源互补，发挥专业优势"，高效率高速度的处置事件。

同时，应急准备体系必须在事前做好一个动态博弈的设想，因为突发公共卫生事件的特征决定了应急管理的内容是动态变化的，尤其在应急执行的具体过程，在不同阶段都必须考虑上一阶段已有结果，并且由于所处的环境状态也在不断地变化，从而尽可能地减小事件伤害程度。

监测预警、预案编制等事前准备是预防的重要手段，也是应急准备的一项重要内容。监测预警系统能对突发公共卫生事件信息进行识别和监控，是事件应急处置的基础，要保证监测预警系统的正常运行，需要加强对突发公共卫生事件等信息资源进行采集、加工（分析）和处理准备。编制应急预案是为了做到"未雨绸缪"和快速响应。在提出"应急准备体系"之前，都认为应急预案就是在事件发生之后才被启动的一条具体的操作方案。但现在认为应急预案应该是在事故发生之前要做好哪些准备工作，而且对准备工作不断地进行评估和改进，然后把它用之于突发事件的处理。按照这样一个新的模式，要求应急预案做好指挥系统，资源配备和培训工作，并要求进行实战演练，通过演练活动对预案进行的修正和评审改进。

（二）应急准备体系的特点

1. 应急准备体系的不确定性 这一特点尤其体现在对突发公共卫生事件监测预警上，历史数据以及实时监控对于突发公共卫生事件监测预警会造成极大的不确定性。因此，应急准备体系必须不断完善其监测预警系统，降低不确定性，提高监测预警的准确性。这也是应急准备体系以预防为主的主要功能的体现。

2. 应急准备体系是动态调整性 突发公共卫生事件特点决定了应急管理的内容是动态变化的。因此在做应急准备过程中，必须考虑事件的动态性，尤其在医疗卫生应急救援执行过程中，不同的阶段既要考虑上一阶段的结果，还要考虑当前阶段的动态变化，不能将应急准备体系看做是静止不动的。

3. 应急准备体系及时有效性 应急准备体系的构建目的之一是为了能在事件发生时快速有效的响应，并执行应急处置等工作，这在以前的应急管理过程中是作为最为重要的环节，现在也是应急准备系统中不可或缺的重要特点。

4. 应急准备体系网络性 对于突公共卫生发事件的应对来说，其涉及的任务往往会出现跨专业、跨领域以及跨层面的情况，必须对不同领域的资源进行整合和协同，这就需要应急准备体系能够形成一个快速反应和灵活应对的一个网络，不同的子模块能在网络中相互呼应，对事件也形成一个相互对应的网络关系。这也是不得不把应急准备体系当成一个系统工程来看待。

三、应急准备文化

（一）应急准备文化的概念

首先要了解应急文化概念，应急文化是人类在应急条件和危机情境下形成的文化，是应急思维方式和行为习惯的总和。广义可以理解为应急相关工作、应急法制、应急制度化建设，应急意识和应急行为等。

因此，应急准备文化的定义为指与应急准备活动有关的科学知识、意识形态、价值观念、思想伦理道德、政治和法律、哲学和宗教、社会心理等文化、观念和行为准则及素质的总合。应急准备文化强调人的意识和素质的提高，其中与人的观念和认识等方面的要素是最重要的。

（二）应急准备文化的内容

根据上述概念的表述，应急准备文化应与应急准备活动的特点与内容密切相关，反映在应急管理4个环节"预防、预警、响应、恢复"相关工作中，同时应急准备体系相关的应急准备概念、战略规划方法、系统组成与结构、能力评估、应急组织架构与运行模式、应急预案及培训演练等每项内容几乎都与应急准备文化密切相关。也就是说，应急准备文化建设和形成是包括在这些过程中，其内涵应包括应急知识和科学技术的认知、应急意识的培养、法制、制度化建设、应急行为等。总的来说，应急准备文化包括应急知识文化、应急意识和技术、观念文化和应急行为文化。

1. 应急知识文化

（1）突发公共卫生事件的设计规划及防护、标志：如卫生应急救援和防护系统的设计、隔离区域规划划分、医院感染预防和规划设计、现场调查和卫生处理所涉及的设施和设备、协作伙伴关系、应急标志、警示措施、事件信息传递流程和管理等内容。

（2）风险意识与技术、培训：卫生应急知识（法律法规、传染病学、流行病学、个人防护、卫生急救知识等）、技能（现场流行病学调查、采样、卫生消杀处理）、预警预测、风险识别和分析、脆弱性识别、培训、演练、卫生应急队伍的专业素质等。

2. 应急意识文化

（1）精神：宗教信仰理念、经验社教理论、知识技能价值取向、精神理念、心理抗压力和心理健康等。

（2）价值规范：道德伦理、风俗习惯、行为规范、灾害互助关爱、价值观念和保险意识等。

3. 应急行为文化

（1）行为：强制法律约束、日常行为培养、公众的风险和危机意识、事件互助自救互救、应急演练、应对处置突发公共卫生事故灾害知识技能、公众动员、全员参与和抗逆力形成等。

（2）管理行为与制度：政府职责和政策支持、事件文化和健康教育、激励、约束制度文化、强化社区应急体系建设、防灾与志愿日、公共沟通及传递信息、应急资金投入保证及社会团体与自愿者等。

总体来说，应急知识文化的建立可以使得我们对于应急意识文化的形成有重要意义，应急意识的形成又有助于应急行动的培养和建立。这些问题涉及的领域和内容较为丰富，实施过程需要更为科学的方法、周密的计划和政策的支持，还有各项制度的保障。

（三）应急准备文化的主要特征表现

应急准备文化是应急准备工作的重要组成部分。主要特征表现在：

1. 应急预防　风险感知能力的培养和危机意识的认识。

2. 应急准备和行动　包括心理准备和自此带来对物资准备的认知和行动。

3. 政府、社会和公民责任和义务

4. 快速响应的意识和能力

应急准备文化最终的目的不仅仅是意识，重要的是反映在行动上的能力。如社区全科医师在具备足够的应急知识基础上，在医疗诊治过程中如果有足够的应急意识，当发现突发公共卫生事件的线索时，应该主动询问病人或与病人密切相关人员有关事件的更多信息，为进一步判断事件的发生发展提供依据，同时该全科医师应该进一步思考："如果事件等到核实确认，我第一时间应该做什么？我或单位是否有足够的能力和准备应对该事件，如果有应该做什么？怎么做？如果没有又应该如何做？"。又如社区全科医师在医疗诊治服务过程中应该具备对传染病的自我防护和防止污染扩散的意识，并指导自己的行为一直贯穿在这个服务过程中等。所以应急准备文化应该贯穿在社区整个医疗卫生服务中。

第二节　社区卫生服务中心应急准备

社区卫生服务中心在开展突发公共卫生事件应急防控工作中，同样应当建立突发公共卫生事件应急准备体系。从"应该如何做好应急准备"、"需要做好哪些方面的准备"、"如何评判准备是否充分"和"应急准备如何才能可持续"等基本问题入手，并建设社区卫生服务中心的应急准备文化。这需要社区卫生服务中心制定应急准备规划，收集各类基础资料，明确本社区重点防控的突发公共卫生事件，以及社区卫生服务中心在突发公共卫生事件应急管理的地位和任务职责；建立突发公共卫生事件应急队伍；编制突发公共卫生事件应急预案并形成体系，制定配套应急管理制度；开展卫生应急知识培训、演练，强化应急意识；做好卫生应急物资的储备和管理；开展卫生应急科研和合作、交流；建立社区突发公共卫生事件防治网络；对应急准备体系进行科学评估，并监督和评价等。最终的目的是提高社区的突发公共卫生事件防控应急能力。

一、社区卫生服务中心应急准备规划

在整个应急准备的机制中，应急准备规划是其核心环节。应急准备规划的过程是由成立应急规划小组、定义规划、潜在问题分析、资源分析、描述任务与责任、发展策略与系统构成的一个需要不断调整的动态过程。它是建立在可能发生的突发公共卫生事件的基础上，应急准备应当依据应急准备规划的结果开展，因此社区卫生应急准备规划是一个总体纲领，应该包括社区卫生服务中心的应急组织及其职责权限的明确、应急资源准备、公众教育、应急人员培训、预案编制和演练和应急网络互助协议的签署等。

二、社区脆弱性评估

对社区进行脆弱性评估是社区突发公共卫生事件应急准备的必要前提，而社区居民的应急准备现状和社区应急工作的组织现状是脆弱性评估的重点，它们直接决定着社区卫生服务中心应对突发公共卫生事件的应急能力，只有知道自己的弱点在哪里，才能有针对性去弥补缺陷或降低。脆弱性是指一定时间在一定范围内容易受到突发公共卫生事件损害的程度以及应对这些突发公共卫生事件风险的应急准备能力；包括易感性和恢复能力。不过脆弱性的来源几乎包罗万象，社区卫生工作者只能选择主要的不利因素进行识别。脆弱性评估是风险管理一个概念，是一个确认危险，描述脆弱性，明确突发公共卫生事件对人体健康的潜在影响的过程，是突发公共卫生事件形成与发生的本质原因。突发公共卫生事件的破坏程度取决于源发事件与承灾主体的脆弱性之间的相互作用。脆弱性的评估方法很多，常见的有综合指数法、图层叠置法、脆弱性函数模型评价法、模糊指标评价法、危险度评价法等，如采用FEMA模型从历史因素、脆弱性、最大威胁因素、可能性因素四类评估指标完成对社区脆弱性的基本评估，并通过SUMG危险分级系统直接比较各种潜在威胁对社区的影响大小。

　　例如，某社区对发生登革热疫情防控脆弱性进行评估，对该传染病脆弱性识别时，应当考虑，①自然因素：地理位置、月平均降水量、平均气温、蚊媒孳生环境因素、历史该地区白纹伊蚊蚊媒密度等数据；②社会、经济、文化因素：总人口数、年龄性别构成、居民收入、人口流动情况、当地基层设施的完善程度（如城市下水道）、辖区同东南亚疫区之间经贸往来程度、居民的卫生习俗、生活水平和生活方式、公众对登革热的认识水平和防范意识、居民对蚊媒防控措施、居民家庭空调普及率、基层政府管理人员对登革热风险认识水平等；③社区防控能力：历史登革热疫情情况及发病率、人群抗体滴度水平、传染病报告和管理、登革热健康教育普及程度、社区内医疗机构情况、社区虫媒控制技术力量和人力资源情况、应急物资装备的准备情况、医务人员对登革热的认识和鉴别能力、社区卫生服务中心在出现登革热病人的应对措施准备情况、应急队伍人员的专业素质、应急预案制定和培训、演练、重点集体单位（学习）的保护和宣传教育等等评价指标。

三、社区突发公共卫生事件防控社会网络

　　突发公共卫生事件的应急是一场特殊的战争，需要政府倡导、多部门配合、全社会广泛参与，统一调动社会资源，从而使得抗击突发事件的人、财、物资源都有保障。而且当今突发公共卫生事件具有越来越多的开放性和扩散性，因此社区的卫生应急管理也需要采取开放思维和多元治理方法，而不是单打独斗和孤立进行，毕竟作为一个基层医疗卫生机构，所具备的资源是有限的。从另一个角度来看，我国社会结构正已经由过去的"单位制"转变为"社区制"，这种变化客观上要求社区组织承接以往由"单位"负责的安全保障职能。社区卫生服务服务中心就是配合政府将卫生应急管理引入社区，落实到基层，为整合各种社会力量和资源提供了平台和切入点。通过社区卫生服务中心定期组织有针对性的社区卫生应急演习，为提高全社会应对危机的能力奠定基础。

　　因此，社区卫生服务中心要充分发挥社区的资源，主动尝试建立一个由政府机构、企事业单位、非政府组织（NGO）、志愿者、公民个体等共同构成的突发公共卫生事件防治网络，形成多元合力，这也是应对突发公共卫生事件的一种有效策略。因为政府体系外的社会力量不仅是事件的重要信息来源，也是政府应急管理的重要力量。

　　虽然目前我国的应急管理体系强调"政府主导"，但随着政府应急管理工作的推进，和人们对应急管理认识的不断深入，将来不能一味地强调政府对其他主体的要求和主张，需要更多强调社会组织、企业和公民的主体地位。社区要在突发公共卫生事件预防过程中，培养社会组织、企业或公民主动履行相关义务的意识，从而建立一种和谐的安全文化和多元主体共同负责的社会文化，让社会各类主体能够积极主动，而不是消极被动、响应号召

式地参与应急管理工作，由此真正形成全社会共同参与的新型应急管理工作格局。因此，以社区卫生服务中心为中心，建立社区突发公共卫生事件的社会防治网络具有重要意义。

第三节　建立健全社区突发公共卫生事件应急队伍

突发公共卫生事件应对是一项综合任务，涉及到风险管理、应急准备、事件发现和报告，现场指挥和控制（紧急医学救援和现场卫生学调查与卫生处置等）、信息管理、后勤保障、善后处理与评估等方面，这些措施都必须通过人来落实、去完成，但又不是某个人或某类专业能独自完成的，它依赖于一个团队。社区卫生服务中心的成员、资源、组织和管理机构是社区突发公共卫生事件准备和应急的基础，社区医务工作人员作为社区处置突发公共卫生事件的主体，他们识别和报告突发公共卫生事件的能力直接影响到能否快速、准确地处置各类突发公共卫生事件。

根据社区开展卫生应急工作的职责，建立健全社区突发公共卫生事件应急专业队伍，也是落实应急准备各项措施的基础。国务院办公厅在2009年59号文《国务院办公厅关于加强基层应急队伍建设的意见》中指出，基层应急队伍（主要包括综合性应急救援队伍、专业应急救援队伍、应急管理专家队伍、应急志愿者队伍、突发事件信息员队伍等）是有效防范和科学处置突发事件的重要力量，事关基层应急管理工作的成败。按照这个文件要求社区卫生服务中心应该建立卫生应急队伍，并设立卫生应急管理岗位，负责尤其突发公共卫生事件信息管理工作。

一、组建社区突发公共卫生事件应急队伍

社区卫生服务中心在突发公共卫生事件应对包含两个方面的工作职责，一是突发事件的部分紧急医学救援任务，如开展伤病者的检伤、救治、管理或转诊等医疗措施；二是突发公共卫生事件的预防、准备、协助控制和善后处理等公共卫生控制措施。因此在组建卫生应急队伍时，要根据具体工作职责和现场工作实际情况等，考虑队员专业结构、年龄结构、性别结构等的合理性，建立一个由全科医师、社区护士和公卫医师等为主组成的卫生应急队伍，共同完成社区突发公共卫生事件应急管理和紧急医学救援、事件现场处置工作。

社区卫生服务中心突发公共卫生事件应急队伍还应包括应急队伍指挥系统和后勤保障体系，确保应急队伍在事件发生时正常运行。明确队伍的人员职责和任务，开展队伍专业知识培训、应急演练和应急文化建设等应急准备工作。而作为社区突发公共卫生事件应急人员，不仅要具备熟悉了解卫生应急法规、应急预案、应急管理制度等，还应具备预防医学（传染病学、流行病学、卫生统计学、食品、环境和职业卫生学），临床急救医学的等应急知识，了解现场卫生应急处置流程和常见应对措施，样品采集方法和技能，应急信息搜集和分析技能，掌握个人防护用品的正确使用方法，而且作为应急人员还应该具备法律意识和现场应变意识，也就是说对应急人员的综合素质有较高的要求。因此社区在组建卫生应急队伍时，尽可能选择年富力强、工作经验丰富、专业知识扎实、人员涉及多学科的社区医务工作人员。

特别强调的是，在许多发达国家和地区（美国、英国、日本、中国香港等）对社区护士参与突发公共卫生事件应急处置工作高度重视，因为社区护士同样也是突发公共卫生事

件的第一接触者，对疫情处置和防止疫情扩散也起到关键作用，如分诊引导、协助处理抢救伤病患者、应急免疫接种等。在事件发生后，社区护士的反应速度和救治、护理水平、协作能力直接影响到伤病者的生命安全。这些国家和地区要求社区配备专门的社区公共卫生护士，社区公共卫生护士不仅具备基本护理知识，还要具备公共卫生学、传染病学、流行病学、伦理学、卫生统计学等专科领域的知识。因此具备条件的社区可以考虑设置社区公共卫生护士，以加强卫生应急管理工作。

另外，社区突发公共卫生事件应急志愿者的规范化管理、培训、演练等工作也纳入社区卫生应急队伍的管理，以便充分发挥应急志愿者的辅助应急的作用。

二、设立社区卫生应急专（兼）责管理岗位

社区突发公共卫生事件应急管理岗位主要负责社区突发公共卫生事件应急管理工作，主要工作职责是确保"突发公共卫生事件报告和处置"服务项目的工作任务有效落实。

（一）岗位条件

社区卫生服务中心配备1~2名专（兼）责"社区卫生应急医师"和或"社区公共卫生护士"岗位，可以由全科医师、公共卫生医师或护士负责，不过最好是公共卫生医师，有3年以上的相关工作经验，参加了疾病预防控制机构专业培训，掌握有关基本技能和管理要求，考核合格获得岗位培训合格证。

（二）岗位职责

岗位职责如下：

（1）收集社区基础资料，开展社区突发公共卫生事件风险管理和提出防范措施工作。

（2）建立社区应对突发公共卫生事件的应急准备体系。包括组织制定社区各类突发公共卫生事件应急预案，并进行管理和评审改进；开展社区医务人员和社区突发公共卫生事件志愿者等人员的卫生应急知识培训；组织开展突发公共卫生事件应急演练；制定各项卫生应急管理制度和事件工作规范、流程；负责社区突发公共卫生事件的脆弱性评估；负责突发公共卫生事件应急物资管理；编制社区重点单位和与应急资源有关的联络名册，定期走访；负责项目工作的质量控制、日常管理。

（3）落实突发公共卫生事件应急处置相关信息监测、发现、登记、报告和管理工作。并定期（至少每周一次）开展传染病等聚集性分析。

（4）在突发公共卫生事件发生时，协助社区应急指挥领导小组开展现在调度和协调等工作。组织应急队员协助当地疾控机构开展现场流行病学调查和采样工作等。

（5）负责辖区被突发公共卫生事件健康教育宣传，普及突发公共卫生事件应急知识和技能；指导居委、单位等制定突发公共卫生事件应急预案等。

（6）在日常突发公共卫生事件应急管理工作中起着承上启下的作用。及时传达上级有关部门的文件和信息，和及时汇报本社区发现的应急管理方面的问题。

（三）工作条件

社区卫生服务中心应给社区卫生应急医师（或护士）配备必要的办公条件，如独立使

用的计算机及打印设备、电话、传真机、独立上网等通信设备，以及专门的文件柜、数码相机、摄像机、对讲机，和开展健康教育培训需要的投影仪、电视机和DVD等设备。

第四节 完善社区突发公共卫生事件应急预案体系

突发公共卫生事件应急预案体系的建设也是卫生应急工作中不可缺少的一个环节。突发公共卫生事件应急预案是社区突发公共卫生事件应急准备体系中非常重要的一个环节，结合社区自身应急工作的特点，建立较为科学、可行的应急预案评价指标体系，对于提高我国基层卫生应急预案的编制水平、促进基层卫生应急能力建设至关重要。有些学者甚至认为是社区突发公共卫生事件应急准备体系的起点。

2006年卫生部发布了《突发公共卫生事件社区（乡镇）应急预案编制指南（试行）》（卫办应急发〔2006〕215号），目的在于进一步完善我国突发公共卫生事件应急预案体系，提高基层卫生应急能力，做好突发公共卫生事件预防控制与医疗救治工作。原则上来说，基层突发公共卫生事件应急预案应由当地街道政府部门牵头，社区卫生服务中心参与制定，而社区卫生服务中心作为一个基层医疗技术服务机构，应根据上级制定的应急预案结合本单位的实际情况，制定相应的技术方案或配套的单项应急预案。不过实际应用中，社区卫生服务中心也要求制定符合本社区和单位实际情况的《突发公共卫生事件应急预案》和《突发公共卫生事件医疗卫生救援应急预案》两个总体预案。

同时，社区卫生服务中心根据实际情况，逐步完善预案和技术方案，形成本单位的应急预案体系。在突发公共卫生事件应急预案的指导下，做好应急准备。一旦在社区内发生突发公共卫生事件，按要求及时启动预案，并充分发挥社区医务人员、群众、机构和家庭的优势，依托严密的组织网络结构，迅速掌握社区有关突发性公共卫生事件的第一手资料，做出快速敏捷的反应，传输及时、准确、有效、全面的信息，及时监测社区突发公共卫生事件的发展动向，配合政府和当地疾病预防控制机构作出果断的处理，夯实公共卫生系统的基础工作。

一、应急预案的概念

应急预案又称应急计划，是针对可能的重大事故（件）或灾害，为保证迅速、有序、有效地开展应急与救援行动、降低事故损失而预先制定的有关计划或方案。它是在辨识和评估潜在的重大危险、事故类型、发生的可能性及发生过程、事故后果及影响严重程度的基础上，对应急机构职责、应急准备[人员、技术、装备、设施（备）、物资]、救援行动及其指挥与协调等方面预先做出的具体安排。应急预案明确了在突发事故发生之前、发生过程中以及刚刚结束之后，谁负责做什么，何时做，以及相应的策略和资源准备等。

二、应急预案的分类

按照责任主体我国应急预案体系可以分成6类，即国家总体应急预案、专项应急预案、部门应急预案、地方应急预案、企事业单位应急预案以及大型集会活动应急预案。而按照预案的功能，应急预案可分为：总体（综合）应急预案、专项应急预案、现场应急预案、单项应急预案（临时性）。

（一）总体应急预案

总体应急预案是预案体系的顶层，在一定的应急方针、政策指导下，从整体上分析一个行政辖区的危险源、应急资源、应急能力，并明确应急组织体系及相应职责，应急行动的总体思路、责任追究等。

（二）专项应急预案

专项应急预案是针对某种具体、特定类型的紧急事件，如传染病突发事件、食物中毒突发事件、职业中毒突发事件而制定。是在总体预案的基础上充分考虑了某种特定危险的特点，对应急的形式、组织机构、应急活动等进行更具体的阐述，有较强的针对性。

（三）现场应急预案

现场应急预案也可以称为现场处置方案，是在专项预案基础上，根据具体情况需要而编制，针对特定场所，通常是风险较大场所或重要防护区域所制定的预案。如危化品事故专项预案下编制的某重大危险源的场内应急预案，公共娱乐场所专项预案下编制的某娱乐场所的场内应急预案等。现场应急预案有更强的针对性和对现场具体救援活动具有更具体的操作性。与事故预想有点类似，但更具体、更具操作性、描述更规范。如《某社区卫生服务中心群体性不明原因疾病应急预案》是专项应急预案，针对上述问题可以编写的现场处置方案可以是《某社区卫生服务中心群体不明原因疾病的卫生应急技术方案》。

（四）单项应急预案

单项应急预案往往是针对大型公众聚集活动和高风险的建筑施工活动而制定的临时性应急行动方案。预案内容主要是针对活动中可能出现的紧急情况，预先对相应应急机构的职责、任务和预防措施做出的安排。

社区卫生服务中心可以根据上述应急预案的分类，规划本单位的突发公共卫生事件应急预案体系，在制定《社区卫生服务中心突发公共卫生事件应急预案》和《社区卫生服务中心突发公共卫生事件医疗卫生救援应急预案》两项总体预案基础上，针对本社区存在的公共卫生突发事件的风险点和重大突发公共卫生事件制定专项预案，以及有关现场应急预案（应急技术方案）。同样在辖区内举办大型活动等可制定临时性的单项应急预案。

三、编制社区突发公共卫生事件应急预案的作用和意义

编制突发公共卫生事件卫生应急预案是应急准备工作的核心内容，是及时、有序、有效地开展应急救援工作的重要保障。编制应急预案的主要作用和功效是"防患于未然"，以确定性应对不确定性，化不确定性的突发事件为确定性的常规事件，转应急管理为常规管理。应急预案作用和意义具体体现在：

（一）应急预案确定了突发公共卫生事件应对的范围和体系，使应急准备和应急管理不再是无据可依、无章可循

尤其在应急培训和应急演习时，可以让应急响应人员熟悉自己的责任和义务，学习到完成指定任务所需的相应知识和技能；并通过应急演习检验预案和行动程序，并评估应急

队员的技能和整体协调性。

（二）制定突发公共卫生事件应急预案有利于做出及时的应急响应，降低事故后果

应急行动对时间要求十分敏感，不允许有任何拖延。应急预案预先明确了应急各方的职责和响应程序，在应急力量和应急资源等方面做了大量准备，可以指导应急处置工作迅速、高效、有序地开展，将事件的人员伤亡、健康危害降到最低限度。此外，应急预案还对突发公共卫生事件发生后必须快速解决的一些应急恢复问题，有利于消除事件的不利影响。

（三）成为社区应对各种突发公共卫生事件的响应基础

通过编制社区卫生服务中心的突发公共卫生应急综合应急预案，可保证应急预案具有足够的灵活性，对那些事先无法预料到的突发事件或事故，也可以起到基本的应急指导作用，成为保证社区突发公共卫生事件应急应对的"底线"。在此基础上，社区卫生服务中心可以针对特定突发公共卫生事件，编制专项应急预案，有针对性制定应急措施，进行专项应急准备和演习。

（四）有利于提高社区的风险防范意识，培养社区应急文化

应急预案的编制，实际上是辨识社区突发公共卫生事件风险和防御决策的过程，社区卫生服务中心在制定应急预案的过程中应该寻求各方的共同参与，在这个过程中提高全社区的突发公共卫生事件的风险防范意识。

四、突发公共卫生事件应急预案的主要内容

突发公共卫生事件应急预案往往包含了以往丰富的处置经验、知识，预先定义突发事件处置的描述、应急组织结构、应急资源、处置流程。明确各部门、环节的处理程序、责任主体，事件发生即可启动预案。一般来说突发公共卫生事件应急预案的内容包括应急组织机构及职责、突发公共卫生事件分级、预警、信息报告、应急响应和善后处置等，应急职责分工明确和落实到位。内容要求明确、具体、指导性和可行性强。编制依据明确，不出现与现行法规、上级相关应急预案相悖的内容。

（一）国家有关应急预案编制内容要求

卫生应急预案可根据2004年国务院办公厅发布的《国务院有关部门和单位制定和修订突发公共事件应急预案框架指南》和2006年卫生部发布的《突发公共卫生事件社区（乡镇）应急预案编制指南（试行）》进行编制。应急预案主要内容应包括：

1. **总则**　说明编制预案目的、工作原则、编制依据、适用范围、突发公共卫生事件分级等。

2. **应急组织指挥体系及职责**　明确领导小组的职责、权利和义务，以突发事故应急响应全过程为主线，明确事故发生、报警、响应、结束、善后处理处置等环节的主要应急小组与协作部门；以应急准备及保障部门为支线，明确各参与队员的职责。

3. **突发公共卫生事件的监测、报告和通报**　明确事件监测、报告内容和管理，保障监

测质量和报告的及时性。并及时在授权许可范围内进行事件对社区居民的通报，消除社会不良影响和社区居民的恐慌心理。

4. 突发公共卫生事件的应急反应和终止　包括应急反应的原则（分级响应）；应急反应所采取的措施，做好紧急医学救援和协助疾控机构做好现场流行病学调查，做好消毒隔离等控制措施，以及宣传教育等工作；以及突发公共卫生事件的应急反应终止的条件等。

5. 善后处置　包括突发公共卫生事件的评估，明确评估的内容，撰写事件调查报告和经验教训总结及改进建议；并对奖励和表彰、责任、抚恤和补助等做出规定。

6. 保障措施　包括通信与信息保障，应急队伍与装备保障，技术储备与保障，应急物资和经费保障，宣传、培训和演习，监督检查等。

7. 附则　包括有关术语、定义，预案管理与更新，制定与解释部门，明确规定预案的制定、更新与实施时间，预案实施时间自发布之日起实施。

8. 附录　包括相关的应急预案、各种规范化格式文本，应急队员通讯录等。

（二）社区卫生服务中心编制应急预案的内容

应注意的是，不是每种应急预案都必须按照上述所有内容格式进行编写，一般来说，社区卫生服务中心的总体应急预案可以按照这些内容编写。不过，社区卫生服务中心是一个医疗卫生技术服务机构，在应急处置过程中，很多职能如突发公共卫生事件的通报、应急反应的终止、善后处理的补偿等权限不在社区卫生服务中心，因此在制定应急预案时，可以在这些方面进行简短说明即可。社区卫生服务中心编制的应急预案时，应根据在突发公共卫生事件应对过程中自身职能来制定具体的内容。

例如，社区卫生服务中心在制定专项应急预案时，应当根据突发公共卫生事件类型来编制，突发事件危害程度分析，不同类型事件的应急处置基本原则，危险源监控、预警行动、信息报告程序，应急处置时的响应分级、响应程序、处置措施，以及应急物质与保障措施等内容，使专项应急预案具备更符合本社区实际情况和更具备实际可操作性。同样现场应急预案更是实际指导现场卫生应急处置的技术规范，其内容可以简化为某类突发公共卫生事件特征、该事件应急处置的组织与职责、现场应急处置技术要求和有关注意事项等。

不过，社区卫生服务中心的应急预案中应当根据实际情况给予明确：①明确现场的组织、分工和协作内容与职责；②突发公共卫生事件上报、通知、通讯联络方式和流程；③应急预案响应启动的条件；④应急保障资源的分配；⑤事件现场应采取的应急急救或公共卫生控制措施；⑥危险区域的设定，以及划分危险区域后的警戒与疏散；⑦人员隔离、安置或转运等措施实施具体条件；⑧现场危机公关注意事项等。

拓展知识

●《国家突发公共卫生事件应急预案》（2006年）共8章，分别为：①总则；②应急组织体系及职责；③突发公共卫生事件的监测、预警和报告；④突发公共卫生事件的应急反应和终止；⑤善后处理；⑥突发公共卫生事件应急处置的保障；⑦预案管理与更新；⑧附则

●《国家突发公共卫生事件医疗卫生救援应急预案》（2006）共7章，分别为：①总则；②医疗卫生救援的事件分级；③医疗卫生救援组织体系；④医疗卫生救援应急响应和终止；⑤医疗卫生救援的保障；⑥医疗卫生救援的公众参与；⑦附则

五、应急预案的编写

（一）编制应急预案原则

社区卫生服务中心在编制应急预案时，应该遵守科学性、可操作性、动态性和系统性原则。而且应尽可能邀请社区各方面的代表参与共同编制工作。

（二）应急预案的编制应当符合下列基本要求

（1）符合有关法律、法规、规章和标准的规定。

（2）结合本社区和本单位的实际情况，内容要适用、准确。

（3）结合本社区和本单位的风险识别和脆弱性分析情况。

（4）应急领导小组和应急队员的职责分工明确，并有具体的落实措施。

（5）有明确、具体的突发公共卫生事件预防措施和应急程序，并与本单位现有的应急能力和能整合的存量资源相适应。

（6）有明确的应急保障措施，并能满足社区和本单位的应急工作要求。

（7）预案基本要素齐全、完整，预案附件提供的信息准确。

（8）预案内容与相关应急预案相互衔接。

（9）内容完整，简洁规范，通俗易懂，实用性强。

（三）预案的要素

预案的要素一般包括6个要素：情景、客体、主体、目标、措施、方法。缺少任何一个要素都是不完备的。

1. **情景** 是一切涉及预案编制和实施的有关突发事件的情况和背景的总称。

2. **客体** 是突发事件发生的直接对象，预案的实施对象可以指受灾的人、工程对象、地点、范围、建筑等。

3. **主体** 即预案实施过程中的决策者、组织者和执行者等组织或个人。

4. **目标** 即预案实施所要达到的效果和目的。对目标的具体抉择必须因地因情况而定。

5. **措施** 是指描述预案在实施过程中所采取的方式、手段和方法。

6. **方法** 应对突发事件需要多种措施，措施之间存在着一定的逻辑关系和时间顺序，需要采取项目管理的方法对措施进行管理。

（四）编制步骤

通常编写应急预案的步骤包括以下：

1. **明确范围** 成立社区卫生服务中心、应急预案编写组织机构（领导、各类专家小组和工作人员），明确编制计划和编制预案体系的范围。

2. **风险识别与风险评估** 对社区可能存在的相关突发公共事件或事故现状进行分析总结，评估发生时造成破坏的可能性，以及可能导致实际破坏或伤害的程度；并在风险隐患治理的基础上，预测可能发生的事件和事故类型及其危害程度。

3. **分类分级** 须先对突发公共事件进行分类分级，根据不同的类型与级别制定社区卫生服务中心相应的应急工作计划。

4. 具体应对相应措施的制定　注意充分借鉴国内外同相关事件的教训及应急工作经验。

5. 明确应急队伍及其人员职责的确定　明确事前、事发、事中、事后的各个过程中本机构相关部门和有关人员的职责。

6. 应急能力评估　包括社区卫生服务中心和社区可利用的资源分析,包括人员技术能力、物资储备、资源分布等情况。

7. 评审与发布　首先内部评审后,小规模的预演练,再专家组织外部评审,以确保本机构相关实施部门或个人的接受性,最后上报上级备案。

8. 演练与评估　演练是应急预案实施前期的重要环节,社区卫生服务中心要对应急预案组织学习、培训和演练操作。并对应急预案的缺陷和不足评审改进,使应急预案更加完善,更加接近实际,形成周而复始的循环框架。

9. 定期修改应急预案　制定好应急预案或技术方案不是一成不变,按要求每3~5年至少要进行一次评估和修订工作。

六、突发公共卫生事件应急技术方案

突发公共卫生事件应急技术方案也可以称现场应急预案,是对总体和专项应急预案的补充,目的在于指导和规范突发公共卫生事件应急处置工作。突发公共卫生事件发生时,社区卫生服务中心在医疗卫生救援和协助疾病预防控制机构过程中,应急处置等行为的科学、规范是确保突发公共卫生事件应急处置工作顺利实施的保证。卫生部在制定一系列突发公共卫生事件专项预案后,也为专项应急预案配套制定了相应的技术方案,如《人感染高致病性禽流感应急预案》配套制定了《人间禽流感病毒感染状况调查方案》、《禽流感实验室检测技术方案》、《禽流感病禽密切接触人员防护指导原则》等技术指南。

因此,社区卫生服务中心在建立健全卫生应急预案体系的同时,要根据各类突发公共卫生事件的特点,组织制订各类突发公共卫生事件相关应急处置技术和工作方案,明确工作原则、程序和操作要点,使突发公共卫生事件应急管理和应急处置工作逐步科学化、规范化、标准化。各类突发公共卫生事件相关应急处置技术和工作方案内容包括目的、原则、适应范围、调查处置程序、技术流程、操作要点、技术文书、总结评估和报告等。

突发公共卫生事件的应急技术方案应具体、简单且针对性强,应根据风险评估及危险性控制措施逐一编制,做到事件应急处置相关人员应知应会,熟练掌握,并通过应急演练,做到迅速反应、正确处置。

七、社区突发公共卫生事件应急预案的管理

突发公共卫生事件应急过程中,往往通过对信息的分析,预测事物的发展趋势,识别可能带来的威胁,并对这些情况制定相应的预备性处置方案,一旦预测的情况发生,就可以按照预定的方案行动,同时根据具体事态发展及时调整行动方案,以控制事态的发展,将可能发生的损失降至最低。由于人类认知的有限性,信息的不对称性,以及突发公共卫生事件的情景依赖性,应急预案也需要根据事件信息和经验总结对应急预案进行动态调整,以不断的修正完善。所以应当对预案的制定、修改、更新、批准和发布做出明确的管理规定,并保证定期或在应急演习、应急救援后对应急预案进行评审,针对实际情况以及预案

中所暴露出的缺陷，不断地更新、完善和改进，保持预案的时效性和可操作性。

因此，应急预案的管理主要内容包括：预案的编制、预案的选择、预案的评估、实施过程中的预案的动态调整和修订、预案的培训和演练等。

社区卫生服务中心在建立和规范本中心的突发公共卫生事件应急预案体系时，做到应急预案相互衔接，也就是说通过应急预案，在政府应急机构与社区卫生服务中心之间、卫生行政部门和有关专业技术部门的应急机构与社区卫生服务中心之间，建立协调联动和信息沟通机制，提高资源利用率和快速响应速度。

应急预案尤其社区卫生服务中心总体应急预案完成后必须进行评估，通过评估使应急预案结构合理、内容规范、组织体系健全、岗位职责明确、相关信息全面、报告流程完善、应急保障到位。评估要素一般主要包括：组织体系、岗位职责、应急流程、信息传递、应急保障等内容。

同时应向当地卫生行政部门进行报备，应按照有关法律法规和规章标准进行备案审查或评审。应急预案的审查或评审一般有形式评审和要素评审两种方法，形式评审主要用于应急预案备案时的评审，要素评审用于社区卫生服务中心自行组织的应急预案评审。要素评审主要是根据现行国家相关法律法规和卫生部制定的有关规范，对应急预案的合法性、完整性、针对性、实用性、科学性、可操作性，以及衔接性等方面进行评估。评审时，将应急预案的要素内容与评审表中所列要素的内容进行对照，判断是否符合有关要求，指出存在问题及不足。

八、社区卫生服务中心在应急预案管理常见问题

一般来说，社区卫生服务中心的突发公共卫生事件应急预案种类应包括本机构《社区卫生服务中心突发公共卫生事件应急预案》和《社区卫生服务中心突发公共卫生事件医疗卫生救援应急预案》两项总体预案，再根据社区的实际情况，主要针对重大传染病、常见传染病和中毒事件等制定专项预案。如SARS、人感染高致病性禽流感、霍乱、登革热、流感等传染病、重大食物中毒、重大职业中毒、群体性不明原因疾病、医院感染事件、预防接种和预防服药群体性不良反应事件、各种相关意外灾害事故应急预案和配套技术方案等。社区卫生服务中心在制定应急预案过程中常存在以下问题，突出在于缺少系统规范和可操作性差，应在编制过程中给予避免。

（一）应急预案编制缺乏总体规划

社区卫生服务中心在应急预案编制过程中，只是依样画葫芦，没有制定本机构的应急预案编制总体规划，对编制应急预案的目的不明确，对本社区存在的风险点或风险隐患也没有进行风险识别和风险评估。

（二）应急预案体系不全

缺少本机构的总体应急预案或不完善，或用"突发事件紧急预案"替代"突发公共卫生事件应急预案"；对辖区内主要传染病或事件没有制定相应的专项预案，以及缺少配套的应急工作方案或技术方案。

（三）应急预案内容不完备

制定本机构的总体应急预案要素或内容不全，如缺乏应急保障措施，对缺少对本社区居民进行应急预案内容的宣传。

（四）应急预案可操作性差

如应急队伍在发生人员变动时未及时调整，没有人员具体分工、职责和指定专责应急管理部门、人员（专职或兼职都需要指定）；上报告内容、时限与传染病的相混淆；缺乏与有关部门协调；有些社区应急预案只是简单克隆，没有根据社区实际情况编制。

（五）应急预案没有通过单位正式发布，只是简单落于纸面文字

预案形成后，只是存在于简单的纸面文字，没有通过公布正式发布，导致本机构被仅少数人知道该应急预案的存在。有些社区卫生服务中心没有开展针对应急预案的培训和或按照预案进行模拟演练。

（六）不合时宜，与现行法规冲突

突发公共卫生事件应急处置工作也是需要依法开展，个别社区卫生服务中心在制定应急预案的具体措施时，甚至存在于现行法律法规相冲突的条款。

（七）衔接性差

社区应急预案形成体系后与相关部门或机构的应急预案相互衔接较差。

（八）没有对社区脆弱性分析

在应急预案的编制和落实过程中，社区组织往往以上级指示为导向，缺乏对本社区具体情况的分析与探讨，难以形成切实有效的预案。

（九）没有修改、备案

应急预案制定完成后，没有进行适时或定期修改、评估和报当地卫生行政主管部门备案等应急预案管理措施。

第五节 制定社区卫生应急管理制度和工作制度

一、制度的概念和制定目的

制度泛指以规则或运作模式，规范个体行动的一种社会结构；是国家机关、社会团体、企事业单位，为了维护正常工作、劳动、学习、生活秩序，保证国家各项政策顺利执行和各项工作正常开展，依照法律、法令、政策而制订的具有法规性或指导性与约束力的应用文，是各种行政法规、章程、制度、公约的总称。顾名思义，突发公共卫生事件的应急管理制度和应急工作制度就是为了规范在突发公共卫生事件应急管理过程中人们的行为的一种应用文。

卫生应急管理是一个系统工程，具有综合性、强制性、人本性等特点，包括对突发公

共卫生事件的预防、准备、响应和恢复过程的管理，主要包括：事件分析，预测与预警，资源计划、组织、调配，事件的后期处理及应急体系建设等内容。每个环节都可能影响到突发公共事件应急处置，而卫生应急预案或技术方案由于本身结构和内容的限制，不可能面面俱到，因此社区卫生服务中心制定卫生应急有关卫生管理制度，对社区卫生应急管理中的一些工作或行为通过卫生应急管理制度来规范，既是国家相关法律法规在本机构得以执行的保证，也是对应急预案的补充或配套，对保证应急管理工作的顺利实施和开展，具有重要意义。

二、社区卫生应急管理工作制度的制定和管理

对于社区卫生服务中心来说，卫生应急管理或工作制度属于内部制度，是针对突发公共卫生事件预防与控制，以及质量控制管理、体系建设等方面制定的规范性文件。制度建设是一个指定制度、执行制度并在实践中检验和完善的理论上没有终点的动态过程。在编制制度时应遵守具有"可操作性、系统性、合法性、平等性"四大基本原则，同样制定制度也是要在调查研究的基础上，多方参与、多方认证，并借鉴上级有关制度，做到语言准确、概念清楚、文字简练、通俗易懂，并注意同突发公共卫生事件应急预案或应急技术方案衔接和融合。

社区卫生服务中心在制定本机构卫生应急管理制度时，应该按照卫生应急管理的"事前、事中和事后"过程以及将"应急准备"工作贯彻于整个卫生应急管理过程等来制定，保证制度的系统性。

如制定本机构的突发公共卫生事件应急工作的中长期规划、突发公共卫生事件风险管理工作制度、突发公共卫生事件应急准备工作制度、门诊病历定期聚集性分析报告制度、突发公共事件卫生风险评估工作制度和结果利用制度、突发公共卫生事件应急预案管理制度、卫生应急物资储备管理制度、应急保障制度、应急工作年度计划与总结制度、突发公共卫生事件报告制度、卫生应急信息管理制度、突发公共卫生事件网络直报工作制度、卫生应急值守制度、卫生应急队伍管理制度、卫生应急队伍人员考核评估奖惩制度、突发公共卫生事件现场流行病学调查、采样和处置管理制度、个人防护管理制度、应急培训和演练管理制度、事件个案评估制度、突发公共卫生事件现场医疗抢救技术规范、伤员或病人的转运工作机制或方案、预检分诊制度、院内会诊和医疗救治制度、预防医院内感染制度、卫生应急健康教育宣传制度、应急工作监督检查制度等。

不过，再完善的制度如果不能得到很好的执行，对推进社区突发公共卫生事件的规范化管理也是无济于事。因此制度的执行力度也是非常重要的，而且往往以利益为核心的驱动更有利于制度的执行，例如社区卫生服务中心应当对社区卫生应急队员，在绩效工资上给予一定程度的倾斜，在技术职称评定、论文发表等给予支持。社区卫生服务中心还应当加强应急管理制度或工作制度的学习、监督、检查、沟通等来保障制度的有效执行。

同时应急管理制度同应急预案一样，不是静止的、封闭的系统，通过经过执行、反馈、调整，执行的循环过程，不断对应急制度进行修改、完善、甚至废止，以保持其有效性和适用性。

第六节　开展社区卫生应急知识与技术培训

卫生应急知识和技术的培训，是针对有关人员尤其是社区突发公共卫生事件应急队员的一项继续教育活动，是社区突发公共卫生事件应急队伍建设的重要内容。卫生应急知识和技术培训是突发公共卫生事件应急准备体系的重要组成部分。

一、培训对象和目的

社区的卫生应急知识培训对象包括中心管理人员，社区全科医师、社区公卫医师、社区护士，社区突发公共卫生应急服务团队以及社区卫生应急救援志愿者。根据培训对象的不同，培训内容的侧重点也有所不同。

卫生应急培训的目的在于增强应急意识，使各类突发公共卫生事件应急人员建立依法、科学应对突发事件的观念，更新、补充、拓展和提高应急知识和技能，进一步完善知识结构，使社区医务人员等掌握卫生应急处置的基本理论、基本方法和基本技能，以及具体应用的能力，从而提高创造力和专业技术水平，达到提高队伍整体素质。

二、培训原则和方法

（一）培训原则

坚持"预防为主、平急结合、突出重点、学以致用"，做到全员培训和重点提高相结合，集中培训和岗位培训相结合，现场处置培训与理论培训相结合，并加强相互交流。

（二）培训方法

常用的培训方法：学术讲座、短期集中培训、学术交流和考察、案例讨论、小组讨论、模拟演练操练、网络在线课程等，但不管采取什么方法都在于提升受训者的应急知识和实际技能。

不过，对于社区卫生应急志愿者的培训可以采用更加灵活和多样的培训，如依照工作指导卡进行危机现场角色扮演的模拟练习、邮件或网络即时通讯沟通、卫生应急宣传材料、视频学习等。

一个完整的培训流程应该包括四个步骤，即培训需求分析、根据需求设计、选择培训课程、具体的授课过程、效果评估。

三、培 训 内 容

卫生部在2011年印发了《全国卫生应急工作培训大纲（2011~2015年）》，对卫生应急工作的培训范围给了一个基本框架。包括《卫生应急管理工作培训大纲》、《突发急性传染病防控工作培训大纲》、《紧急医学救援培训大纲》、《突发中毒事件卫生应急工作培训大纲》、《核和辐射卫生应急工作培训大纲》、《卫生应急物资保障培训大纲》，涵盖了卫生应急工作概述与相关理论、卫生应急工作中的方法与技能、各类突发事件卫生应急处置等，强调卫生应急的基本理论、基本方法和基本技能等内容。

不过，社区卫生服务中心的培训应当是针对社区的薄弱环节有针对性地开展。在一些研究中认为，现场流行病学调查类的技术在传染病、不明原因疾病和食物中毒等卫生应急处置工作中具有重要意义，还有采样技术、事件接报处理技术、事件报告技术、个体防护技术、事件确认和鉴别技术都是目前社区卫生服务中心迫切需要掌握的关键技术。

同样在社区卫生服务中心的应急处理过程中也是有不同的职责分工的，对不同分工人员的培训重点也应该有所不同。

（一）针对社区卫生应急管理人员培训

通过培训，使社区卫生应急管理人员（包括社区公卫医师）增强应急管理和公共安全意识，掌握卫生应急管理工作的基本理论、基本方法和基本技能，提高卫生应急常态管理和突发事件卫生应急处置的组织协调能力，达到卫生应急管理岗位的要求。主要内容包括：

1. 卫生应急概述与相关理论　突发（公共卫生）事件等基本的概念与特征、原则与内容；卫生应急管理和体系的介绍；"一案三制"的介绍；卫生应急管理的指挥机构、日常管理和工作机构、专家咨询机构及专业技术机构的组织结构和功能。卫生应急的指挥决策机制、组织协调机制、监测预警机制、应急响应机制、信息发布与通报机制、社会动员机制、应急保障机制、交流与合作机制、督导评估机制、恢复重建机制、责任追究与奖励机制等。卫生应急预案与预案体系的构成、特点与管理要求；国家相关应急预案的基本内容；各类突发公共卫生事件的分级标准；突发事件的紧急医学救援分级标准；我国突发公共卫生事件的特点与趋势、现状与存在问题；传染病与突发公共卫生事件网络直报系统；风险管理、风险沟通的基本概念、原理、步骤和方法，以及在卫生应急管理中的应用。

2. 卫生应急管理的方法与技能　卫生应急培训概念和方法；卫生应急演练的概念和组织方法；卫生应急装备与储备动态管理；卫生应急风险沟通概念、原则、作用与基本方法；卫生应急中公众心理特点与干预策略。信息报告的要求、方法和报告系统使用；监测系统数据分析和利用；现场流行病学调查；现场个体防护；各类突发事件中避险、逃生的方法；现场标识和现场分区的概念与类别；突发事件现场紧急医疗救治的基本知识；应急预案和技术方案的要求、规定和编制评审方法；卫生应急科研管理；生物安全的概念、原则与基本要求等。

3. 各类突发事件的卫生应急处置　突发急性传染病疫情、群体性不明原因疾病、突发中毒事件、核和辐射事故、重大自然灾害、事故灾难、社会安全事件及其他严重影响公众健康事件的概念、特点和防控方法；特殊人群（学生、农村进城务工人员、医务人员等）、特殊场所（学校、医院等公共场所）的卫生应急特点与策略。

（二）针对以应急现场协助调查处置人员为重点的培训

通过培训，提高突发公共卫生事件的卫生应急意识，使卫生应急队伍掌握卫生应急基本理论知识和急性传染病、突发中毒事件和核与辐射事故等突发公共卫生事件处置专业技能，使卫生应急人员建立起科学应对、依法应对的观念；提高突发公共卫生事件监测和分析能力、现场调查和处置能力，达到卫生应急工作的岗位要求。

1. 卫生应急概述与理论基础　卫生应急的概念和工作范畴，各类突发公共卫生事件的特点、趋势、防控策略和发展方向；"一案三制"介绍；卫生应急预案与预案体系的构成、特点与管理要求；卫生应急组织指挥体系：包括卫生应急现场组织指挥的概念，卫生应急现场组织指挥应当遵循的原则和注意事项等；卫生应急准备计划的制订和使用；卫生应急装备、应急物资的准备和使用；突发公共卫生事件分级分类；相关法律法规、应急预案的学习；突发急性传染病疫情、群体性不明原因疾病、突发中毒事件、核和辐射事故、重大自然灾害、事故灾难、社会安全事件及其他严重影响公众健康事件的概念、特点、类别、判定诊断等。

2. 卫生应急工作的方法与技能

（1）监测与发现：传染病和突发公共卫生事件监测系统现状、作用；监测数据分析，监测中异常情况的发现；卫生应急监测的方法、基本做法和应用；风险评估的概念、方法、步骤和运用；卫生应急现场工作流程和信息管理；事件报告时限、方法、流程和要求；各类突发公共卫生事件现场流行病学调查的原则、方法和基本步骤；不同调查情况下、各类情形调查的注意事项；调查报告撰；样品的采集、保存、运输和检测。

（2）暴发（流行）控制措施：突发公共卫生事件的各种控制措施，卫生消毒和杀虫知识和技能；风险沟通的原则、方法和技巧；个体防护的方法、防护装置与防护原则；心理危机干预基本知识；突发事件现场紧急自救互救的医疗救治基本知识；突发事件中避险、逃生的原则与方法。

3. 特定情形下的卫生应急处理

（1）传染病突发公共卫生事件应急基本方法和技能：如（流感）大流行的准备与计划、应急处置；生物恐怖概念、处置原则；输入性传染病特点、主要病种、处置原则；自然灾害后传染病防控及评估；大型集会的卫生保障与应急准备；以病因调查、感染来源和方式、干预措施设计等不同角度和侧重介绍急性传染病疫情和突发公共卫生事件的处置。

（2）突发中毒公共卫生事件应急的基本方法与技能：突发中毒事件卫生应急准备；突发中毒事件的人员防护与应对措施。中毒事件卫生应急处置技能包括个体防护、案例推理等。

（3）核与辐射事故突发公共卫生事件应急基本方法和技能：辐射防护与放射损伤基础知识；核和辐射事故卫生应急准备和响应；核和辐射事故应急干预与辐射防护；核和辐射事故现场卫生救援。

（三）针对以紧急医学救援医务人员为重点的培训

通过培训，使社区紧急医学救援人员掌握卫生应急基本理论知识和紧急医学救援专业技能，提高其紧急医学救援的理论水平和实战能力，达到卫生应急工作的岗位要求。

1. 紧急医学救援总论　突发公共事件的概念、分类及特点；相关法律法规和应急预案的学习；"一案三制"介绍；突发公共卫生事件分级响应、岗位流程、现场处置的信息收集与报送流程等内容；现场紧急医学救援的基本理论；灾害现场"搜救-营救-医疗"三位一体的综合救援理念。

2. 紧急医学救援队伍组织管理　各类突发公共事件的类型及致伤特点，不同类型突发公共事件紧急医学救援的职责、任务、人员组织与管理；紧急医学救援队伍现场处置基本装备、保障与防护；现场紧急医学救援工作流程。

3. 伤员分拣与后送以及现场急救基本技术等　了解分级救治的概念和运用，熟悉常见伤情判定、现场检伤分类和各种标识的应用。掌握心肺复苏术、止血、包扎、固定、搬运、静脉通道建立等外伤处置技能。掌握休克、挤压伤、颅脑损伤、胸部损伤、腹部损伤、脊柱四肢损伤、烧伤、冻伤、溺水、多发伤、复合伤等创伤的基本医学处置和急救技能。

4. 救援现场公共卫生管理 掌握救援现场院感控制、医疗废弃物处理、传染病预防、食品和饮用水污染防控等灾后卫生防疫，以及心理危机干预等内容。

5. 突发中毒事件现场紧急医疗救援 包括整体处置原则，常见毒物的处置要点包括：生物毒素、血液净化、毒物清除、氧疗、特效解毒剂、激素等中毒医疗救治相关技术等，现场救援人员洗消和危重症伤病员洗消。

6. 核与辐射事件现场紧急医疗救援 救援概述、待命和现场救援行动、伤员分类、过量照射人员的处置、体表污染人员的处置、伤口污染伤员的处置、内污染人员的处置、生物样品采集、伤员转运、现场救援终止等。过量照射人员的处置、外照射急性放射病、放射复合伤、放射性核素内污染等。

（四）针对社区卫生应急救援志愿者的培训

由于社区卫生服务中心在社区内有着广泛的群众基础，社区卫生服务中心可以在街道和居委的支持下在社区内招募部分居民成为本社区应急志愿者，对其进行有计划的应急知识与应急技能培训。培训重点是介绍突发公共卫生事件的一些基本概念和理论，宣传卫生应急预案，和社会重点关注的公共卫生事件知识等；要求志愿者掌握卫生应急救援及自救、互救、个人防护的技能以及协助专业救援队伍参与卫生应急处置的能力。

在此基础上，由志愿者团队承担社区应急的部分职责，如：具体参与指导社区的日常危机预防工作；调配和使用社区应急资源；进行危机管理的知识普及、教育与宣传；对社区内的突发危机迅速反应；在外界救援到来后配合开展救援工作。社区组织广泛地发动群众的力量，充分利用志愿者团队的优势，以达到实现"自救、互救、公救"的社区应急救助目标。此外，社区卫生服务中心通过社区应急志愿者团队，通过有组织有计划地活动，以群众乐于接受的形式将社区卫生应急常识普及到居民群体中去，从而提高居民的应急意识与应急能力。提高居民对于社区的归属感与认同感，从而实现"自己的社区自己保护，自己的生命自己关爱"的社区应急主旨。

四、培训效果评估和考核

培训评估是指社区组织医务人员等在培训过程中，依据培训的目的和要求，运用一定的评估指标和评估方法，检查和评定培训效果的活动过程，即对员工培训活动的价值做出判断的过程。培训效果是指社区和受训者从培训当中所获得的收益。

（一）培训评估的内容

培训评估内容可分成培训前、培训中和培训后三个阶段内容。"培训前"评估又包括对培训需求整体评估；培训对象知识、技能和工作态度评估；培训对象工作成效及行为评估；培训计划评估。"培训中"评估包括培训活动参与状况监测；培训内容监测；培训进度与中间效果监测评估；培训环境监测评估；培训机构和培训人员监测评估。"培训后"评估包括培训目标达成情况评估；培训效果效益综合评估；培训工作者的工作绩效评估。

（二）培训效果评估的基本步骤

一般按照制定培训评估的计划→收集整理和分析数据→培训项目成本收益分析→撰写培训培训评估报告→及时反馈评估结果几个基本步骤实施。

（三）培训评估标准和方法

1. 培训评估标准常见的是对"反应、学习、行为、效果"四个层级进行评估

（1）"反应"层是对受训者的直接感受进行评价，主要是针对培训课程、培训师与培训组织的满意度等内容，多采用问卷、访谈、观察、综合座谈等评估方法，是培训组织单位在培训结束后采用的评估。

（2）"学习"层是对受训者知识掌握程度的评价，针对培训内容、技巧、概念的吸收与掌握程度等内容，即对"知识知晓率"的评价。常采用提问、角色扮演、笔试、演讲、模拟练习、心得报告等评估方法，是培训组织单位再培训进行时和培训结束后期间采用的评估。

（3）"行为"层是对受训者行为改变的评价，针对培训后行为改变是否因培训所致这方面而采取的评估，包括对工作态度、工作责任心等是否有改变，工作技能是否有提高等，可以采用问卷、观察、访谈、绩效评估、管理能力评鉴、任务项目法等评估方法进行评估，多是受训者所在单位在培训后3个月或半年后进行的评估。

（4）"效果"层是对绩效改进的评价，是对社区卫生服务中心医务人员培训后整体专业素质或技能提高效果等的评估。一般采用服务满意度调查、成本效益分析、离职率、个人与组织绩效指标等评估方法，是社区卫生服务中心在半年或1~2年后采取的评估。

2. 评估方法　可以分定性方法和定量方法，包括问卷调查法、访谈法、观察法、座谈法、内省法、笔试法、操作性测验、行为观察法。由组织培训的单位和受训单位根据培训不同阶段，自行设计评估表格，按照培训评估标准，或定性，或定量开展培训效果评估。

五、卫生应急知识和技能培训的社区保障

社区卫生应急知识和技能培训是应急准备体系的重要组成部分，社区卫生服务中心应在人、财、物等方面给予培训工作充分的保障。将培训经费纳入年度经费预算，配备培训需求的多媒体设备，提供专门的培训场所，制定年度培训计划，定期开展卫生应急知识和技术的培训工作，并对培训效果进行评估。

第七节　开展社区突发公共卫生事件应急演练

突发公共卫生事件应急演练也称"卫生应急演练"，是一种将卫生应急人员置身于模拟的突发事件场景之中，要求他们依据各自职责，按照真实事件发生时应履行职能而采取行动的实践性活动，用以评价卫生行政部门和医疗卫生机构履行应急预案或应急实施方案所赋予的一个或多个职能的能力。通过测试突发公共卫生事件应急预案、实施方案、实施程序以及人员培训效果来推动卫生应急准备工作。

卫生应急预案演习是对社区卫生服务中心应急能力的综合检验。社区卫生服务中心开展或参与突发公共卫生事件应急演练，目的在于培训个体和提升系统。即参演人员（受练人员）个体能够实践各自的应急相关职能和角色，获得更多经验；并达到完善和提升社区卫生应急管理系统的目的。通过演练参与以检验、改善和强化社区应急准备、协调、信息报告、调查处置、辅助支援有关处置机构等应对能力，并对演练结果进行总结和评估，进一步完善应急预案。最终达到提高工作人员熟练程度和技术能力，提高机构内各部门之间的协调能力，发现应急资源不足之处，增强公众应对突发公共卫生事件的信心。

一、应急演练的分类及特点

根据中国疾病预防控制中心组织编写《卫生应急演练技术指南》（2012版），演练根据组织形式和演练规模可分为：

1. **讨论性演练** 包括主题性研讨和桌面型演练。
2. **实战型演练** 包括操练、功能性演练和全方位演练。

这五种不同的演练类型由简到繁、从局限到广泛、实施成本从低到高、从理论假设到实际发生，每种演练的实施都是建立在前一种演练的基础之上，直至演练在场景模拟和响应行动两方面都最大限度接近了真实情况。这五种演练活动实施原因和主要特征的比较见表3-1、表3-2。

通过表3-1和表3-2，可以清晰看到五种不同形式的演练方式之间的差异，不同类型的演练所要达到的目的也不尽相同。主题性研讨、操练、桌面型演练、功能型演练和全方位演练，这五种同的演练类型由简到繁、从局限到广泛、实施成本从低到高、从理论假设到实际发不生，每种演练的实施都是建立在前一种演练的基础之上，直至演练在场景模拟和响应行动两方面都最大限度接近了真实情况。实践中，可根据实际情况进行综合采取上述各种演练形式。

表3-1 五种演练活动实施原因比较

主体性研讨	操练	桌面型演练	功能状态型演练	全方位实战型演练
没有前期演练	评价装备能力	实践聚会式问题解决	评估职能	评价和加强信息分析
近期无操作	测试相应时间	仅使部门主管熟悉应急管理计划	观察物理设施的使用	评价和加强部门间的合作
新方案	人员培训	通过特殊案例来评估方案的覆盖程度	强化现有政策和规程	支持政策规划
新规程	评估部门间合作	评估方案对特定危险领域的覆盖程度	评价机构准备情况	评价协商过程
新员工或领导	明确资源人员能力	评估部门间和单位间的协调	评价和加强决策部门间以及组织间的关系	评价和加强决策部门间以及组织间的关系
新的生物风险	测试人员不可预见	观察信息分享情况	测试极少使用的资源	测试资源和人力分配
		培训人员的协商能力		评价人员和装备定位
				测试装备能力

表3-2　五种演练活动主要特征比较

	主题性研讨	操练	桌面型演练	功能型演练	全方位演练
形式	在可供聚集的地方非正式的讨论 各式各样的展示方式	真实的现场和设施响应 真实的装备	以叙述的方式表现提问或事件进展信息 聚集性讨论，无时间压力	互动式，复杂 受练人员对模拟人员提供的信息（事件/问题）做出响应 追求逼真但不真实使用装备 实时开展，有时间压力	通告可能真实发生的事件 人员聚集到指定的位置 视觉表述（展示） 现场行动作为应急指挥中心的模拟输入
指挥	一位主持人	指挥人员	一位主持人	一位指挥人员	一位或数位指挥人员
参与者	1. 受练人员：多个机构/部门的应急人员，或单一机构/部门的应急人员 2. 可包括各层级：管理人员、决策人员、协调人员或实施人员	1. 受练人员：测试职能涉及的人员 2. 主要为低层级人员：协调人员、实施人员和现场人员	1. 受练人员：根据选择的状况，任何和政策制定、方案制定或响应有关的人，即多为管理人员或决策人员等较高层级的人员 2. 评估人员	1. 受练人员（决策、协调和实施人员） 2. 模拟人员 3. 评估人员	1. 受练人员（各层级的人员：决策、协调、实施和现场人员） 2. 模拟人员 3. 评估人员 4. 安全人员
设施	会议室	物理设施、现场或应急指挥中心	大型会议室	应急指挥中心或其他指挥中心（多功能厅）	真实现场。应急指挥中心或其他指挥中心
时间	1~2小时	0.5~2小时	1~4小时或更长	3~8小时或更长	2小时到1天或数天
准备	两周，简单准备	1个月，易于设计。参演人员需要预先进行主题性研讨	1个月准备时间。之前进行主题性研讨和1次或多次操练	复杂，国外常需6个月甚至更长时间准备 之前进行较简单的演练 大量的资源分配	大量的时间、精力和资源 国外通常花1年到1年半开发 之前开展操练、桌面型演练和功能型演练作为准备

二、参演人员和职责

一般演练的参演人员分为：控制人员、受练人员、模拟人员、评估人员、安全人员和后勤保障人员等。各类人员在演练中的职责各不相同，不同类型的演练所需的参演人员类型也不尽相同。

（一）控制人员

控制人员根据演练方案和现场情况，通过发布控制消息和指令，引导和控制应急演练进程的人员。

（二）受练人员

受练人员是指置身于模拟场景之中，依据各自职责，按照真实事件发生时应履行的职能而采取行动的演练参演人员，是实施演练活动的主体，具体分为：管理人员、决策人员、协调人员、实施人员等不同层级的人员，此外还包括现场应急工作人员。

（三）评估人员

评估人员负责观察和记录演练进展情况，对演练进行评估。

（四）模拟人员

模拟人员分为两类，在功能性演练中，指在演练过程中扮演、代替某些应急响应机构和服务部门的人员；在全方位演练中，指模拟事件受害者的人员。

（五）安全人员

安全人员指在全方位演练因为存在现场因素的安全隐患，需要指派至少一名安全人员，职责是从安全的角度分析整个演练。

三、演 练 程 序

在开始演练规划制定和单个演练设计的准备工作时，需要对整个演练过程有清晰的认识。演练的程序或流程从认识的角度可以分为三种组织方式，即按照任务序列进行组织、按照任务种类和阶段进行组织、按照主要的产出环节进行组织。但演练基本都是按照演练准备、演练设计、演练实施、演练评估、改进追踪这几个步骤来进行的。图3-1按照任务序列展示了一个完整的演练程序。

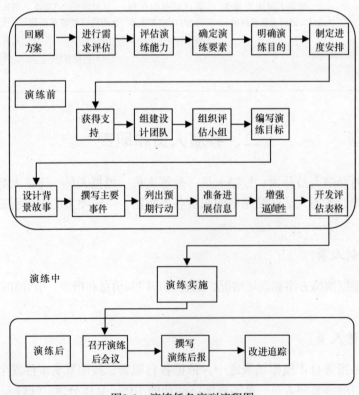

图3-1　演练任务序列流程图

由于演练工作并不是一个有着清晰的起点和终点的独立活动，而是一个包含着许多阶段和任务的复杂过程。要做好一个卫生应急演练，在开始演练规划制定和单个演练设计的准备工作时，需要对整个演练过程有清晰的认识。

四、演练评估

演练评估是在由评估人员在全面分析演练记录及相关资料的基础上，对比受练人员表现与演练目标要求，对演练活动及其组织过程做出全面的客观评价，并编写演练评估报告的过程。演练结束后，尚应进行有效和建设性评估，否则应急管理组织将无法通过演练发现自身的成功和不足，演练也将变得没有意义。演练的开发是一个持续的过程，评估工作也不是演练行动结束时才启动，而是在演练设计中当演练目标被确定时就已经开始了。在演练设计之初，就要成立评估团队，根据演练类型和复杂性评估人员人数可以1~6人，并对评估人员进行培训。

（一）评估方法

首先制定评估标准和设计评估工具包。评估标准是用来判断演练是否成功，与演练设计的目的密切相关，演练评价标准包括评价类别、评价项目、评价标准及要求、标准分、扣分标准、点评专家和得分等基本要素。评估工具包是评估方案的重要组成部分，包括：

1. 演练目标和观察要点列表　用于明确演练评估的标准。

2. 评估表格　演练评估中常用的表格包括：评估人员记录表、关键事件响应记录表、问题日志、演练简报日志和演练评价表等。

评估人员通过评估工具表、速记、录音或录像等方式收集汇总评估所需的数据和材料，分析演练存在的问题，确定哪些问题已严重到需要纠正的程度，同时明确产生这个问题的环节；演练结束后可通过组织评估会议、填写演练评价表和对参演人员进行访谈等方式，也可要求参演单位提供自我评估总结材料，进一步收集演练组织实施的情况，最后形成评估报告。

（二）评估报告

由评估团队完成，评估团队所有的发现都应列入演练后报告中，该报告记录了演练的有效性，也将成为设计后续演练、完善应急预案、实施方案和采取改进行动的基础。演练评估报告没有固定格式，但主要内容应该包含以下主题：

1. 介绍　评估报告的目的、编写原因、主要内容、使用的评估方法、主要问题和建议的总体概述。

2. 关于问题的描述　演练目的，即评估的标准。

3. 演练摘要　目的和目标，演练前的行动，参演人员，机构和组织，描述演练场景。

4. 收获和不足　评估团队的发现，演练后简报的摘要。

5. 建议　培训需求，应急预案或实施方案需改进的地方，其他改进行动。

五、改进追踪

开展卫生应急演练的根本目的之一就是通过演练获得对未来卫生应急工作的改进建

议。因此，评估的最终目的是改进应急预案和方案，以及改进实施这些方案所需采取的行动和程序。对演练中暴露出来的问题，演练单位应当及时采取措施予以改进，包括修改完善应急预案、有针对性地加强应急人员的教育和培训、对应急物资装备有计划地更新等，并建立改进任务表，按规定时间对改进情况进行监督检查。

六、社区突发公共卫生事件应急演练范围

社区卫生服务中心目前突发公共卫生事件应急工作重点在于事件的监测报告、风险评估等方面，而对事件的应急处置定位为协助当地疾控机构开展应急处置，以及对突发公共事件开展部分紧急医学救援工作。因此，社区应当根据自身的职能，有重点地开展相应的卫生应急演练。不过从社区卫生服务中心卫生应急职能的可能发展方向判断，社区卫生应急队员掌握现场流行病学调查、样品的收集与采样和疫情的卫生消毒处置等工作也应当熟练掌握。

如应急值守，信息报告，应急指挥中心启动，应急指挥协调，人员的紧急派出，应急物资与装备的调用，现场指挥部建立，个人防护，现场流行病学调查，标本采集、保存与转运，现场防控措施制定和卫生消毒处置技术、实施与评估，健康教育，风险沟通与媒体应对等；以及紧急调度、应急反应速度、检伤分类、个人防护、现场急救技术、终末洗消、预检分诊、隔离处置（传染病）、事件（疫情）报告、规范诊治、院内专家会诊、治疗方案制定和实施、院内感染控制、配合流调和采样、医院内部的协调配合等，每次演练应根据工作需求和演练目的有针对性地选择相关应急职责为内容开展演练活动。应急演练形式也可以多种多样，不一定均是耗费大量人力物力的"实战型演练"，也可以参与卫生行政部门、疾病预防控制机构组织的突发公共卫生事件应急演练。

七、其 他

（一）文件归档与备案

演练组织单位在演练结束后应将演练计划、演练方案、脚本、记录、演练评估报告、演练总结报告等资料归档保存。对于由上级有关部门布置或参与组织的演练，或者法律、法规、规章要求备案的演练，演练组织单位应当将相关资料报有关部门备案。

（二）考核与奖惩

社区卫生服务中心要注重对演练参与部门及人员进行考核。在演练中表现突出的部门和个人，可给予表彰和奖励；对不按要求参加演练或影响演练正常开展的，可给予相应批评。

第八节 社区卫生服务中心应急物资储备与管理

充足的应急物资储备和经费安排是应对突发公共卫生事件的基本保障。完备的应急物资储备，可以缩短从事件发生到应急处置完成的间隔事件，减少采购成本，最大限度保障伤病和参与应对的医疗卫生人员的身体健康。

不过目前，虽然国家将社区卫生服务中心列入突发公共卫生事件应急管理体系，但并没有对社区卫生服务中心应急物资储备具体要求给出统一的要求，也就是说，目前各省市

在对社区卫生服务中心应急物资储备要求时，只能参照国家对县级疾病预防控制机构的要求，再根据社区卫生服务中心的具体职责和现场的基本要求来制定应储备的相关数量种类等。

一、应急储备等基本概念

1. **应急储备**　是指为了应付自然灾害、事故灾害、公共卫生事件、社会安全事件等突发事件，保护人民生命财产安全，维护国家安全、公共安全、环境安全和社会秩序而在平时有计划地建立一定数量的物资、货币、能力等方面的储存或积蓄。

2. **应急物资**　是指为应对自然灾害、事故灾害、公共卫生事件、社会安全事件及军事冲突等突发事件应急处置过程中所必需的保障性物质。从广义上概括，凡是在突发公共事件应对的过程中所用的物资都可以称为应急物资。

二、应急储备的形式和分类

应急物资主要有三种来源：中央及各级地方政府储备库、临时市场采购筹措和社会捐赠。其中供应最为稳定、最为重要的来源就是中央及各级地方政府储备库。应急储备的形式根据性质可分为物资储备、生产能力储备、资金储备；根据主体可分为政府储备、生产储备、合同储备、直接征用、市场采购、社会捐赠和国际援助等。物资储备是最主要的储备形式，也是事件发生时需要首先启用的储备。对于经常使用、较为稀缺的实行实物储备以便事件发生时可立即调用。对市场供应充足的应急物资一般可采用资金储备形式。根据事件发生的频率和特点可采用"实物储备为主、资金储备为辅"的形式。

应急物资的分类可以根据物资使用的紧急程度、用途、需求原因和使用范围等多个角度对应急物资进行了分类，比如按应急物资的用途可分为防护用品类、生命救助类、生命支持类等三类。

三、社区医疗卫生应急物资储备种类

（一）医疗卫生应急物资储备的特点和种类

卫生应急物资储备的特点包括紧急性、不确定性、集中性、阶段性和多样性。

一般来说，卫生应急储备物资的种类包括通用物资（急救物资、防治物资）、专用物资（如地震、水灾和火灾伤救治物资，化学事故伤防治物资，核事故防治物资，烈性传染病防治物资）和后勤保障物资等种类。

（二）社区卫生应急物资储备的原则

由于卫生资源的有限性，医疗卫生应急物资储备并不是越多越全就越好，因为社区卫生服务中心在突发公共卫生事件中扮演的角色目前定位是协助，并不是所有应急处置措施都会涉及到，而且应急物资本身也是有有效期的。

因此，社区的医疗卫生应急物资储备种类配置的原则：应该根据社区常见突发公共卫生事件的种类、性质，在满足基本要求和分析评估的基础上，适当增加少量本社区可能发生的突发公共卫生事件一些专用应急物资的储备，将有限的应急物资资源应用到关键的地方。一般考虑：①至少过去5年社区发生的突发公共卫生事件；②存在的危险因素，如生产有毒有害化学品的工厂数量、发病率较高的传染病；③可能危及的最大人群数和社区人口规模；④现有物资种类和市场供应情况；⑤技术人员队伍现状；⑥政府的财政预算等因素，综合分析后，确定目录和标准。如某社区存在较多制鞋、箱包生产企业，这类企业应用各类有机黏合剂较多，存在有机溶剂中毒突发事件的风险，该社区卫生服务中心可以适当考虑增加化学过滤式防护口罩等个人防护用品。

在储备数量方面原则上考虑两天的使用量（尤其是个人防护用品），因为按照目前的交通情况，48小时后社区卫生服务中心一般都能得到上级的支持或在市场采购补充。

（三）常见医疗卫生应急物资种类介绍

社区卫生服务中心的应急物资储备应参照卫生部或本地如《广东省卫生应急基本装备目录》或各地市制定的《医疗卫生应急物资储备目录》等相关卫生应急物资储备要求，根据社区卫生服务中心在突发公共卫生事件应急处置中的具体定位，完善防护类装备、急救卫生装备、常用药物和消杀药械等主要应急物质储备和管理。社区应急物资储备主要包括以下6大类：药品、疫苗、医疗器械、消毒药械、防护用品、通讯器材、交通工具等。

1. 急救药品和疫苗　社区卫生服务中心可以根据情况，储备一些常用应急药品，如①复苏药：肾上腺素、阿托品、异丙肾上腺素、纳络酮；②升压药：多巴胺、间羟胺；③心血管用药：硝酸甘油、地高辛、利多卡因、胺碘酮；④抗过敏药：地塞米松、苯海拉明；⑤解痉药：氨茶碱、"654-2"；⑥脱水药：速尿、甘露醇；⑦镇静安眠药：安定、苯巴比妥；⑧止血剂：止血敏；⑨电解质：硫酸镁、氯化钾、碳酸氢钠、葡萄糖酸钙；⑩液体：生理盐水、葡萄糖注射液、林格液。还有一些作用广泛的急救药物：①纳络酮；②乌司他丁；③糖皮质激素；④中药制剂：血必净、丹参注射液、参附注射液、生脉注射液；⑤其他：云南白药、各类抗生素、维生素、一些中毒救治特效药、外用药物等医疗急救药品，以及各类应急接种疫苗等。具体储备急救药品和疫苗按照各地制定的《医疗卫生应急物资储备目录》参考进行。

社区突发公共卫生事件应急队员应当熟悉和掌握各类应急药品的药理、应用和使用方法、药物的不良反应和注意事项等；以及疫苗的接种途径与方法、接种异常反应的判断和处理等知识。

2. 医疗器材和设备　常用的有：口咽通气管、气管导管、注射器、加压输液袋、担架、胸穿包、胸腔闭式引流瓶、导尿包、气管切开包、清创缝合包、心包穿刺包、绷带、夹板（各种规格）、止血带、氧气瓶、氧气面罩、氧气袋、鼻导管、硅胶导尿管、三角巾、网罩、锁骨带、腰围、颈托、多头胸带、大小纱布、棉垫、无菌棉签、听诊器、冰袋、输液架、电子血压计、体温计、急救箱、便携心电图、消毒锅等医用器材和设备。

社区突发公共卫生事件应急队员应当熟悉和掌握常用应急医疗器械和设备的使用。

3. 个人防护用品、现场采抽样物品、消杀器械和药品　包括医用口罩、医用防护口罩（N95）、医用工作服和防护服、医用帽子和防护目镜、医用乳胶手套、水鞋、防水防护鞋套、肥皂和洗手消毒剂、驱蚊剂等个人防护用品；呕吐物样本采集容器、血、尿、便样本采集容器、肛/咽拭子及其密封容器、样本运输箱（含数量足够冰排）、密实袋（大小不一）等现场采抽样物品；以及手动消毒器、电动/燃油超低容量喷雾器和各类消毒药品（如过氧乙酸、含氯消毒剂等）。

4. 后勤保障装备 一般要求配备带无线上网卡的笔记本电脑、数码相机、录音笔、对讲机、手持扩音器、分区警示带、警示标识、身份识别牌、伤检标识、塑料绳、剪刀、透明胶带、油性标记笔、不干胶标签、塑料袋（医用垃圾袋和生活垃圾袋）、塑料桶和塑料箱（大小不一）、折叠桌椅、防水电源接线板、手电筒和应急照明探照灯等。

四、社区卫生应急物资的管理

（一）卫生应急物资的管理原则

卫生应急物资储备管理是一个动态的管理过程，由于应急物资的使用在社区卫生服务中心内涉及多个科室、多专业，所以管理十分重要。既要保证物资的充分使用，又不能造成资源浪费，在管理上要十分严格，建立完善的管理机制，从物资采购到使用登记、及时维护和更新等要有明确的制度规定。应急物资储备管理应当依照"预防为主、防患未然"的原则进行采购和储备；按照"统一指挥、分工负责"的原则进行储备管理；按照"快速反应、措施到位"的原则进行使用、调拨；按照"及时补充、合理调整"的原则进行管理维护。医疗救援应急物资的管理原则同卫生应急物资管理相同。

（二）卫生应急物资的管理制度和管理要求

在应急物资的管理方面应考虑应急物资的储备种类和储备量(需求管理)、存放管理(库房管理)、出入库管理以及发放给个人的应急装备的管理等，实行三定岗位责任制：定主管领导、定管理制度、定使用保管人员。

目前社区卫生服务中心在卫生应急物资上主要储备个人防护、样品运送及少量采样、消杀器材，而较为完备的储备由上级疾控机构储备，事件发生后统筹使用。物资在采购时也要求采用符合要求的应急物资，如医用防护服应符合《医用一次性防护服技术要求》（GB19082-2003），医用防护口罩应为N95或同级别及以上级别等。采购口罩/防护服要检查是否有医学认证，并做气密性测试；防护眼罩要有气孔或有防雾剂等。

在存放管理方面一般要求社区卫生服务中心配备专门的卫生应急物资储备室或专用储备柜。存储环境要求防火、防盗、防污染；由于存储物品中有各类化学药品等，对存储环境的通风、温湿度等条件应该满足物品存储的要求，临床急救药品同公共卫生消毒杀虫产品分开不同环境存放。

同时要求做好应急物资储备管理工作：做好各类应急物资的登记，完整、准确记录应急物资储备和使用情况，确保账物相符和药品的剂型、浓度、有效期、生产厂家均合格以及医疗器械、消毒杀虫器械完好无损；各类临床急救药品、消毒杀虫药品、防护用品应在有效期内，包装完好，无破损。定期检查和更换过期、失效、破损的应急物资。

个人防护用品超过有效期后，如防护服、口罩、手套等可以在本机构开展的各类应急演练中使用，但是临床急救药品和消毒杀虫药品的过期，就应该按照规定报废处理。过期的消毒产品，在进行剩余有效消毒浓度的杀灭微生物效果评估的前提条件下，可以用于社区卫生服务中心的院内消毒。

（三）卫生应急物资储备量

应急物资的储备量一般根据应对突发公共卫生事件的特点和防护要求，应急队员人数，应对事件的级别和消耗，最低应对天数、物资或资源的获得性等因素考虑来确定储备种类和数量。

而在现场需要携带多少应急物资的量，要根据所携带物资的是否容易获得，即能否及时得到补充的情况，补给是否方便，以及事件现场的消耗情况来确定。由于在突发公共卫生事件的现场，社区主要是协助当地机构机构进行应急处置，应急物资也是以医疗急救物资、个体防护类物资为主，所以一般考虑2~3天的消耗量。

总之，社区卫生服务中心应根据上述应急物资的管理原则和管理要求，制定本单位的突发公共卫生事件应急物资储备管理制度，由专人进行动态管理，定期检查和更新，确保设备物资处于正常使用状态。

拓展知识

广州市在制定社区卫生服务中心的卫生应急物资储备种类和数量时，要求社区按照应急队伍人数（最小工作单元原则），每日每个最小工作单元最大工作使用物资的品种和数量形成配备基数（最大工作物资基数）和人力支撑最长时限原则来配备。例如，一支5人公共卫生应急队伍连续工作2天需要储备物资的数量：日常卫生应急物资储备数量=最小工作单元（5人）×最大配备基数×维持事件（2天）。主要包括以下物资（不含医疗急救所需的有关药品、疫苗、诊断试剂和器械等应急物资）（表3-3）：

表3-3　广州市社区卫生服务中心卫生应急物资储备种类和数量基本要求

品　名	规格	单位	数量	备　注
个人防护装备				
医用防护口罩（或同级别口罩）	N95	付	60	6付/工作日/人
一次性医用/外科口罩		付	80	6付/工作日/人
一次性医用防护服		套	20	2套/工作日/人
医用工作服		套	5	1套/人
一次性医用帽子		个	20	2个/工作日/人
防护眼镜/眼罩/护目镜		付	10	2付/人
医用乳胶手套（无菌）		双	40	4双/工作日/人
防护靴/水鞋		双	5	1双/人
防水鞋套		双	25	5双/人
洗手消毒液		瓶	10	2瓶/人
蚊虫等驱避剂	50ml	瓶	10	2瓶/人
样品采集、保存、运送装备				
呕吐物样本采集容器		份	20	
血、尿、便样本采集容器		份	20	各类有20人份
肛/咽拭子及其密封容器		份	20	
样本运输箱（含数量足够冰排）			1	冰排需提前冷冻
密实袋（大、中、小号）		个	60	三个类型各20个
黄色医疗垃圾袋		个	20	
消杀装备和药品				
手动消毒器		台	1	

续表

品　名	规格	单位	数量	备注
电动/燃油超低容量喷雾器		台	1	
电动/燃油常量喷雾器		台	1	
含氯消毒剂（泡腾片、漂精片、漂白粉）				适量
过氧乙酸	500ml	瓶	20	

第九节　开展社区突发公共卫生事件应急管理宣传教育

一、社区开展应急管理宣传教育的意义

突发公共卫生事件的应急准备不仅是政府的责任，也是公民自身的责任，加强和提高公民自我保护能力是突发公共卫生事件应急管理的中心任务之一，而且需要更多的志愿者参与才能完成。宣传教育是预防疾病最经济、有效的方法，也是处理突发事件的必要手段。健康宣传教育工作本身就是社区卫生服务中心的职责，社区卫生服务中心在开展宣传工作首先具备拥有社区网络优势，就可以充分利用社区宣传教育的各种载体和形式；其次具有能够提供连续性和全程性服务的优势。

因此，社区卫生服务中心开展社区突发公共卫生事件应急管理宣传教育，有助于培养社区应急文化，并对突发公共卫生事件发生时各种应急措施顺利实施，稳定社区居民的心理，更好更快地完成事件的防控等有着积极的意义。

二、突发公共卫生事件应急管理宣传教育的实施

突发公共卫生事件应急管理的宣传教育工作是一个贯彻整个卫生应急准备工作和应对的活动，通过有计划、有组织、有系统的社会教育活动。目的在于提高人们对卫生应急工作的理解和支持，在发生突发公共卫生事件时如何开展自救和自我防护、如何预防突发公共卫生事件的发生等，并对效果进行评价的过程。注意这里所指的突发公共卫生事件应急管理宣传教育，同突发公共卫生事件应对措施中的健康教育是有所不同的，应急管理的宣传教育主要是围绕突发公共卫生事件为中心来开展的宣教活动的。

（一）应急管理宣传教育的对象

宣教对象包括社区的居民、单位、团体、学校、大型企业、场所以及卫生应急志愿者。

（二）宣传教育的形式

可以通过广播、电视、网络、专栏、宣传资料（宣传单张、宣传DVD）、出摊咨询等诸多形式，采取"应急宣传周、应急讲座、知识竞赛、发放宣传单、宣传手册、应急指南、设立宣传栏、观看宣传片、应急演练观摩"等多种方式，以及家庭、学校综合宣传教育联动机制，加强重点人群的指导，提高宣传教育对象的参与度和依从性。

（三）宣传教育的内容

宣传教育的内容主要围绕突发公共卫生事件的应对来展开，同社区卫生服务中心开展

的健康教育有不同点，也有相同点。如传染病知识，食物安全知识或食物中毒知识，职业病防治知识等，与健康教育内容可以一致。

社区卫生服务中心应当根据本社区常见的突发公共卫生事件的性质和特点，以及社区突发公共卫生事件风险评估的结果；或者国内外公众和媒体高度关注的突发公共卫生事件等，定期在社区范围内对包括《突发公共卫生事件应急条例》等相关法律法规在内的知识进行宣传教育；开展传染病、食物中毒、社区可能存在的职业中毒、各种灾害或事件中的自救和急救知识等突发公共卫生事件和卫生应急知识宣传教育，以及开展社区突发公共卫生事件应急预案宣传。指导群众以科学的态度对待突发公共卫生事件，提高公众遵守有关法律法规的意识，培养社区群众的应急意识，培育社区应急文化，提高群众的自我防范能力。

（四）工作要求

社区卫生服务中心应当制定卫生应急管理宣传年度计划，做好宣传资料、方案、场地等准备，因地制宜地开展多种形式的宣传教育，并自检自查，提高宣传效果。

第十节　社区突发公共卫生事件信息管理

突发公共卫生事件信息管理是卫生应急工作的体现形式。卫生应急管理的复杂性和综合性等特点，要求加强应急信息管理以支撑整个应急管理，才能实现多部门真正的协作，从而才能够对突发公共卫生事件进行有效地预防、控制和处理，最大限度地减少突发公共卫生事件对公众健康造成的危害，保障公众身心健康和生命安全。因此，突发公共卫生事件信息管理的作用和意义是不言而喻的。

一、相关概念

"信息"又称音讯、消息，是指事物运动的状态与方式，是物质的一种属性，泛指人类社会传播的一切内容。信息是反映事物构成、关系和差别的东西，它包含在事物的差异之中，而不在事物的本身；人通过获得、识别自然界和社会的不同信息来区别不同事物，得以认识和改造世界。通过对"信息"概念的理解，我们可以这么认为，"突发公共卫生事件信息"是指与突发公共卫生事件相关的直接和间接信息，是了解突发公共卫生事件发生、发展经过，分析、研判突发公共卫生事件趋势，抽调医疗卫生救援力量，制定防治和救援策略，评估卫生应急措施效果等的第一手资料、重要依据和工作基础。

"信息管理"是人类为了有效地开发和利用信息资源，以现代信息技术为手段，对信息流（包括非正规和正规信息流）进行计划、组织、领导和控制的社会活动，以提高信息利用效率、最大限度地实现信息效用价值为目的的一种活动。简单地说，信息管理就是人对信息资源和信息活动的管理。信息管理的过程包括信息收集、信息传输、信息加工和信息储存。

突发公共卫生事件信息管理是以应急管理的全过程为基础，利用相关信息技术和方法，进行突发公共卫生事件应急管理和决策所需信息的需求定义、收集、传递、处理、存储、传播和利用，从而为卫生应急指挥决策机构、政府职能部门和广大公众提供足够、高质量的信息服务，以便有效地开展应急管理，合理规划突发公共卫生事件应急管理体系和应急管理平台的建设。

二、突发公共卫生事件信息管理过程

人类信息活动可以分成需求定义、收集、传递、处理、储存、传播、利用等7个阶段，构成了一个信息生命周期。不过，从需求定义到利用的各个环节之间的界限有时并不是十分明显，会交织在一起，但就一次循环来说，每个环节肯定都会出现的，只是明显程度不同而已。因此，应急信息管理是一个动态的过程，上述信息活动的7个阶段在应急管理上可以归纳为应急信息采集、应急信息共享和传递、应急信息处理和公开发布以及对应急信息管理进行评价等一系列环节。

（一）信息采集

信息采集就是对原始信息的获取。人们获得的信息包括直接信息和间接信息，直接信息是通过人的感官与事物接触，使事物的面貌和特征在人的大脑中留下印象，这是人们认识事物的重要渠道之一，如实践活动、参观观察活动；间接信息是用科学的分析研究方法，鉴别和挖掘出隐藏在表象背后的信息，如人与人之间的沟通，查阅书刊资料、广播电视、影视资料、电子读物等获取的信息。因此信息的来源可以分成事物本身、他人和各类媒体三种来源，也有人将信息来源分成文献型信息来源、口头型信息来源、电子型信息来源和实物型信息来源。根据信息的来源，人们获取信息的方法也可以归纳为通过媒体检索采集信息、通过与他人交流采集信息和通过探究事物本身获取信息几种信息获取方法。

（二）信息共享和传递

信息的共享和传递是信息在时间和空间上的转移的过程，因为信息只有及时准确地送到需要者的手中才能发挥作用，应急信息传递对于应急信息管理来说非常重要，是连接决策者与收集者、利用者之间的桥梁和纽带。严格来说，信息发布也属于信息的共享和传递。突发公共卫生事件的信息传递有3条主要途径，即为应急指挥中心决策和管理提供信息保障的信息传递、应急指挥中心决策、管理和服务信息的下达和反馈、应急指挥中心和公众双向互动的信息传递。从另一个角度来说，有些突发公共卫生事件是跨区域甚至全球范围的，信息的传递和共享交换就显得尤为重要，如在2003年对SARS病因的探索是国际上合作处理突发公共卫生事件的成功范例，当时全球13个实验室同时进行SARS病原检测，互通信息，这是史无前例的。有效的信息共享和传递对减少突发公共卫生事件的危害具有重要意义。

（三）信息处理

信息处理包括信息形式的变换和信息内容的处理。信息的形式变换是指在信息传输过程中，通过变换载体，使信息准确地传输给接收者。信息的内容处理是指对原始信息进行加工整理，深入揭示信息的内容。经过信息内容的处理，输入的信息才能变成所需要的信息，才能被适时有效地利用。

突发公共卫生事件应急管理信息高度的分散性和无序性与突发公共卫生事件应急管理所需要信息的高选择性和针对性形成了尖锐矛盾。必须经过信息组织、信息分析等信息处理手段，才能解决应急管理和决策中的信息需求。

三、突发公共卫生事件信息的来源和产生流程

突发公共卫生事件信息就像决定战争走向和胜败的情报，只有及时发现、及时收集、及时研判、及时报告突发公共卫生事件应急处置和突发公共事件医疗卫生救援情况，才能及时、准确掌握工作主动权，才能依法、科学、及早展开部署，有针对性研究制定并采取措施，节约宝贵时间，最大限度的保障更多群众的健康和生命安全。

通常来说突发公共卫生事件信息来源有6个途径：

（1）上级卫生部门和本级党委、政府通报、批示、指示。

（2）传染病和突发公共卫生事件网络直报。

（3）下级卫生部门和直属医疗卫生机构报告。

（4）单位、个人等自报。

（5）社会公众投诉、举报。

（6）网络监测相关信息等。

而社区卫生服务中心作为基层医疗卫生机构，信息来源除了上述来源以外，主动的对在社区诊疗、健康宣传教育活动等过程中产生的相关信息收集和分析，如监测病种变化情况、监测门诊患者和就诊人数、监测药房购药种类、监测学校幼儿园因病请假缺课情况等，也是社区突发公共卫生事件信息来源之一。

突发公共卫生事件信息在产生过程中，会不断出现以下4个要素，需要社区卫生服务中心的信息管理人员必须明确，在这个过程中，会产生图3-2所示的一个信息流程。

● 信息源　　（谁）　　谁发送了信息（必须是可靠来源）

● 传递方法　（送）　　信息是怎么传递的（必须是可靠的传递方式）

● 信息内容　（什么）　信息中包含了什么（是否满足接收者进行决策时的所需）

● 接收者　　（给谁）　谁应接收这条信息（谁是可靠的接收者以及谁应在接收后采取行动）

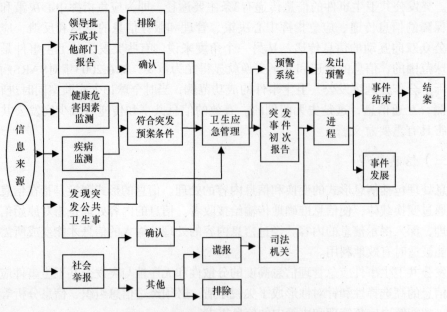

图3-2　突发公共卫生事件信息产生流程

四、突发公共卫生事件信息特点、管理要求和管理评价

（一）突发公共卫生事件信息特点和管理要求

应急管理的目的是阻止或降低突发事件的危害，因此需要对突发公共卫生事件的原因、过程及后果进行分析，以便对突发公共卫生事件进行有效预警、准备、控制和处理和善后处置。因此突发公共卫生事件的信息有如下特点：

1. **数据量大**　应急管理不仅受突发公共卫生事件或自然灾害等的复杂性、多样性的影响，还与事件发生地的自然、社会、经济文化因素，以及当地医疗卫生等应急人员和应急物资储备有密切关系。

2. **覆盖面广**　突发公共卫生事件应对主要是为了保护人体健康，而人的活动又涉及社会的方方面面，有时一个突发公共卫生事件可能涉及到卫生、公安、农业、工商、质检、食品、环保、安全生产、交通、市政等多部门、行业和多层次、多元化的信息；需要做出关于人员疏散、隔离保护、交通管制、物资调度和通讯指挥等影响整个事件的决策和行动。

3. **时效性强**　由于突发事件的突然性和严峻性，必须在有限的时间内对突发事件迅速做出反应，才能阻止或降低突发事件的危害。因此，它比其他信息资源更具有时效性。

因此，根据突发公共卫生事件的信息特点，在对其信息管理方面要求是事件信息的完整性、准确性和及时性。

（二）突发公共卫生事件信息管理评价

突发公共卫生事件信息管理评价是指依据一定的原则，按照选定的指标和方法，对突发事件应急信息、应急信息管理过程、所取得的短期和长期效果进行检查和评估，总结成败，吸取经验教训，从而改进应急信息管理机制，提高应对突发公共卫生事件的能力。在整个突发公共卫生事件信息管理周期中，信息管理评价是最后一个环节也是下一次的应急信息管理的起始环节。它承担着对先行的各个环节进行审察、反馈和指导的任务，能够帮助政府相关管理部门深入了解应急信息管理计划的实施程度、目标实现情况，是改进应急信息管理工作的有效手段，是开展后续应急信息管理工作的必要前提。

突发公共卫生事件信息管理评价的指标包括真实度、醒目度、易接近度等信息本身质量评价指标，以及信息管理过程中的时间维度评价指标（信息获取敏感度、信息公开的及时度、信息传递效率），范围维度评价指标（信息获取完整性、信息的透明度、信息共享度、信息公开的覆盖度、信息的有效到达度），以及效果维度评价指标。

社区卫生服务中心在对突发公共卫生事件信息管理过程中，也应该定期开展信息的管理评价，对在卫生应急管理过程所产生的所有信息收集后采用合适的评价方法，如采用定性和定量相结合的方法对事件报告的真实度、准确率、及时率等进行评价，形成评价报告，总结得失，指导今后信息管理工作的开展。

五、突发公共卫生事件信息管理制度

没有完善的管理制度，任何先进的方法和手段都不能充分发挥作用。为了保障应急信息管理系统的有效运转，社区卫生服务中心必须建立一整套信息管理制度，作为信息工作

的章程和准则，使信息管理规范化，同时保证信息安全。建立完善的信息管理制度主要包括以下几点：

（一）建立原始信息收集制度

安排专人从事原始信息收集的工作，对于突发公共卫生事件相关的所有信息，都应准确毫无遗漏地收集，并对工作成绩突出的个人给予必要的奖励，对那些因不负责任造成信息延误和失真，或者出于某种目的胡编乱造、提供假数据的人，要给予必要的处罚。

（二）制定信息报告、传递、共享、发布制度

建立必要的制度，明确本机构各部门在对外提供信息方面的职责和义务，在单位内部进行合理地分工，避免重复采集和收集信息。

（三）制定信息利用制度

加强本机构信息处理部门或个人业务水平，健全信息管理体系，提高信息工作人员识别信息水平。必须重视用科学的定量分析方法，从大量数据中找出规律，提高科学管理水平，使信息充分发挥作用。

（四）建立信息反馈制度

信息反馈是指及时发现计划和决策执行中的偏差，及时进行有效的控制和调节，如果对执行中出现的偏差反应迟钝，可能会造成较大工作失误或造成损失。因此，必须严格规定监督反馈制度，定期对各种数据、信息作深入地分析，通过多种渠道，建立快速而灵敏的信息反馈系统。总的来说，社区卫生服务中心在突发公共卫生事件信息管理中应当通过管理制度明确职责，确定收集信息内容，按照上级的要求制定信息报告标准、报告方式、报告流程，以及如何对信息利用和反馈。

（五）制定信息安全保障制度

由于突发公共卫生事件信息收集的数据范围广泛，部分数据敏感性高，必须建立信息安全保障制度，保障信息的安全。在日常工作中要严格遵守保密规定，确保个人电脑及单位网络安全。网络直报系统应由专人负责，非网络直报人员不得使用相关账号。同样，信息发布原则上由卫生行政部门及时进行，未经授权，社区卫生服务中心医务人员不得透露任何关于突发公共卫生事件的相关信息。

社区卫生应急医师在进行突发公共卫生事件信息管理过程中，一项重要任务是及时对每日门诊日志等资料中有关传染病病例进行聚集性分析，其本质就是一项对信息利用过程。通过分析日常工作的诊疗信息、主动监测信息等，发现一些不寻常的事件或疾病，在时间、空间、人群分布的异常情况，及时发现可能出现的突发公共卫生事件。例如，社区应急医师在分析门诊日志中，发现在近1周内，全科医师甲乙二人共诊治手足口患儿病例3~5例，经分析该几起病例均来自辖区内某同一托幼机构，这时该应急医师就应电话给该托幼机构，询问调查该托幼机构最近1周是否有超过10例出现发热，口腔溃疡等症状或因病请假的病儿，并开展进一步调查，当达到"集体单位1周内出现10例或以上手足口病病例"的突发公共卫生事件报告标准时，即可向当地疾控机构和卫生行政部门报告该起事件。

因此，社区卫生服务中心应当收集和掌握社区基本情况，以及本社区医疗卫生资源及公共卫生事件相关历史资料。开展突发公共卫生事件相关信息的日常监测。建立、运行、维护突发公共卫生事件相关信息监测报告网络，及时发现和上报相关信息。按要求设立和填写有关登记台账、表卡，及时收集、汇总、分析和统计各项数据，整理上报有关工作报表和疫情报告。有关资料、记录和《突发公共卫生事件报告卡》应至少保留3年。

六、我国突发公共卫生事件信息管理系统介绍

新中国成立以来，我国卫生防疫系统建立了以各级卫生防疫站位主体的疾病监测系统，在半个世纪的疾病监测中发挥了重要作用。但是由于各种原因，这个系统存在网络部健全，监测有疏漏，信息不准确，反应不及时等问题。1998年国务院李岚清副总理提出了加强国家卫生信息网络建设，提高我国疫情预报和疾病防治工作水平的要求。卫生部结合我国卫生信息系统现状，提出国家卫生信息网建设总体目标：综合运用计算机技术、网络技术、通讯技术，构成一个覆盖中央—省—地（市）—县（区）四级卫生系统的高效、快速、通畅的网络通讯传输、应变指挥能力。在优先建立卫生防疫信息网的基础上，分阶段逐步实施并覆盖卫生系统各个领域，包括医疗服务与传统医学、公共卫生与卫生监督、基层卫生与妇幼保健、医学科研与教育、卫生管理等领域，达到卫生及其相关信息网络互联互通、一网多用、资源共享。

在第九个五年计划期间，我国卫生信息化基础设施建设取得了明显成绩，建立了覆盖中央—省—地（市）—县的四级卫生信息网络，总体上达到了建设项目的目标，实现连点成网、资源共享，投资效益初步体现，在2002年1月1日开通国家疾病报告信息管理系统，2003年初启动国家救灾与突发公共卫生事件报告管理信息系统。但由于多方面的原因，该系统只是试运行阶段，功能不够完善，在2003年与"非典"的遭遇战初期，暴露出来的疫情报告系统运转不灵，信息滞后、数字不准等问题，引起了国家的高度重视，国务院于2003年5月13日颁布的《突发公共卫生事件应急条例》中明确规定：国家建立突发公共卫生事件应急报告和信息发布制度；国务院卫生行政主管部门制定突发事件应急报告规范，建立重大、紧急疫情信息报告系统。2004年1月1日我国启动法定传染监测信息的网络直报系统。

经过10年的运行，我国突发公共卫生事件信息管理系统经过多次的修改，运行基本稳定，地方的突发公共卫生事件报告的准确率和及时率逐步提高，已成为我国卫生应急管理的重要技术支撑。

第四章　社区突发公共卫生事件报告

突发公共卫生事件报告是社区突发公共卫生事件信息管理的一项重要内容，也是社区基本公共卫生服务包项目"突发公共卫生事件报告和处理"的主要工作内容之一。

第一节　社区突发公共卫生事件报告目的和法律依据

一、社区开展突发公共卫生事件报告目的和原则

社区开展突发公共卫生事件报告是依法履行职责，其目的在于：

（1）让卫生决策部门能及时准确掌握突发公共卫生事件相关信息，以及有关部门根据相关信息快速有效地处置各种突发公共卫生事件。

（2）通过事件报告这种信息交流、传递过程，可以及时了解事件基本信息，研判趋势和严重程度；确定事件性质，启动预警和应急响应级别；判定卫生应急物资和救援力量的分布；有利于采取干预或引导措施，减少事件危害。

（3）在报告过程中汇报进展，沟通工作难点，反馈资源需求，争取支援支持。

（4）指导事发地应对和处置；评估相关措施效果，研判策略、措施调整需要；总结经验教训，指导应急准备和类似事件卫生应急工作等，最终达到圆满完成突发公共卫生事件应急处理任务。

社区在开展突发公共卫生事件报告时，应当遵循的基本原则是："依法报告、统一规范、属地管理、准确及时、分级分类。"

另外，各级卫生行政部门应指定专门机构负责突发公共卫生事件相关信息报告系统的技术管理，网络系统维护，网络人员的指导、培训。对于社区卫生服务中心来说应该指定专门的人员进行相关工作的管理，并负责报告发现的突发公共卫生事件相关信息。接受公众对突发公共卫生事件的举报、咨询和监督，负责收集、核实、分析辖区内来源于各种渠道的突发公共卫生事件相关信息。

二、突发公共卫生事件报告的法律依据

我国针对突发公共卫生事件报告早期的法律依据是2003年的《突发公共卫生事件应急条例》和《突发公共卫生事件与传染病疫情监测信息报告管理办法》等。随着我国突发公共卫生事件相关的法律法规逐步完善，突发公共卫生事件的报告管理也在不断完善。

目前涉及突发公共卫生事件报告管理相关的法律法规较多。主要有《中华人民共和国突发事件应对法》、《中华人民共和国传染病防治法》、《中华人民共和国食品安全法》、《突发公共卫生事件应急条例》、《国家突发公共事件总体应急预案》、《国家突发公共卫生事件应急预案》、《突发公共卫生事件与传染病疫情监测信息报告管理办法》、《全国疾病预防控制机构突发公共卫生事件应急工作规范》、《国家突发公共卫生事件相关信息报告管理工作

规范（试行）》以及其他具体事件预案等。由于不同法律法规出台先后顺序不同，而且相应的法律效力大小不一样，按照下行法必须遵照上行法的原则，在日常突发公共卫生事件报告管理中要予以良好遵循。

这些法律法规对突发公共卫生事件报告的责任人和责任单位、事件报告范围、报告标准、报告内容、报告流程和报告时限，以及相关罚则等做了具体规定和要求。除了依照法律法规要求进行及时报告的同时，还要求任何单位和个人对突发事件，不得隐瞒、缓报、谎报或者授意他人隐瞒、缓报、谎报。《中华人民共和国突发事件应对法》第六十三条规定："地方各级人民政府和县级以上各级人民政府有关部门违反本法规定，不履行法定职责的，由其上级行政机关或者监察机关责令改正。有下列情形之一的，根据情节对直接负责的主管人员和其他直接责任人员依法给予处分：迟报、谎报、瞒报、漏报有关突发事件的信息，或者通报、报送、公布虚假信息，造成后果的。"第六十八条"违反本法规定，构成犯罪的，依法追究刑事责任。"

第二节　我国突发公共卫生事件报告的特点和常见问题

一、我国突发公共卫生事件报告的特点

我国目前突发公共卫生事件时有发生、并呈上升趋势，每年通过"突发公共卫生事件报告管理信息系统"进行的事件报告起数约几千余起，各地的突发公共卫生事件报告的敏感性、及时性逐年提高。

据2010年全国突发公共卫生事件信息报告管理系统的数据分析，2010年全国共收到突发公共卫生事件报告9025起，其中Ⅳ级和以上突发公共卫生事件1336起，约90%为一般事件（Ⅳ级），报告病例数46501例；Ⅳ级和以上突发公共卫生事件中传染病暴发973起，占72.8%，而在传染病突发公共卫生事件中，60%以上为丙类传染病如流腮、流感和水痘事件；食物中毒220起，占16.5%；环境因素事件95起，占7.1%；职业中毒及其他中毒30起，占3%；预防接种、服药事件等其他突发公共卫生事件8起，占0.6%。15%为食物中毒事件；事件报告死亡病例中，半数为食物中毒事件，其次为传染病突发事件；学校是突发公共卫生事件发生的主要场所，尤其是中小学和托幼机构；各地疫情处理的能力有差别。

各地突发公共卫生事件的流行特征稍有差异。广州市在2006~2009年，共报告突发公共卫生事件591起，发病15 800例，死亡35例；其中传染病事件占87.65%，学校发生事件占74.11%；时间分布主要集中在3~4月、6月、9月和11月，主要为水痘、甲型H1N1流感、急性出血性结膜炎及食物中毒等。首例患者发病到报告的时间平均为2.98天。而南京市2006~2010年共报告突发公共卫生事件74起，事件类型主要是水痘、流行性腮腺炎和流行性感冒等呼吸道类传染病，分别在冬、春季节呈现两个高峰。82.43%的事件发生在学校。事件平均报告时间12.9天，平均持续时间29天。在重庆市2007~2011年共报告突发公共卫生事件1739起，发病40423人，死亡102人；这5年期间重庆市的突发公共卫生事件呈先上升后缓慢下降的趋势。各类事件中以传染病事件为主，占86.4%，事件类型主要是：流行性腮腺炎、急性出血性结膜炎、风疹、流行性感冒、水痘等，春、秋季是事件发生高峰季节；中、小学校和托幼机构是突发公共卫生事件发生的最主要场所（84%）。狂犬病和食物中毒是患者主要死因。网络直报及时率仅为23.4%，但总体呈逐年增加的趋势。

二、突发公共卫生事件报告中常见的问题

（一）事件已由媒体报告，但在突发网仍无报告

根据2009年统计，大约有62%媒体报告的突发公共卫生事件相关信息未在突发公共卫生事件报告管理系统中报告。因此，各级突发公共卫生事件报告单位和个人应当依法有理有据的做好突发公共卫生事件及时和完整的报告工作。突发公共卫生事件报告管理人员应当自觉的使用法律武器保护自己，避免承担不必要的法律责任。

（二）事件分类错误

根据2010年中国疾病预防控制中心对该年度的事件分级分析，各类事件错误分类情况：传染病类事件存在0.28%的分类错误，食物中毒类事件24.30%，职业中毒类事件3.45%，其他类中毒事件61.29%，其他公共卫生事件30.77%。突发公共卫生事件报告管理人员应当严格按照有关法律法规或者临时对各类事件给出定义，对事件进行分类报告，提高事件报告的准确性。

（三）事件分级错误

目前各地报告的突发公共卫生事件分级还存在一定不规范，尤其一般级别事件的错误分级最多。2010年全国突发公共卫生事件定级错误在较大事件为1.41%，一般事件达9.21%，未分级事件定级错误为0.33%。突发公共卫生事件报告人员应当按照国家有关要求的分级标准进行定级。

（四）进程报告中发病数和死亡数的误解

进程报告中，如果无新增病例或新增死亡，进程报告的发病数和死亡数均填为"0"。如在某水痘暴发事件，初次报告病例10例，死亡0人；进程报告时无新增病例或新增死亡，报告人错误依然在进程中填报病例10例，死亡0人。系统会累计初次和进程的病例数和死亡数。该事件的正确进程报告时其发病数和死亡数均应填写为"0"。

（五）重要变量缺填写

1. **致病因素缺填写** 2010年全年共报告食物中毒和职业中毒事件中未报告致病因素的达到22%。

2. **事件发生场所缺填写** 2010年食物中毒事件中，15%未填写事件发生场所。

3. **学校类型缺填写** 2010年发生在学校或幼托机构的事件，而未报告学校类型信息，占学校突发事件总数的2%。

4. **事件误删** 我中心常接到地方申请恢复误删事件，以进一步进行进程报告。建议各地删除事件时慎重操作。

5. **未审核即结案** 部分地区对某些事件未审核就进行结案。

6. **事件名称不规范** 在报告中事件名称一般为："县区名称"+"具体地点"+"一起或×例"+"事件类别"+"事件描述"（如暴发、疫情、中毒等），如：××市××区长江镇西店村3例非职业性一氧化碳中毒；或××市师范学校一起细菌性痢疾暴发；××县××

乡一起乙脑疫苗预防接种后群体性发热事件。

（六）其他

在突发公共卫生事件报告中还存在诸如行政干预对突发公共卫生事件报告的影响；一些地方的某些突发公共卫生事件的报告对象还没有完全理清；信息的错误报告无法及时更改或删除（权限在国家CDC）等问题。

第三节　社区突发公共卫生事件报告中职责要求

一、社区卫生服务中心在突发公共卫生事件报告的职责

社区卫生服务中心在突发公共卫生事件报告时，利用社区可能第一时间接触第一个或第一批突发公共卫生事件的病人和熟悉社区具体情况的优势，开展对突发公共卫生事件的发现、登记和相关信息报告与以及对事件报告的管理。具体来说，包括以下职责：

（1）积极开展突发公共卫生事件与传染病疫情监测信息收集、分析处理和报告管理工作，定期对信息管理进行评价。

（2）负责报告发现的突发公共卫生事件相关信息。

（3）建立突发公共卫生事件和传染病疫情信息监测报告制度，包括报告卡和总登记簿、疫情收集、核对、分析、自查、奖惩，执行首诊负责制。

（4）建立或指定专门的部门和人员，配备必要的设备，保证突发公共卫生事件和疫情监测信息的网络直接报告。

（5）对社区各类医务人员进行突发公共卫生事件和传染病疫情监测信息报告培训。

二、社区突发公共卫生事件的信息来源

社区的突发公共卫生事件信息产生的渠道一般有以下几点。

（一）内部信息

上级卫生部门和本级党委、政府通报、批示、指示；传染病和突发公共卫生事件网络直报；社区门诊诊断日志、入/出院登记本、药房药品动态记录、X线检查和实验室检测结果登记本等资料以及这类信息的分析处理得到的新信息。

（二）外部信息

部门信息交流；辖区集体机构、单位和个人的报告；社会公众投诉和举报；协同卫生监督员检查学校、辖区供水时发现的异常情况；在开展健康教育、宣传教育、健康咨询等活动中发现的异常信息；媒体检索等。

社区卫生服务中心有关人员在接到或发现外部异常信息后，应当立即进行核实信息的可靠性，并进一步收集更多的信息，判断事件发生的可能性。

三、社区卫生服务中心发现突发公共卫生事件情形

（1）日常门诊过程中对病人的疾病和症状监测。在社区卫生服务中心的日常医疗服务过程中，全科医师或护士等发现有聚集性传染病病例、本地区近5年内没有发生的传染病、食物中毒病人、可疑职业病患者等情况时，有关人员应及时按要求进行登记和报告，并收集病人相关资料。

（2）对门诊日志、入/出院登记本、影像科室（含放射科、B超室等）和检验科室检测结果登记本等资料及时进行分析，对发现的传染病病人、疑似病人进行隔日的聚集性分析，一旦发现疑似或有突发公共卫生事件线索，初步核实后应及时报告。

（3）对当地食品安全信息监测。如发现或怀疑有食物中毒、食源性疾病、食品污染等对人体健康造成危害或可能造成危害的线索和事件，核实后及时报告。

（4）每学期开学时和在校期间定期对辖区内所有学校传染病防控、饮用水卫生、托幼机构保健、教学设施及学生生活设施开展巡访，发现问题隐患及时报告。

（5）协同当地卫生监督机构对当地城市二次供水和学校供水进行巡查过程中，发现异常情况及时报告。

（6）在接到辖区内单位、机构和学校自报突发公共卫生事件，或社会公众举报和投诉异常突发公共事件时，立即核实后及时报告。

（7）社区卫生服务中心在开展社区健康教育、宣传教育、健康咨询等活动中发现的异常信息，立即核实后及时报告。

（8）其他情形，如发现媒体报道辖区突发公共卫生事件，核实后立即向当地疾控机构报告。

四、社区突发公共卫生事件报告的内部流程

社区卫生服务中心进行突发公共卫生事件报告，是贯穿整个事件过程的报告活动。为了保证报告的及时、完整、准确，社区卫生服务中心应当制定明确的事件报告内部流程，规范报告行为。

首先应落实24小时应急值班制度，安排好节假日和其他非工作时间的轮流应急值班人员，确保24小时有人应急值守。一旦发现或接到报告突发公共卫生事件或线索，有关人员应当及时记录好报告内容，并初步核实后，将信息及时转给责任报告人或中心值班领导，并实施报告程序，如填写《突发公共卫生事件相关信息报告卡》，在规定时限内由本机构的责任报告人进行网络直报，同时电话报告给当地疾控机构等；而中心值班领导根据事件实际情况，以及疾控机构的指示，决定是否向上级卫生行政部门报告，以及是否启动应急响应和召集应急队员参与事件的应急处置工作。

在参与事件的应急处置过程中，责任报告人应将应急处置过程中的实际情况也要及时报告（过程报告，每日一报）；事件处置完成后，还要进行结案报告。发现报告错误，或报告病例转归或诊断情况发生变化时，应及时对《突发公共卫生事件相关信息报告卡》等进行订正；对漏报的突发公共卫生事件，还应及时进行补报。

第四节　社区突发公共卫生事件报告的责任报告人

一、突发公共卫生事件的责任报告单位和责任报告人

责任报告单位和责任报告人是指必须承担突发公共卫生事件报告的单位和个人。我国《国家突发公共卫生事件应急预案》（2006）中规定县级以上各级人民政府卫生行政部门指定的突发公共卫生事件监测机构、各级各类医疗卫生机构、卫生行政部门、县级以上地方人民政府和检验检疫机构、食品药品监管机构、环境保护监测机构、教育机构等有关单位为突发公共卫生事件的责任报告单位。执行职务的各级各类医疗卫生机构的医疗卫生人员、个体开业医生为突发公共卫生事件的责任报告人。

不过，在一些部门的法规中，根据不同突发公共事件类型，规定的责任报告单位或责任报告人有所不同。

（一）传染病事件

根据卫生部《突发公共卫生事件与传染病疫情监测信息报告管理办法》规定，各级各类医疗机构、疾病预防控制机构、采供血机构均为责任报告单位；其执行职务的人员和乡村医生、个体开业医生均为责任疫情报告人，必须按照传染病防治法的规定进行疫情报告，履行法律规定的义务。

（二）食物中毒事件

《食品安全法》和卫生部《食物中毒事故处理办法》均规定，发生食物中毒或者疑似食物中毒事故的单位和接收食物中毒或者疑似食物中毒病人进行治疗的医疗卫生机构为责任单位和报告人。

（三）职业中毒

职业中毒报告按照《突发公共卫生事件与传染病疫情监测信息报告管理办法》等有关规定进行报告。

（四）意外辐射照射事件

根据《放射性同位素与射线装置安全和防护条例》规定，发生辐射事故时，生产、销售、使用放射性同位素和射线装置的单位应当立即向当地环境保护主管部门、公安部门、卫生主管部门报告。

（五）传染病菌种、毒种丢失

根据国务院《病原微生物实验室生物安全管理条例》规定，高致病性病原微生物菌（毒）种或者样本在运输、储存中被盗、被抢、丢失、泄漏，承运单位、护送人、保藏机构应当采取必要的控制措施，并在2小时内分别向承运单位的主管部门、护送人所在单位和保藏机构的主管部门报告，同时向所在地的县级人民政府卫生行政部门或者兽医主管部门报告，发生被盗、被抢、丢失时，还应当向公安机关报告；实验室发生高致病性病原微生物泄漏时，实验室工作人员应当立即采取控制措施，防止高致病性病原微生物扩散，并同时向负

责实验室感染控制工作的机构或者人员报告。

（六）高温中暑病人

根据卫生部《高温中暑事件卫生应急预案》（2007）规定，各级各类医疗机构、疾病预防控制中心中的相关工作人员和乡村医生、个体开业医生均为责任报告人。

二、权利报告人

国家建立突发事件举报制度，规定了任何单位和个人都有权向国务院卫生行政部门和地方各级人民政府及其有关部门报告突发公共卫生事件及其隐患，也有权向上级政府部门举报不履行或者不按照规定履行突发公共卫生事件应急处理职责的部门、单位及个人。国家和地方政府应向社会公布统一的报告、举报电话号码，方便群众报告举报。

因此，按照国家的有关规定，社区卫生服务中心突发公共卫生事件的责任报告人应包括社区内执行职务的各级各类医疗卫生机构的医疗卫生人员。在实际工作中，除了一些明显的事件以外，很多时候需要社区卫生应急医师通过根据在病例的聚集性分析去主动进行病例监测或发现事件线索，核实后及时向当地疾控机构报告。为了便于信息管理和责任到人等原因，社区突发公共卫生事件报告人一般由社区卫生应急医师来承担。

第五节　突发公共卫生事件的报告时限和程序

突发公共卫生事件的质量控制关键之一是报告时限。突发公共卫生事件的应急反应是与时间赛跑，准确及时的信息交流可以减少严重后果的发生或降低后果严重的程度。报告时限的越短，越有助于事件的控制和降低事件的危害程度。

1. 突发公共卫生事件报告方式　在事件发现后，社区卫生服务中心责任报告人可以采用口头报告、电话或传真报告、网络报告、书面报告：报告卡、专题报告、报表等方式进行报告。报告方式的选择可以根据社区卫生服务中心的实际情况决定，不过为了确保事件报告的到达，往往几种报告方式同时采用。

2. 突发公共卫生事件报告时限和流程　按照《国家突发公共卫生事件相关信息报告管理工作规范》，发现突发公共卫生事件报告范围内的事件时，应按有关要求于2小时内以电话或传真等方式向属地卫生行政部门指定的专业机构报告，具备网络直报条件的要同时进行网络直报，直报的信息由指定的专业机构审核后进入国家数据库。不具备网络直报条件的责任报告单位和责任报告人，应采用最快的通讯方式将《突发公共卫生事件相关信息报告卡》报送属地卫生行政部门指定的专业机构。

不具备网络直报条件的责任报告单位和责任报告人，应采用最快的通讯方式将《突发公共卫生事件相关信息报告卡》报送属地卫生行政部门指定的专业机构；接到《突发公共卫生事件相关信息报告卡》的专业机构，应对信息进行审核，确定真实性，2小时内进行网络直报，同时以电话或传真等方式报告同级卫生行政部门。突发公共卫生事件的报告流程见图4-1。

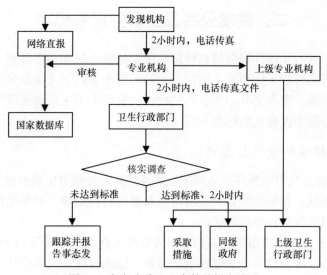

图4-1　突发公共卫生事件的报告流程

2小时内报告是突发公共卫生事件的报告时限。在2小时内，社区卫生服务中心责任报告人的工作重点在于初步核实信息的真实性、甄别虚假信息、排除误报信息。例如媒体报告某学校发生食物中毒事件，社区责任报告人应立即同该学校联系是否属实，确有此事后，报告事件发生时间、初步的波及人数、中毒人数、死亡人数、初步的中毒因素（不明则先按不明报告）。初次报告时信息可简化，可以不要求准的病例数、死亡数和明确诊断结果，也可以暂不上传附件报告。待进一步现场调查明确后及时补充、更新。

不过为了保证网络直报的质量，有些地方要求社区在发现突发公共卫生事件时立即向辖区疾控机构报告；而疾控机构在接报后，对事件进行核实和审核，确定事件的真实性后，2小时内进行网络直报，同时逐级向上级疾控机构和同级卫生行政部门报告。

第六节　突发公共卫生事件报告范围和标准

突发公共卫生事件报告范围涉及到报告事件的类别、级别等方面的内容。目前，我国突发公共卫生事件报告的种类是按照国家"突发公共卫生事件报告信息管理系统"的分类进行报告，而事件报告的分级则是按照《国家突发公共卫生事件应急预案》的要求进行分级。

一、突发公共卫生事件报告范围

突发公共卫生事件相关信息报告范围，包括可能构成或已发生的突发公共卫生事件相关信息。按照"突发公共卫生事件报告信息管理系统"的要求，目前需要报告的突发公共卫生事件事件类别包括：传染病（包括甲、乙、丙类法定传染病和其他传染病）、食物中毒、职业中毒、其他中毒、环境因素事件（包括空气污染、水污染、土壤污染，非职业性一氧化碳中毒归类于空气污染）、群体不明原因疾病、预防接种/服药事件、医源性感染事件、意外辐射照射事件、高温中暑事件、其他公共卫生事件（如犬伤人事件）11类。

二、突发公共卫生事件报告标准

我国"突发公共卫生事件报告信息管理系统"的报告标准主要参照《国家突发公共卫生事件相关信息报告管理工作规范（试行）》，但不完全等同于《国家突发公共卫生事件应急预案》的判定标准。突发公共卫生事件的确认、分级由卫生行政部门组织实施。如食物中毒报告标准同分级中Ⅳ确认的标准不同。

（一）报告标准和分级总原则

（1）《国家突发公共卫生事件应急预案》是各类突发公共卫生事件报告的金标准，事件定级以其中规定为准；预案规定各级政府可以对事件自行定级，但如果预案中已有明确定级标准者，当参照预案的标准进行定级。

（2）《国家突发公共卫生事件相关信息报告管理工作规范（试行）》是报告的最低要求，社区卫生服务中心在发现符合该规范要求的信息，应当及时在突发公共卫生事件报告管理系统中报告，否则属于漏报。

（3）鼓励各地在"突发公共卫生事件报告信息管理系统"中报告事件，即使该事件未达到报告标准也可以报告。

（4）报告的事件初次报告后应根据标准及早建议当地政府定级（或建议当地政府委托疾控中心定级），以指导响应；进程报告和结案报告可以根据事件进展再调整事件级别。突发公共卫生事报告如果不明确定级标准，先以"未分级"事件报告，然后及时建议当地卫生行政部门按照卫生部《突发公共卫生事件风险评估管理办法》及时开展风险评估。

（5）未符合《国家突发公共卫生事件相关信息报告管理工作规范》报告标准的事件，通常建议定级为未分级事件。除了按照突发公共卫生事件划分为特别重大（Ⅰ级）、重大（Ⅱ级）、较大（Ⅲ级）和一般（Ⅳ级）四级报告外，突发公共卫生事报告如果不明确定级标准，先以"未分级"事件报告，然后及时建议当地卫生行政部门按照卫生部《突发公共卫生事件风险评估管理办法》及时开展风险评估。根据《国家突发公共卫生事件相关信息报告管理工作规范》要求，还要求报告未达到Ⅳ级的"未分级"事件，比如发现本县（区）从未发生过的传染病或发生本县（区）近5年从未报告的或国家宣布已消灭的传染病，或不明原因肺炎病例等。

（二）我国现有突发公共卫生事件报告的范围和报告最低标准

突发公共卫生事件报告最低标准不是按照分级标准进行的，有些规定需要报告的事件在病例数低于一般事件（Ⅳ级）的要求病例数，就要求在"突发公共卫生事件报告信息管理系统"报告，一方面是由于事件可能是在发展过程中，另一方面出于预警预报的目的。我国目前现有突发公共卫生事件报告范围和报告最低标准如下：

1. 传染病事件

（1）发现1例病例就要报告的：①鼠疫；②霍乱；③传染性非典型肺炎病例病人或疑似病人；④人感染高致病性禽流感病例；⑤肺炭疽病例或职业性炭疽病例；⑥发现不明原因肺炎病例；⑦发现本县（区）从未发生过的传染病或发生本县近5年从未报告的或国家宣布已消灭的传染病。

（2）在"1周内，同一学校、幼儿园、自然村寨、社区、建筑工地等集体单位"发生一定数量病例或死亡的：①3例及以上皮肤炭疽或肠炭疽病例；②5例及以上甲肝/戊肝病例；③5例及以上伤寒（副伤寒）病例或出现2例及以上死亡；④5例（高发地区10例）及以上流行性出血热病例或者死亡1例及以上；⑤10例及以上麻疹病例；⑥10例及以上风疹病例；⑦20例及以上感染性腹泻病例（除霍乱、痢疾、伤寒和副伤寒以外）或死亡1例及以上。

（3）在"3天内，同一学校、幼儿园、自然村寨、社区、建筑工地等集体单位"发生一定数量病例或死亡的：①10例及以上细菌性和阿米巴性痢疾病例或出现2例及以上死亡；②3例及以上流脑病例，或者有2例及以上死亡。

（4）在"1周内，同一学校、幼儿园或其他集体单位"发生一定数量病例或死亡的：①30例及以上流感样病例或5例及以上因流感样症状住院病例或发生1例及以上流感样病例死亡；②10例及以上流行性腮腺炎病例；③10例及以上水痘病例；④10例及以上猩红热病例；⑤10 例及以上手足口病例；⑥10 例及以上急性出血性结膜炎病例。

（5）在"1周内"，不同范围或区域发生不同病例或死亡的：①一个县（市、区）发生5例及以上登革热病例；或首次发现病例；②同一自然村寨、建筑工地等集体单位发生5例及以上钩端螺旋体病病例，或死亡1例及以上；③同一乡镇、街道等发生5例及以上乙脑病例，或者死亡1例及以上；④在小范围（如一个家庭/社区等）发现2例及以上人感染H7N9禽流感聚集性病例。提示可能存在人际传播或因共同暴露而感染的人感染H7N9禽流感确诊病例或疑似病例（至少有1例确诊病例），另各区（县级市）首例病例按新发传染病的原则报突发网。

（6）其他情况

1）疟疾：以行政村为单位，1个月内，发现5例（高发地区10例）及以上当地感染的病例；或在近3年内无当地感染病例报告的乡镇，以行政村为单位，1个月内发现5例及以上当地感染的病例；在恶性疟流行地区，以乡（镇）为单位，1个月内发现2例及以上恶性疟死亡病例；在非恶性疟流行地区，出现输入性恶性疟继发感染病例。

2）血吸虫病：在未控制地区，以行政村为单位，2周内发生急性血吸虫病病例10例及以上，或在同一感染地点1周内连续发生急性血吸虫病病例5例及以上；在传播控制地区，以行政村为单位，2周内发生急性血吸虫病5例及以上，或在同一感染地点1周内连续发生急性血吸虫病病例3例及以上；在传播阻断地区或非流行区，发现当地感染的病人、病牛或感染性钉螺。

3）输血性乙肝、丙肝、HIV：医疗机构、采供血机构发生3例及以上输血性乙肝、丙肝病例或疑似病例或HIV感染。

2. 突发中毒事件

（1）食物中毒：①一次食物中毒人数30人及以上或死亡1人及以上；②学校、幼儿园、建筑工地等集体单位发生食物中毒，一次中毒5人及以上或死亡1人及以上；③地区性或全国性重要活动期间发生食物中毒，一次中毒5人及以上或死亡1人以上。

（2）职业中毒：发生急性职业中毒10人及以上或者死亡1人及以上的。

（3）其他中毒：出现食物中毒、职业中毒以外的急性中毒病例3例及以上的事件。

3. 其他事件

（1）环境因素事件：发生环境因素改变所致的急性病例3例及以上。

（2）意外辐射照射事件：出现意外辐射照射人员1例及以上。

（3）传染病菌、毒种丢失：发生鼠疫、炭疽、"非典"、艾滋病、霍乱、脊灰等菌毒种丢失事件。

（4）预防接种和预防服药群体性不良反应

1）群体性预防接种反应：一个预防接种单位一次预防接种活动中出现群体性疑似异常反应；或发生死亡。

2）群体预防性服药反应：一个预防服药点一次预防服药活动中出现不良反应（或心因性反应）10例及以上；或死亡1例及以上。

（5）医源性感染事件：医源性、实验室和医院感染暴发。

（6）群体性不明原因疾病：2周内，一个医疗机构或同一自然村寨、社区、建筑工地、学校等集体单位发生有相同临床症状的不明原因疾病3例及以上。

（7）各级人民政府卫生行政部门认定的其他突发公共卫生事件。

三、我国现有突发公共卫生事件分级标准和释义

2006年《国家突发公共卫生事件应急预案》中根据突发公共卫生事件性质、危害程度、涉及范围，将突发公共卫生事件划分为特别重大（Ⅰ级）、重大（Ⅱ级）、较大（Ⅲ级）和一般（Ⅳ级）四级，并对特别重大突发公共卫生事件作了明确规定。为了明确突发公共卫生事件分级标准，2009年中国疾病预防控制中心对我国现行突发公共卫生事件报告和分级标准制定了一个一览表（中疾控疾便函（2009）250号），作为进行突发公共卫生事件报告的一个依据。

（一）特别重大（Ⅰ级）突发公共卫生事件

1. 传染病事件

（1）肺鼠疫、肺炭疽在大、中城市发生并有扩散趋势；或肺鼠疫、肺炭疽疫情波及我省及其他省份，并有进一步扩散趋势。

释义：在直辖市、省会城市、国家计划单列市城区发生1例以上肺鼠疫病例或2例以上有流行病学联系的肺炭疽病例；或者相关联的肺鼠疫、肺炭疽疫情（有明确的流行病学联系，以下同）在两个以上省份均有病例发生。

（2）发生传染性非典型肺炎、人感染高致病性禽流感病例并有继续扩散的趋势。

释义：发生1例或以上传染性非典型肺炎病例；或者发生2例以上有流行病学关联的人感染高致病性禽流感病例；或者在一个县（市）行政区域内，多点散发人感染高致病性禽流感病例。

（3）发生烈性病菌株、毒株或致病因子丢失事件。

释义：《病原微生物实验室生物安全管理条例》中规定的第一类病原微生物，以及其他烈性致病因子丢失，已经对人群造成严重健康危害的事件。

（4）发生新传染病，或我国尚未发现的传染病发生或传入，并有扩散趋势或发现我国已消灭传染病重新流行。

释义：在我国发生全球首次发现并经世界卫生组织确认的传染病，短期内不断出现新病例，或出现死亡病例；或者在我国首次发生具有较强传染性和较高病死率的传染病，病例数不断增加或疫区范围不断扩大；或者发现我国已经消灭的天花和脊髓灰质炎野毒株病例。

2. 群体性不明原因事件 涉及多个省份的群体性不明原因疾病，并有扩散趋势。

释义：两周内在两个以上省份发生临床表现相同的群体性不明原因疾病，并出现死亡病例，病例数不断增加或疫区范围不断扩大。经国家卫生行政部门组织调查，仍然原因不明。

3. 意外辐射照射事件 是指Ⅰ类、Ⅱ类放射源丢失、被盗、失控造成大范围严重辐射污染后果，或者放射性同位素和射线装置失控导致3人以上（含3人）受到全身照射，剂量大于8戈瑞。

4. 突发中毒事件

（1）一起突发中毒事件，中毒人数在100人及以上且死亡10人及以上；或死亡30人及以上。

（2）在一个县（市）级行政区域24小时内出现2起及以上可能存在联系的同类中毒事件时，累计中毒人数100人及以上且死亡10人及以上；或累计死亡30人及以上。

（3）全国2个及以上省（自治区、直辖市）发生同类重大突发中毒事件（Ⅱ级），并有证据表明这些事件原因存在明确联系。

（4）国务院及其卫生行政部门认定的其他情形。

5. 其他公共卫生事件 发生重大医源性感染事件，周边以及与我国通航的国家和地区发生特大传染病疫情，并出现输入性病例，严重危及我国公共卫生安全的事件。

释义：周边以及与我国通航的国家和地区发生特大传染病疫情，并出现输入性病例，经国务院卫生行政部门组织专家评估认为严重危及我国公共卫生安全的事件。

6. 环境因素事件

（1）在24小时内，1个县级行政区划单位范围内出现一氧化碳中毒人数100人（含100人）以上，并出现死亡病例；或死亡15人（含15人）以上。

（2）在24小时内，1个地区级行政区划单位发生以下情况：在其范围内出现一氧化碳中毒人数300人（含300人）以上，并出现死亡病例；或死亡25人（含25人）以上。或在其所辖的8个及以上（或全部）的县级行政区划单位范围内发生Ⅳ级及以上非职业性一氧化碳中毒事件。

（3）在24小时内，1个省级行政区划单位发生以下情况：在其范围内出现一氧化碳中毒人数500人（含500人）以上，并出现死亡病例；或死亡35人（含35人）以上。或在其所辖的16个及以上的县级行政区划单位范围内发生Ⅳ级及以上非职业性一氧化碳中毒事件。或在其所辖的4个及以上（或全部）的地区级行政区划单位范围内发生Ⅲ级及以上非职业性一氧化碳中毒事件。

（4）在24小时内，全国发生以下情况：一氧化碳中毒人数1000人（含1000人）以上，并出现死亡病例；或死亡50人（含50人）以上。或30个及以上的县级行政区划单位范围内发生Ⅳ级及以上非职业性一氧化碳中毒事件。或8个及以上的地区级行政区划单位范围内发生Ⅲ级及以上非职业性一氧化碳中毒事件。或2个及以上省级行政区划单位范围内发生Ⅱ级及以上非职业性一氧化碳中毒事件。以及国务院卫生行政部门认定的其他情形。

7. 高温中暑事件

（1）24小时内，1个县（市）区域内报告中暑患者300人以上（含300人），或有10例以上（含10例）死亡病例发生。

（2）国务院卫生行政部门和气象行政主管机构共同认定的其他情形。

8. 国务院卫生行政部门认定的其他特别重大突发公共卫生事件

释义：国务院卫生行政部门根据事件的性质、发生的时间、涉及的人群以及社会影响的范围，认定是特别重大的突发公共卫生事件。

（二）重大（Ⅱ级）突发公共卫生事件

1. 传染病事件

（1）在一个县（市）域内，一个平均潜伏期内（6天）发生5例以上肺鼠疫、肺炭疽病例；或者相关联的疫情波及2个以上的县（市）。

释义：平均潜伏期按6天计算。病例发病时间分布不清的，按事件最新进程累计病例数为准，下同。

（2）腺鼠疫发生流行，在一个市（地）范围内，一个平均潜伏期内多点连续发病20例以上，或流行范围波及2个以上市（地）。

释义：发生流行，在一个市（地）行政区域内，6天内出现多个疫点（以患者的住处为中心，将其周围可能被污染的邻舍或帐篷划定），累计发病20例以上。

（3）霍乱在一个市（地）范围内流行，1周内发病30例以上；或疫情波及2个以上市（地），有扩散趋势。

（4）乙类、丙类传染病疫情波及2个以上县（市），1周内发病水平超过前5年同期平均发病水平2倍以上。

释义：在缺乏前5年周平均发病水平资料的情况下，由省级以上卫生行政部门组织专家，根据事件的性质、危害程度、涉及范围等判定。

（5）发生传染性非典型肺炎、人感染禽流感疑似病例。

（6）我国尚未发现的传染病发生或传入，尚未造成扩散。

2. 食物中毒事件
一次食物中毒人数超过100人并出现死亡病例；或出现10例以上死亡病例。

释义：中毒人数≥100，且死亡病例数≥1；或者死亡病例数≥10。

3. 职业中毒事件
一次发生急性职业中毒50人以上；或死亡5人以上。

释义：中毒人数≥50；或者死亡病例数≥5。

4. 其他中毒事件（突发中毒事件）

（1）一起突发中毒事件暴露人数2000人及以上。

（2）一起突发中毒事件，中毒人数在100人及以上且死亡2~9人；或死亡10~29人。

（3）在一个县（市）级行政区域24小时内出现2起及以上可能存在联系的同类中毒事件时，累计中毒人数100人及以上且死亡2~9人；或累计死亡10~29人。

（4）全省2个及以上市（地）级区域内发生同类较大突发中毒事件（Ⅲ级），并有证据表明这些事件原因存在明确联系。

（5）省级及以上人民政府及其卫生行政部门认定的其他情形。

5. 环境因素事件

（1）在24小时内，1个县级行政区划单位范围内出现一氧化碳中毒人数60~99人，并出现死亡病例；或死亡10~14人。

（2）在24小时内，1个地区级行政区划单位发生以下情况：在其范围内出现一氧化碳中毒人数150~299人，并出现死亡病例；或死亡15~24人。或在其所辖的4个及以上（或全部）的县级行政区划单位范围内发生Ⅳ级及以上非职业性一氧化碳中毒事件。

（3）在24小时内，1个省级行政区划单位发生以下情况：在其范围内出现一氧化碳中毒人数300~499人，并出现死亡病例；或死亡25~34人。或在其所辖的8个及以上的县级行政区划单位范围内发生Ⅳ级及以上非职业性一氧化碳中毒事件，或在其所辖的2个及以上的地区级行政区划单位范围内发生Ⅲ级及以上非职业性一氧化碳中毒事件。

（4）省级及以上人民政府卫生行政部门认定的其他情形。

6. 意外辐射照射事件　指Ⅰ类、Ⅱ类放射源丢失、被盗、失控，或者放射性同位素和射线装置失控导致2人以下（含2人）受到全身照射剂量大于8戈瑞，或者10人以上（含10人）急性重度放射病、局部器官残疾。

7. 群体性不明原因事件　发生群体性不明原因疾病，扩散到县（市）以外的地区。

释义：在一个县（市）行政区域内发生群体性不明原因疾病，有死亡病例发生，并扩散到其他县（市），经省级以上卫生行政部门组织调查，仍然原因不明。

8. 预防接种服药事件　预防接种或群体预防性服药出现人员死亡。

释义：发生与预防接种或群体预防性服药事件相关的死亡病例，并经省级以上卫生行政部门组织专家鉴定确死亡原因为预防接种或群体预防性服药所致。

9. 其他公共卫生事件　境内外隐匿运输、邮寄烈性生物病原体、生物毒素造成我境内人员感染或死亡的。

10. 高温中暑事件

（1）24小时内，1个县（市）区域内报告中暑患者150~299人，或有4~9例死亡病例发生。

（2）省级及以上人民政府卫生行政部门和气象行政主管机构共同认定的其他情形。

11. 省级以上人民政府卫生行政部门认定的其他重大突发公共卫生事件

（三）较大（Ⅲ）突发公共卫生事件

1. 传染病事件

（1）发生肺鼠疫、肺炭疽病例，一个平均潜伏期内病例数未超过5例，流行范围在一个县（市、区）以内。

（2）腺鼠疫发生流行，在一个县（市）行政区域内，一个平均潜伏期内连续发病10例以上；或流行范围波及2个以上县（市）。

（3）霍乱在一个县（市）域内发生，1周内发病10~30例；或疫情波及2个以上县（市）；或市（地）级以上城市的市区首次发生。

释义：1周内，10≤病例数<30。

（4）1周内在一个县（市）域内，乙、丙类传染病发病水平超过前5年同期平均发病水平1倍以上。

释义：乙、丙类传染病事件，符合《国家突发公共卫生事件相关信息报告管理工作规范》报告标准，但未达到Ⅲ级标准的事件定为一般事件（Ⅳ级）。

2. 食物中毒事件　一次食物中毒人数超100人；或出现死亡病例。

释义：中毒人数≥100，且死亡病例数=0；或者死亡病例数≥1。

3. 职业中毒　一次发生急性职业中毒10~50人；或死亡5人以下。

释义：10≤中毒人数<50；或者1≤死亡病例数<5。

4. 其他中毒（突发中毒事件）

（1）一起突发中毒事件暴露人数1000~1999人。

（2）一起突发中毒事件，中毒人数在100人及以上且死亡1人；或死亡3~9人。

（3）在一个县（市）级行政区域24小时内出现2起及以上可能存在联系的同类中毒事件

时，累计中毒人数100人及以上且死亡1人；或累计死亡3~9人。

（4）全市（地）2个及以上县（市）、区发生同类一般突发中毒事件（Ⅳ级），并有证据表明这些事件原因存在明确联系。

（5）市（地）级及以上人民政府及其卫生行政部门认定的其他情形。

5. 环境因素事件

（1）在24小时内，1个县级行政区划单位范围内出现一氧化碳中毒人数30~59人，并出现死亡病例；或死亡6~9人。

（2）在24小时内，1个地区级行政区划单位发生以下情况：在其范围内出现一氧化碳中毒人数60~149人，并出现死亡病例；或死亡10~14人。或在其所辖的2个及以上的县级行政区划单位范围内发生Ⅳ级及以上非职业性一氧化碳中毒事件。或地区级及以上人民政府卫生行政部门认定的其他情形。

6. 意外辐射照射事件
是指Ⅲ类放射源丢失、被盗、失控，或者放射性同位素和射线装置失控导致9人以下（含9人）急性重度放射病、局部器官残疾。

7. 群体性不明原因事件
在一个县（市）域内发现群体性不明原因疾病。

释义：在一个县（市）行政区域内发现群体性不明原因疾病，并出现死亡病例，经省级以上卫生行政部门组织调查，仍然原因不明。

8. 预防接种服药事件
预防接种或群体预防性服药出现群体心因性反应或不良反应。

释义：预防接种或群体预防性服药出现群体心因性反应或不良反应，并经省级卫生行政部门组织专家鉴定确认的事件。

9. 高温中暑

（1）24小时内，1个县（市）区域内报告中暑患者100~149人，或有1~3例死亡病例发生。

（2）地市级及以上人民政府卫生行政部门和气象行政主管机构共同认定的其他情形。

10. 市（地）级以上人民政府卫生行政部门认定的其他较大突发公共卫生事件

（四）一般（Ⅳ）突发公共卫生事件

1. 传染病类事件
（1）腺鼠疫在一个县（市）域内发生，一个平均潜伏期内病例数未超过10例。

（2）霍乱在一个县（市）域内发生，1周内发病10例以下。

2. 食物中毒事件
一次食物中毒人数30~100人，未出现死亡病例。

释义：30≤中毒人数<100。

3. 职业中毒事件
一次发生急性职业中毒10人以下，未出现死亡病例。

4. 其他中毒（突发中毒事件）
（1）一起突发中毒事件暴露人数在50~999人。

（2）一起突发中毒事件，中毒人数在10人及以上且无人员死亡；或死亡1~2人。

（3）在一个县（市）级行政区域24小时内出现2起及以上可能存在联系的同类中毒事件时，累计中毒人数10人及以上且无人员死亡；或死亡1~2人。

（4）县（市）级及以上人民政府及其卫生行政部门认定的其他情形。

5. 环境因素事件
（1）在24小时内，1个县级行政区划单位范围内出现一氧化碳中毒人数10~29人，或死亡3~5人。

（2）县级及以上人民政府卫生行政部门认定的其他情形。

6. 意外辐射照射事件　Ⅳ类、Ⅴ类放射源丢失、被盗、失控，或者放射性同位素和射线装置失控导致人员受到超过年剂量限值的照射。

7. 高温中暑事件　24小时内，1个县（市）区域内报告中暑患者30~99人。

8. 县级以上人民政府卫生行政部门认定的其他一般突发公共卫生事件

释义：乙、丙类传染病事件，符合《国家突发公共卫生事件相关信息报告管理工作规范》报告标准，但未达到Ⅲ级标准的事件定为一般事件（Ⅳ级）。其他传染病：可参照乙丙类传染病事件进行定级。

第七节　突发公共卫生事件报告内容

突发公共卫生事件报告内容一般包括事件名称、事件类别、发生时间、地点、涉及的地域范围、人数、主要症状与体征、可能的原因、已经采取的措施、事件的发展趋势、下步工作计划等。具体报告内容根据事件发生、发展和控制过程中所产生的信息，分为初次报告、进程报告和结案报告三种形式进行报告。

一、突发公共卫生事件相关信息报告卡

《突发公共卫生事件相关信息报告卡》（详见附录1）是《国家突发公共卫生事件相关信息报告管理工作规范》给出的标准报告模板，社区卫生服务中心在报告突发公共卫生事件同时，也要填写该报告卡。不过社区在报告突发公共卫生事件时要注意，手足口和急性出血性结膜炎是在上述工作规范后列入的，在报告卡和传染病相关信息卡的填写注意选择填报内容，必要时可以附上如《手足口病聚集性和暴发疫情处置工作规范（2012版）》中的附表：手足口病暴发疫情调查主要信息登记表。

（一）初次报告、进程报告和结案报告的选项

初次报告、进程报告和结案报告的选项即在社区卫生服务中心发现突发公共卫生事件后，无论是初次报告，还是在进程报告或结案报告的过程中，都要填报该卡，即使具备网络直报条件的也要填写该卡。

（二）报告人或报告单位的基本信息

基本信息包括填报单位全称（盖章），填写日期，具体事件报告人的姓名（如事件由某单位上报，则填写单位），事件报告人的联系电话等信息

（三）事件的名称和分级分类

1. 事件名称　一般不宜超过30字，名称一般应包含事件的基本特征，如发生地、事件类型及级别等。例如，××市××县××小学一起××病暴发疫情。建议事件名称统一为："县区名称"（某县或某地级市、某区）＋"具体地点"（某居民区、某单位、某学校等）＋"一起或×例"＋"事件类别"（食物中毒、传染病病名、职业中毒等）＋"事件描述"（暴发、疫情、中毒等）。

2. **信息类别** 报告卡中已经给出10个事件类型，报告人只需在作出明确的事件类型前画"○"。

3. **突发事件等级** 报告卡中给出4个事件等级和未分级，以及非突发事件共六个等级选项。未经过分级的填写"未分级"，非突发事件仅适用于结案报告时填写。

同时要求填写"确认分级时间"和"订正分级时间"。

（四）事件的诊断或判断

要求报告人填写初步诊断的名称和诊断时间，以及订正诊断后名称和诊断时间。

（五）事件信息来源

事件的信息来源包括报告地区、发生地区和详细地点、事件信息来源及详细等信息。要求报告地区至少填写到县区，一般指报告单位所在的县区；发生地区须详细填写到乡镇（街道），如发生地区已超出一个乡镇范围，则填写事件的源发地或最早发生的乡镇（街道），也可直接填写发生场所所在的地区；事件发生详细地址要求越详细越好。对于事件信息来源要求填报人在12个选项中选择接到事件信息的途径，并对谁报的给予详细名称，如机构需填写机构详细名称，报纸注明报纸名称，刊号、日期、版面；电视注明哪个电视台，几月几日几时哪个节目；互联网注明哪个URL地址；市民报告需注明来电号码等个人详细联系方式；广播需注明哪个电台、几时几分哪个节目。

（六）事件涉及的三间分布情况

1. **事件发生场所和事件波及地域范围** 报告卡共给出了19类场所共报告人选择，在作出明确的事件类型前画"○"。如是医疗机构，要求选择相应类别，并选择事件发生的部门。如是学校，要求选择学校类别，如发生学校既有中学，又有小学，则为综合类学校。事件波及的地域范围主要指传染源可能污染的范围。

2. **事件涉及的人数** 要求填报新报告病例数、新报告死亡数、排除病例数、累计报告病例数、累计报告死亡数。"新报数"是指上次报告后到本次报告前新增的数，"排除数"是指上次报告后到本次报告前排除的病例数，"累计数"是从事件发生始到本次报告前的数。

3. **事件的事件分布** 包括事件发生时间（指此起事件可能的发生时间或第一例病例发病的时间），接到报告时间（指网络报告人接到此起事件的时间），首例病人发病时间（此起事件中第一例病人的发病时间），末例病人发病时间（此起事件中到本次报告前最后一例病例的发病时间）等内容。

（七）涉事人群的主要症状体征

要求填写症状按照卡中分类选择，主要症状和体征可以在附表中详细填写。

（八）主要采取的措施与效果

要求在附表中按要求选择采取的措施与效果

（九）附表

该卡在后面附了11个附表，分别为传染病事件相关信息、食物中毒事件相关信息、职业中毒事件相关信息、农药中毒事件相关信息、其他化学中毒事件相关信息、环境卫生事件相关信息、群体性不明原因疾病相关信息、免疫接种事件相关信息、医院内感染事件相关信息、放射性卫生事件相关信息、其他公共卫生事件相关信息表等，是对《突发公共卫生事件相关信息报告卡》信息的扩展。

有些新列入突发公共卫生事件的如手足口病、急性眼结膜炎等相关信息报告，可以根据国家有关规定的表格填报，如卫生部《手足口病聚集性和暴发疫情处置工作规范（2012版）》附录的"手足口病暴发疫情调查主要信息登记表"。

二、初次报告、进程报告和结案报告的内容和要求

（一）初次报告

初次报告的特点是要求"快"。对未确认事件在初次报告中主要体现：信息来源、基本情况（时间、地点、事件名称、危害范围、事件性质的初步判定、拟采取的措施）。而对确认的事件在初次报告中主要体现：危害程度、流行病学分布、事态初步评估、控制措施。

（二）进程报告

进程报告的特点要求"新"。主要为事件的最新进展情况，包括：事件的新进展（事件的发展与变化、处置进程、事件的诊断和原因或可能因素；新增病例，事件发展或渐趋平息等）、实验室检测结果报告、最新的阶段评估报告、各级卫生、行政管理部门审批意见信息、控制措施的改变或效果、对初次报告内容的补充和修正。重大及特别重大突发公共卫生事件至少按日进行进程报告。

同时在进程报告中应注意：进程报告中每次必须填写总的波及人数，以及新增病例数，不过在网络中进程报告中填写病例数时，如果没有新增病例则为"0"。事件级别变化需及时订正级别，事件性质变化或明确及时订正名称和类别。

（三）结案报告

结案报告的特点是"全"。在突发公共卫生事件终结后2周内，报告人对事件的全貌进行全面分析，包括事件的发生原因、发展变化、采取的处理措施及其效果评价和总结、与此类事件相关的研究资料、取得的经验教训、最终的结论等。

达到《国家突发公共卫生事件应急预案》分级标准的突发公共卫生事件结束后，由相应级别卫生行政部门组织报告单位或个人、当地疾控机构、卫生监督机构等进行事件个案评估，在确认事件终止后2周内，对事件的发生和处理情况进行总结，分析其原因和影响因素，并提出今后对类似事件的防范和处置建议。

由于突发公共卫生事件一旦结案，各地将无法再对网络中相关信息进行订正，因此在结案报告前，要按照规定严格审核，网络报告人要认真仔细核对个案调查表、报告卡、附件的内容信息，避免出现错误和不必要的事件修订，Ⅳ级及其以上事件，要有初次报告、进程报告、结案报告，在结案报告时要有较为详细的附件。

结案报告附件基本框架建议有以下内容：

1. **标题** 包括时间、地点（附件报告中请加入省份+地市+具体地址）及事件内容。
2. **前言** 现场调查的背景及基本情况。

3. **正文** 包括：事件的背景及经过、现场调查方法、现场调查结果（流行病+临床+实验室）、已采取的处理过程及效果评价。

4. **结论和建议**

5. **落款**

6. **参考文献**

三、在突发公共卫生事件报告中的注意事项

1. 报告突发公共卫生事件要做好如下准备

（1）上级过问的准备。

（2）媒体沟通的准备，一般级别以上卫生厅在每月媒体通报材料上通报。

（3）工作材料的准备，在社区卫生服务中心的绩效考核时，会抽查上报的突发公共卫生事件的事件查明率、规范处置率、报告及时率。

2. 报告事件的标题要符合规范的要求 注意避免使用"不明原因"等词语，如××镇外来工×××夫妇不明原因死亡事件；××公司××地旅游发生疑似食物中毒事件（结案报告已经检出副溶阳性）等；在事件未明白清楚时，可以用症状，如食物中毒和肠道传染病经常在开始时难以判断，事件开始时用聚集性胃肠炎，但原因逐渐明确后才更正。当不清楚是否暴发时，可用聚集性/报告病例异常增多。

在事件调查结束后，病因明确时，要及时订正标题，如流感样病例实验室如果检测出流感病毒应该订正为流感。食物中毒明确了什么细菌引起的应该订正为什么引起的食物中毒。

3. 在事件定级过程中应当注意 如果事件不明确时，先定未分级。先从低级报起：未分级→一般→较大→重大。食物中毒事件有比较明确的分级定义：一般为30~99，无死亡；较大为超过100，或有死亡；重大为超过100并出现死亡，或出现10例以上死亡。

4. 在应对媒体报道过的突发公共卫生事件应当谨慎 一方面要及早跟进，另一方面如果发现事件的病例数和媒体报道出入较大，不要轻易否定媒体，要做到有理有据。

5. 学校发生的事件要及时报告与处理

第八节 紧急医疗救援信息报告

由于社区卫生服务中心尚要开展部分紧急医疗救援工作，如在门诊抢救突发公共卫生事件的伤病患者，现场参与突发公共卫生事件的伤病患者的医学急救等情况，因此在开展该项工作中，也要及时向现场指挥应急机构或上级卫生行政部门报告本机构掌握的相关信息。

2011年卫生部办公厅发布了一个《关于做好突发事件紧急医疗救援信息报告工作的通知》（卫办应急发〔2011〕117号），要求"各级各类医疗机构要充分认识做好突发事件紧急医疗救援信息报告工作的重要性，切实加强管理，采取有效措施，落实信息收集报告职责，确保信息报告的及时性、准确性、完整性，为紧急医疗救援工作全面、有效开展提供充分、必要的决策依据"。尤其在"突发事件伤员救治工作涉及两个及以上同级别行政区域时，承担主要救援任务的卫生行政部门要与相关地区卫生部门间建立信息沟通和工作协调机制，统一收集和报送医学救援信息。突发事件伤病员转送和转院过程中，相关急救中心和医疗机构要做好伤病员医疗救治信息资料的交接工作，相关信息要及时报告上级卫生行政部门"。

通常情况下，紧急医疗救援信息报告也可以分成采取初次报告、进程报告和终结报告的形式报送。初次报告内容应当包括：事件发生时间、地点、事件类别、医疗机构接诊和收治伤病员人数及伤情分类，已采取的医学救援措施，是否需要上级卫生行政部门支持等。进程报告应当包括：伤病员门诊留观和住院治疗人数、伤情分级及转归、在不同医院的分布情况，进一步的医学救援措施等。终结报告应当包括：突发事件伤病总体情况、紧急医疗救援工作整体开展情况、问题与经验教训、改进措施和建议等内容。初次报告和伤病情每日统计报告可以固定表格形式报送（在上述卫生部办公厅的通知附有报告参考格式）。特别重大和重大突发事件发生后，在伤员病情尚未稳定的应急救治阶段，应当每日报告医疗救治信息。

社区卫生服务中心在进行紧急医疗救援信息报告，应当注意以下几个特点：

1. 信息报送要"快" 有关突发公共卫生事件的信息报告均有"及时、准确"的要求，这也是实现快速有效处置的前提，也是卫生应急工作的核心内容之一。社区卫生服务中心要充分认识做好突发事件紧急医疗救援信息报告工作的重要性，落实信息收集报告职责，确保信息报告的及时性。要指定专人收集信息和报告信息，建立好报告机制，明确报告责任。

2. 信息报告要"准" 社区卫生服务中心要重视信息报告时效性。对于涉及10人及以上人员伤亡的事件，社区卫生服务中心在接到报告或在收治伤员过程中，并初步确认后，应当立即向所在地卫生行政部门报告基本情况，并及时续报。

在接到特别重大、重大级别突发事件或在敏感时期、敏感地区、敏感人群发生的突发事件医学救援信息时，可先以电话或短信形式报告简要情况，再进行书面报告。较大、一般级别的突发事件医疗救援信息报告按照相关预案和规定执行。

医疗救援信息报告内容重点包括突发事件发生时间、地点、致伤人数和医疗救治工作情况及需要提供的支持援助等，突发事件的级别、事件原因、现场死亡人数、事件伤员身份等非医学救援紧密相关信息可暂不涉及。报告各医疗单位截止时间要一致，注意转院等信息。数据统一一个出口。

3. 信息报告要"简" 社区卫生服务中心在报告突发事件紧急医疗救援信息时，一方面要规范报告形式和内容，另一方面，根据实际情况，采取工作简报、信息专报、专题报告等多种形式，简化程序，快速报送突发事件紧急医疗救援信息。

初次报告和伤病情每日统计报告可以固定表格形式报送。特别重大和重大突发事件发生后，在伤员病情尚未稳定的应急救治阶段，应当每日报告医疗救治信息。

第九节 突发公共卫生事件报告与传染病报告的区别

社区在基本公共卫生服务的信息报告方面，除了要对突发公共卫生事件相关信息按照要求报告外，还要进行日常的传染病报告和管理。而且突发公共卫生事件和传染病报告途径均要求在网络上进行直报。

不过两者的"报告"不完全相同，首先突发公共卫生事件报告是对事件进行报告，而传染病报告是针对病人病例（包括疑似病例）进行报告，主要体现在报告依据、种类、报告时限、报告内容等方面的差异。

1. 报告依据不同 突发公共卫生事件报告主要依据《国家突发公共卫生事件相关信息

报告管理工作规范》，而传染病报告主要依据《传染病信息报告工作管理规范》、《传染病疫情报告制度》。

2. **报告对象不同**　突发公共卫生事件的报告对象是各类或可能的突发公共卫生事件，传染病报告是各类传染病病例，其中病例分疑似病例、临床诊断病例、实验室确诊病例、病原携带者和阳性检测结果5类，其中阳性检测结果竟限采血机构填写。

3. **报告内容不同**　突发公共卫生事件的报告内容按照《突发公共卫生事件相关信息报告卡》填写内容，达到最低报告标准即可进行报告，达到分级标准的事件（Ⅳ或以上），要求有详细的附件报告。而传染病的报告内容是按照《传染病报告卡》格式和要求填写，重点在病例的基本信息、病例分类和诊断订正时间、报告人信息等。

4. **报告种类不同**　突发公共卫生事件针对事件进行报告，涉及需要报告的传染病种类的只有27种，一般都是可能引起急性传染病的病原体。而传染病报告针对疾病本身报告，各地有所不同，一般包括39种甲乙丙三类法定传染病、其他传染病和重点监测疾病，传染病专项监测、专项调查信息以及各地区卫生行政部门自行制定需要报告的传染病。

例如广州市有48种传染病需要进行网络直报，其中甲类传染病2种，乙类传染病26种，丙类传染病11种，重点监测类疾病3种（不明原因肺炎、死亡和AFP），性病3种（衣原体、尖锐湿疣、生殖器疱疹），广州市另行规定有3种疾病要进行网络直报（肝吸虫、恙虫病、水痘），包括引起慢性传染病的病原体。

5. **报告时限不同**　突发公共卫生事件要求在初步核实后2小时内上报。传染病根据疾病种类的不同而要求不同：①要求在发现后2小时内要报告的传染病：包括鼠疫、霍乱、肺炭疽、传染性非典型肺炎、脊髓灰质炎等5种传染病或疑似病人。②要求在诊断后24小时内要报告的传染病：除了上述5中传染病外，其他乙、丙类传染病病人、疑似病人和规定报告的传染病病原携带者。

6. **社区考核指标不同**　突发公共卫生事件的考核指标为突发公共卫生事件相关信息报告率。传染病报告的考核指标包括传染病疫情报告率和传染病疫情报告及时率。

第十节　突发公共卫生事件网络直报

突发公共卫生事件网络直报是指在"中国疾病预防控制信息系统"中子系统"突发公共卫生事件管理信息系统"中填报突发公共卫生事件信息内容，对监测个案信息通过网络系统进行物理上集中，逻辑上分级管理，时实地进行信息收集、审核、储存、加工、维护和使用的过程。

我国突发公共卫生事件管理信息系统是2004年1月1日正式开通，可以主要实现对11类突发事件网上报告、确认、上报、审批、预警等功能。社区卫生服务中心如果具备网络直报条件的，在发现突发公共卫生事件时可以在向属地卫生行政部门指定的专业机构报告同时，对事件进行网络直报，填报新增突发公共卫生事件，并可以对填报的事件和数据进行管理，如获得本社区的实时三间分布等统计分析数据，辅助疫情分析，并有预警管理功能。如图4-2所示进入中国疾病预防控制信息系统登录页面。

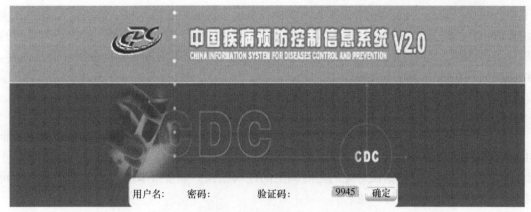

图4-2 中国疾病预防控制信息系统登录界面

一、突发公共卫生事件网络直报系统的模块介绍

"突发公共卫生事件管理信息系统"包含有基于事件管理的信息，基于事件个案的信息和其他信息，如个案信息报告、流行病学调查报告、实验室检测结果报告、其他信息等。进入该系统后，社区卫生服务中心可以在网页左侧看到以下基本模块。

（一）"事件管理"模块

该模块包括"新建突发事件"和"突发事件管理"两个子项目。在"事件管理"中报告人可以实现：新增突发事件、新建进程报告、新建结案报告、导出事件详细、突发事件管理、事件合并、个案归并、附件批量下载等功能。

（二）"实时统计分析"和"定时统计分析"两个模块

这两个模块分别包括"地区分布汇总"、"时间分布汇总"、"事件类别汇总"、"传染病事件汇总"、"学校突发事件表"、"经济损失统计表"等子项目。通过这两个模块，事件报告人可以实时或定时对本社区发生的突发公共卫生事件选择不同项目进行统计分析，对事件信息进行评估、评价。

二、系统填报要求

"突发公共卫生事件管理信息系统"的填报要求准确性、完整性和及时性。

（一）准确表述

要求报告人准确表述事件名称，一般不宜超过30字，具体要求见前面描述。

（二）准确进行级别判定

要求参考《突发公共卫生事件应急预案》进行定级。对于预案中未予以明确界定的，但符合《国家突发公共卫生事件相关信息报告管理工作规范》报告标准的事件，通常建议定级为未分级事件。最后应该明确的是，突发公共卫生事件的确认、分级由卫生行政部门组织实施。即事件必须经过卫生行政部门终审方能予于结案；未分级、一般事件必须县级卫生行政部门审核、较大事件必须市级审核、重大事件必须省级审核、特别重大事件必须国家级审核后才能结案，而且Ⅳ级及以上事件如无附件不予结案。必须注意的是结案后的事件可以继续上传附件但是不可以删除附件，所以社区在结案前应仔细检查附件及其内容。结案时间是在确认事件终止后2周内进行。

（三）内容要完整

报告中对应事件应急响应情况，批示情况等进行描述；个案归并时要注意必填项和非必填项等。注意报告时的填写完整和避免逻辑错误，比如缺少末例病例的发病时间和事件经济损失的评估。逻辑错误常见的是时间上的逻辑错误，如接报事件和初步核实认定时间在不同报告阶段没有保持一致。

（四）网络直报的及时性

网络直报的及时性包括报告的及时性和审核的及时性，要求社区卫生应急医师在及时网络直报的同时，也及时电话告知当地疾控机构，对网络直报信息及时进行审核。同时社区卫生应急医师也要及时对信息进行订正，并及时进行结案终审、结案报告。

（五）突发公共卫生事件应急反应终止条件

隐患或相关危险因素消除，或末例传染病病例发生后经过最长潜伏期无新病例出现。

（六）注意事件分类要求

某起突发公共卫生事件最终确诊为传染病，则该事件归类于传染病事件；例如，在食源性疾病暴发或者水污染事件中，如果明确诊断为甲乙类法定传染病（霍乱、甲肝、细菌性痢疾和伤寒等），建议将其归类于传染病事件。如果流感样病例暴发在进程报告或结案报告时如已经实验室确诊为流感，当及时归类于传染病相应类别中（如丙类传染病流行性感冒）。

三、系统操作演示

（1）通过图4-2界面登陆中国疾病预防控制系统。
（2）点击"突发公共卫生事件管理信息系统"。

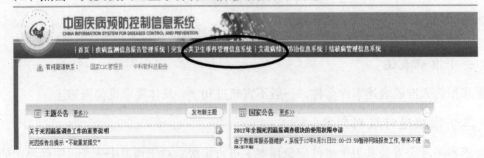

（3）点击左侧功能树【事件管理】–>【新增突发事件】。

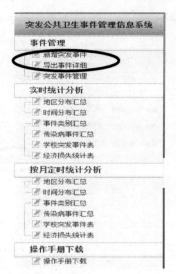

（4）选择事件类型，点击下一步。

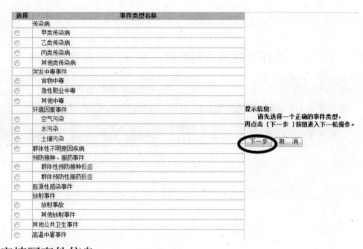

（5）按内容填写事件信息。

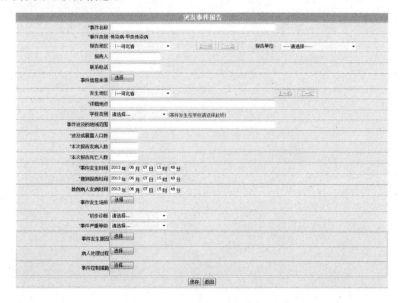

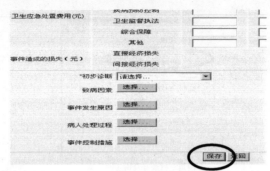

（6）完成后点击保存。

（7）上传附件。

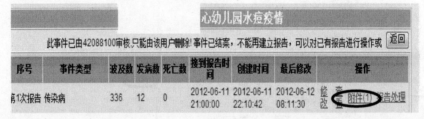

附件上传后，可以在"操作"栏内看到附件，并可点击查看或修改。

第五章　社区突发公共卫生事件现场应急处理和事后评估

第一节　社区参与突发公共卫生事件现场应急处理职责

突发公共卫生事件应急现场处理是指医疗、卫生机构等在应急指挥部门的统一指挥协调下，根据事件现场的实际情况和事件的级别，对事件可能对公众健康带来的影响、危害等开展现场调查和快速评估，及时采取针对性的医学救援和疾病预防控制措施，降低事件带来的危害和防止事件的续发、蔓延而采取的一系列活动措施总称。社区卫生服务中心参与本辖区的突发公共卫生事件现场应急处理，是突发公共卫生事件应急管理"属地管理"的要求，也是《国家基本公共卫生服务规范》项目"突发公共卫生事件报告和处理"要求。

一、社区卫生服务中心现场应急处理的职责

不同类型的突发公共卫生事件都具有不同的窗口期和症状期，窗口期是发生危机后控制的关键时期，所谓卫生应急工作重点前移、关口下移就是尽可能早地控制危机的扩大和减少危机的影响。因此社区卫生服务中心作为可能第一时间接触到事件的病人或伤员的机构，在现场流行病学调查前期能够发挥重要作用，为后续疾控机构的专业调查人员及时、顺利开展流行病学调查提供重要的技术支持。

社区卫生服务中心作为基层医疗卫生机构，在突发公共卫生事件中最关键职责是发现异常。发现异常后，社区全科医师或公共卫生医师应该运用所学的现场流行病学知识，及时收集异常事件的发生时间、地点、人员，以及了解事件发生经过和如何发生等信息，可以在相当程度上缩短突发公共卫生事件应急处置的时间过程。

具体来说，社区卫生服务中心在突发公共卫生事件现场应急处理的职责主要是：协助当地疾控机构开展流行病学调查、疫情处理等应急处置工作，包括对相关人员进行医学观察、追踪访视、预防服药、应急接种、标本采集、疫点疫区封锁和环境卫生消毒杀虫以及宣传教育等疾病预防控制的公共卫生措施；协助指定医院或专业医院对突发事件中的伤、病者进行伤检、急救、转诊等紧急医学救援措施；同时指导辖区内单位和居民开展应急处置或自救工作等社会控制措施。把突发公共卫生事件带来的危害降到最低程度。

按照目前我国《国家基本公共卫生服务规范》的要求，社区在突发公共卫生事件应急现场处置中，主要定位是"协助"当地疾控等专业机构开展流行病学调查等，是基于目前我国社区卫生服务中心的人员结构、专业素质和专业知识构成，以及社区卫生服务中心纳入卫生应急体系的时间尚短，还没有培养出足够的有丰富现场流行病学调查经验的社区公卫医师等。从长远发展来看，社区公卫医师、全科医师甚至社区公卫护士将会成为社区突

发公共卫生事件，尤其小规模的、危害不是太严重的、涉及范围不广的突发公共卫生事件应急处置的主力军。因此，社区卫生应急队伍应当掌握现场流行病学调查技术这项社区卫生应急处置的一项必备技能，对社区有效应对突发公共卫生事件具有非常重要的意义。

不过，在不同类别的突发公共事件中社区卫生服务中心所扮演的角色或工作重点会有所不同，所采取的防控措施也是不同的。

（1）社区卫生服务中心参与现场应急处理的"突发公共事件"，不一定都是"突发公共卫生事件"。突发公共事件的"自然灾害"、"事故灾难"和"社会安全事件"也可以衍生或演化成"突发公共卫生事件"，但是在这类突发公共事件的现场应对中，卫生部门没有起主导地位。

（2）在突发公共卫生事件的应急处置中，有些突发公共卫生事件如职业中毒事件、核与辐射突发事件等，社区由于个体防护装（设）备、现场危害因素监控设备或仪器的配备以及医务人员的专业知识构成等方面的限制，在这类突发共卫生事件的应对时，社区卫生服务中心的应急处置队员工作重点则是以现场人员疏散、外围协助开展一些诸如伤检、卫生消毒等部分现场紧急医学救援等工作。

（3）在突发公共卫生事件中的如传染病事件、食物中毒事件、医院感染突发事件、预防接种或预防服药群体不良反应事件、群体不明原因疾病事件中，社区协助当地疾控机构开展流行病学学调查等疾病预防控制措施的工作量比重会有所增加。

（4）当发生可干扰社区卫生服务中心本身的突发事件如水灾、火灾、地震等灾害以及其他危害社区卫生服务中心的突发事件时，中心本身的医疗卫生资源无法使用或受到限制时，中心应当听从统一指挥，做好人员疏散及现场救治等工作，调查和报告社区和本单位损伤情况，在等待救援过程中积极进行自救活动。

二、突发公共卫生事件应急现场处理的基本原则

突发公共卫生事件现场处理的原则是按照分级响应、属地管理的原则，遵循突发公共事件发生发展的客观规律，结合现场实际情况，根据保障公众生命安全和疾病预防控制工作的需要，坚持控制优先、实验室和流行病学学调查相结合，采取边抢救、边调查、边核实、边处理的方式，有效控制事态发展，减少危害的影响，维护社会稳定。

突发公共卫生事件一旦发生，社区卫生服务中心的应急响应机制应及时启动，发挥处理突发公共卫生事件的中枢作用。卫生应急处理讲究"速度法则"，不过在强调速度的同时要注意协调一致，以及区域联防联控的原则。事件现场的组织指挥是现场应急处理的至为关键：在突发公共卫生事件情况下，人力资源往往是第一个约束条件，需要现场指挥对进行人员调度，快速决策和取舍。现场卫生应急处理还应坚持"以人为本"的原则，把对人的影响放在第一位，人员的生命安全为最核心目标。并注意"合法性原则"，注意行为的合法性，避免"好心办坏事"，不要误用、滥用权利。

在突发公共卫生事件应急处理时，快速反应非常重要，在应急处理现场要做到"快、准、齐、实"，"快"就是信息完整、准确和快捷上报；"准"就是接到报告后，对事件的发生、发展和事态现在进行综合分析，及时采取强有力的针对性措施；"齐"就是调查处理要做到统一领导、统一方案；"实"就是调查处理方案确定后，分工负责，具体落实，督办到位。还要注意全面、细致、冷静和果断，为抢救病人、防止事态扩大赢得时间。

第二节　社区突发公共卫生事件现场应急
处理一般措施

一、突发公共卫生事件现场常用的疾病预防控制措施

（一）针对传染病突发公共卫生事件采用的控制措施

突发公共卫生事件中，社区常用的疾病预防控制措施主要是针对传染病传播的3个环节（传染源、传播途径和易感人群）说采取的控制措施的，包括控制传染源的措施、切断传播途径的措施和保护易感人群等措施。

1. 控制传染病源　传染源是指体内有病源体生长、繁殖、发育并能排除病原体的人和动物。具体地说，就是患传染病的病人、病源携带者或受感染的动物；传染源的意义大小主要取决于是否排出病原体以及排出的量和频度等因素。因此传染源涉及人和动物，对于动物传染源不在社区卫生服务中心的应急预防控制职责范围内。

社区卫生服务中心在传染源控制方面只针对人类传染源，依照相关法律法规定的规定，必要时采取控制措施。首先对传染病病人、疑似传染病患者应做到早发现、早诊断、早报告、早隔离、早治疗。其次对特定的传染病病人、疑似传染病患者、密切接触者或病源携带者一般采用隔离、留验、医学观察等控制措施；不过并不是所有的传染病人都要求采取这类强制性的防控措施，一般只针对甲类传染病、按照甲类管理的乙类传染病和卫生行政部门认为需要采取控制措施的如新发传染病、首次发生具有较强传染性的或较高病死率的传染病、我国尚未发现的传染病发生或传入时或我国已消灭的如天花和脊髓灰质炎野毒株病例等传染病重新流行的病人。

对传染病密切接触者和健康危害暴露人员的管理也是社区卫生服务中心的职责之一。主要任务是协助开展传染病接触者或其他健康危害暴露人员的追踪、查找，对集中或居家医学观察者提供必要的基本医疗和预防服务。

2. 切断传播途径　传播途径是指病原体从传染源体内排出并入侵新的易感者的机体前，在外界环境中停留和转移所经历的全过程。病原体由传染源体内排出并进入易感者体内之前，在外环境中必须依附于一定的媒介物（如空气、食物、水、蝇、日常生活用品等），这些参与病原体传播的媒介物称为传播因素。各种疾病在传播过程中所借助的传播因素可以是单一的，也可以是多因素的。传播途径一般有以下几种：

（1）经空气传播（又分经飞沫传播、经飞沫核传播和经尘埃传播）：特征为传播广泛，传播途径易实现，发病率高；冬春季高发；少年儿童多见；在未免疫预防人群周期性升高；受居住条件和人口密度的影响。

（2）经水或食物传播：包括许多肠道传染病和某些寄生虫病，个别呼吸道传染病也可通过食物传播。

经饮水传播的疾病常呈暴发流行。其流行特征为：病例分布与供水范围一致，有饮用同一水源史；在水源经常受到污染处病例终年不断；除哺乳婴儿外，发病无年龄、性别、职业差别；停用污染水源或采取消毒、净化措施后，暴发或流行即可平息。

经食物传播的传染病的流行病学特征主要有：病人有进食某一食物史，不食者不发病；

一次大量污染可致暴发；停止供应污染食物后，暴发可平息。

（3）经接触传播：有可分为直接接触传播（是指在没有外界因素参与下，传染源直接与易感者接触的一种传播途径，如性病、狂犬病等）和间接接触传播（是指易感者接触了被传染源的排出物或分泌物污染的日常生活用品所造成的传播。被污染的手在此传播中起重要作用。许多肠道传染病、体表传染病及某些人畜共患病均可通过间接接触传播）。

（4）经媒介节肢动物传播：其传播方式包括机械携带和生物性传播。如肠道传染病病原体如伤寒、痢疾等可以在苍蝇、蟑螂等体表和体内存活数天。节肢动物通过接触、反吐和粪便排出病原体，污染食物或餐具，感染接触者。经节肢动物传播的传染病的流行特征为：地区性分布特点；明显的职业性；一定的季节性；青壮年发病较多。

（5）经土壤传播：有些传染病可通过被污染的土壤传播。一些能形成芽孢的病原体（如炭疽、破伤风）等污染土壤后可保持传染性达数十年之久。有些寄生虫卵从宿主排出后，需在土壤中发育一段时间，才具有感染新易感者的能力。

（6）医源性传播：指在医疗、预防工作中，由于未能严格执行规章制度和操作规程，而人为地造成某些传染病的传播。如医疗器械消毒不严，药品或生物制剂被污染，病人在输血时感染艾滋病、丙型肝炎等。

（7）垂直传播：病原体在人们之间的传播称为水平传播；通过母体传给子代称为垂直传播，又可以分通过胎盘传播、上行性传播和分娩传播。

切断传播途径控制措施，主要是根据传染病的传播机理和途径，采取一定的措施，阻断病原体从传染源转移到易感宿主的过程，从而防止疾病的发生。消毒和杀虫、灭鼠是最常用的切断传播途径的方法，包括现场随时消毒、终末消毒等，具体措施包括粪便消毒、污染的环境或物品消毒，空气消毒，防蝇、防鼠、杀虫。通风、洗手也属于这类防控措施。

在突发公共卫生事件的应急现场处置中，社区卫生服务中心的任务是开展疫点疫区处理，目的在于对传播途径进行控制。做好医疗机构内现场控制、消毒隔离，对本机构内被传染病病原体污染的场所、物品以及医疗垃圾和污水，实施消毒和无害化处理；协助对被污染的场所进行卫生处理，开展杀虫、灭鼠等工作均属于切断传播途径的控制措施。

3. 保护易感人群　易感人群是指对某种传染缺乏免疫力，易受该病感染的人群和对传染病病原体缺乏特异性免疫力，易受感染的人群。人群作为一个整体对传染病的易感程度称为人群易感性。人群易感性的高低取决于该人群中易感个体所占的比例。与之相对应的是群体免疫力，即人群对于传染病的侵入和传播的抵抗力，可以从群体中有免疫力的人口占全人口的比例来反映。

常用的保护易感人群的防控措施有口服预防服药和应急免疫预防接种，以及健康教育宣传。如对潜伏期较长的传染病如麻疹可对接触者施行预防接种，服用青霉素预防猩红热，服用乙胺嘧啶或氯喹预防疟疾等。

健康教育宣传目的则是提高易感人群的自我防范意识，以及采取非药物的控制方式保护易感人群，如通风、洗手、戴口罩、远离传染源等。

（二）非传染病性突发公共卫生事件应急处理控制措施

对于非传染病突发公共卫生事件，要根据具体事件发生的原因采取具体的措施，如食物中毒，采取停止可疑食品的摄入，以及针对病人采取排毒的抢救措施是主要的控制措施，食品安全的宣传教育以及餐用具的清洗消毒也是需要采取的控制措施。而在突发急性职业中毒、核与辐射突发事件、环境因素突发公共卫生事件等发生时，社区卫生服务中心采取的疾病预防控制措施一般只有疏散人群远离污染源、开展宣传教育，稳定公众心理状态，以及在充分的个体防护条件下，协助专业机构做好现场调查，提供事发现场、事发单位等基本情况资料。

当中毒患者在社区卫生服务中心内进行医疗急救时，可以采取排毒治疗措施、非特异性综合解毒救急疗法和特异性解毒急救疗法[如有机磷农药中毒使用盐酸戊乙奎醚（长托宁）加复能剂进行抢救]等进行临床急救（具体见本章第三节有关职业中毒内容）。

（三）对托幼机构和学校等集体单位发生突发公共卫生事件应急处理采取的控制措施

1. 托幼机构和学校突发公共卫生事件发生的特点　我国70％以上的突发公共卫生事件发生在学校等集体单位，成因同在校期间学生密度大，近距离接触感染机会大，学校卫生制度和食堂卫生管理不严等因素有关，因此控制学校突发公共卫生事件的发生，对降低我国整体突发公共卫生事件发生率有重要意义。

托幼、学校等集体机构突发公共卫生事件是指发生在各级各类托幼机构或学校内的传染病、寄生虫病和地方病流行、暴发流行或致人死亡的事件；不明原因引起的群体性异常反应，有毒有害因素以及各种方式污染食物、饮用水、空气、物品、场所造成群体中毒、死亡或危害有可能扩散、在社会上造成较大影响的事件。通常是指学校内的食物中毒、传染病流行、预防性接种或预防性服药的异常反应、学生集体癔症、意外伤害等事件。

一般具有人群分布以幼儿和小学生为主，事件种类以丙类传染病（如流行性腮腺炎、麻疹、水痘）的暴发流行为主，冬春季是学校呼吸道传染病的高发季节，夏秋季是学校肠道传染病和食物中毒的高发季节等特点。

2. 社区卫生服务中心采取的控制措施

（1）在发现或接到上级指示或接到学校直报突发公共卫生事件后，社区卫生服务中心应当立即同校医进行联系，初步核实事件，并做好出发前的应急准备。如果需要向上级报告的事件，应当在初步核实事件后，立即向上级卫生行政部门和当地疾控机构报告。

（2）现场存在需要救治的学生病人时，应当以病人救治为第一要务。尤其是对危重病员，要不惜代价，争分夺秒，可以移动的病人应当以最快的速度送往就近的医疗机构进行抢救，如果不能移动的病人，应当现场实施救治，如果技术力量不足时，可以迅速与附近的医疗机构进行联系，请求紧急医疗救助，力争在最短的时间内，在医疗机构的监控之下，使病情能够得到控制或缓解，使危重病员得到及时抢救。

（3）果断消除可能造成突发事件的致病或致毒因素。如封存可疑食品、切断可疑饮水水源或防止继续饮用可疑饮用水、隔离传染病源，如果为甲类或按照甲类管理的乙类传染病发生时，对密切接触者也要采取相应的隔离措施实施医学观察。

（4）保护现场，为进一步查找原因保留物证。社区卫生服务中心应急队员到达学校现场后，在采取应急处置的同时，要注意保护现场，包括保留剩余食品、饮品、药品及餐具、器具、用具等；配合当地疾控部门封锁和保护事发现场，对中毒食品、物品等取样留验，对相关场所、人员进行致病因素排查，对中毒现场、可疑污染区进行消毒和处理。或配合公安部门封锁现场，进行现场取样，开展侦破工作。

二、在本社区内发生突发公共卫生事件时采取的应对处理措施

（一）做好充分的准备

在日常工作中，社区卫生服务中心要做好充分的应急准备，并要考虑在发生突发公共卫生事件时可能出现的情况，做好相应的应对措施：

1. 应急物资和流行病学调查表格资料准备 社区卫生服务中心要做好日常应急物资管理，保障应急物资处在随时可以应用状态。当出现突发公共卫生事件时，根据事件基本情况，准备好各类应急物资，该分配给个人的应急物资及时足量下发给个人，其他应急物资或物品由指定人员专门看管负责，随时支援现场使用的需求。

2. 分诊措施 社区卫生服务中心应该组织实行对发热或有呼吸系统症状患者进行分诊措施，包括在社区出现如急性呼吸道疾病大流行事件发生时加强患者的门诊治疗。当怀疑可能发生流行性/大流行某类传染病时，立即实施医院内感染控制预防措施。

3. 预做涌入大量患者时的计划 根据社区潜在传染病大流行对社区医疗卫生资源影响的风险评估，社区卫生服务中心应预做应对涌入的计划。而且社区卫生服务中心还应列出过负荷能力方面的限制因素（如人力和场地），若需其他机构作为备用点提供医疗卫生保健服务时，则同备用点制订相关合作协议。

同对涌入大量患者时，社区卫生服务中心可能出现的过负荷能力进行充分评估，比如物资供应（药品、个人防护装置等）、通风设备，辅助供氧装置、人员工作安排、机构内基础设施、应对突然增加的卫生服务需求的安全保障，做好相应的预防措施。

4. 医院内感染的预防准备措施

（1）社区卫生服务中心应当对临床一线的医护人员和卫生应急队员优先安排医院感染有关知识、有关传染病的知识培训（主要病原体、流行病学、病死率、传播途径、如何切断传播链以及个人防护个人防护装置的使用）、院感预防的工作程序等培训，以减少他们的感染风险。

（2）制定医院内感染预防标准，提升社区卫生服务中心卫生安全操作文化。根据引起大流行的病原体实施感染预防措施。

（3）明确社区卫生服务中心内标本的收集、运输和处理的操作规程，现场采样者应根据引起大流行的病原体特点，在标本收集过程中使用相应的感染控制措施。采用标准预防将标本运输到实验室。

（4）当需要对传染病患者实施转诊或转移到备用点的过程中，要注意运送途中的生物安全运送。制定详细的安全转运方案。

（5）在突发公共卫生事件发生期间，注意监测社区医护人员的健康状况，必要时对临床第一线或应急队员考虑接种合适的疫苗，或提供抗病毒药物预防。

（二）及时采取正确的应对处理措施

当社区卫生服务中心的卫生应急队员发现、怀疑或接报本辖区发生了突发公共卫生事件时，社区应当采取以下主要应对措施：

（1）在问明疫情发生地、发生时间、波及人口、主要症状等基本情况，做好相关记录，并初步进行核实后，及时向属地疾控机构报告，同时报告中心值班领导，由中心领导决定

是否启动社区应急预案。同时根据值班领导要求通知应急队员做好应急准备，准备必要的流调资料供应急队员参考，以及做好网络直报的准备。

（2）当应急预案启动后，立即制定应急处置方案。

（3）如果需要赶赴现场，应急队伍应做好包括人员准备在内的各项应急准备：赴现场前应准备必要的资料和物品，包括调查表（必要时需根据初步调查结果，在现场设计调查表）、调查器材、采样物品、现场用卫生消杀预防控制器材、药品、个人防护用品、相关的专业资料、现场联系电话等信息、便携可上网电脑、照相机等。

（4）当现场存在需要抢救的病人或伤员时，首先是采取积极救治等妥善处置病人，必要时请求上级救援，不具备条件时，应当及时转诊等医疗救援措施；根据分级救治与合理转运相结合的原则，对伤病员进行检伤、分类，分级、分区急救处理和转运。危险化学品、核和辐射事件的伤员应及时转运到专业医疗机构救治。

（5）到达现场后，在初步了解事件发生情况后，制定简单的调查计划，分工落实应急队员的工作安排，开展开展事件的初步核实，协助有关部门收集事件信息、开展现场流行病学调查（个案调查），以及采集必要的生物标本和样品等工作，并做好现场工作记录。在当地疾控机构专业人员到达之前，应注意尽可能保护现场，保留证据。

（6）根据初步调查结果，尽快确定疫源地的范围，根据发病日期一般可确定病人可以排出病原体的日期（传染期），查明病人在此时期内的活动范围，带病原体的排泄物污染了外界什么物品、污染范围，在病人可能传播范围内开展病例主动搜索，发现可疑病人，根据以上情况，尽快确定疫点疫区范围，提出相应处理措施（消毒、停业整顿等）。

社区卫生服务中心突发公共卫生事件应急队员还有一个重要职责是调查并登记密切接触者。对于某些传染病，病人的密切接触者，尤其是传染期内的密切接触者，有可能已经被感染，而存在发病的可能，因此，要对接触者及时进行调查。根据此种疾病的传染特点，区分密切接触和一般接触者，查明哪些人应该接受医学观察或留验，哪些人应该接受预防接种、被动免疫或药物预防，应该进行什么检验等。询问每个密切接触者的健康状况，活动范围和主要接触人员等，如果发现病例在传染期内有外出史，应按有关规定通知交通部门和当地疾病控制部门，以便对其密切接触者进行追踪调查。

（7）对重大传染病突发公共卫生事件，就地隔离密切接触者进行医学观察等，按要求对易感人群采取群体预防防护措施。

（8）落实必要的公共卫生控制措施，防止疫情扩散，防止交叉感染和污染；如疫点疫区的消毒，杀虫灭鼠；协助卫生监督部门开展如食物中毒物品的封存或销毁措施。

（9）开展突发公共事件的卫生防护知识等宣传教育，稳定公众的恐慌心理，指导辖区内单位和居民开展卫生应急处置等；在赶赴现场前，社区卫生服务中心健康教育组队员应准备相应的。

（10）在调查和开展防控措施过程中，做好自身和其他现场人员的卫生防护。

三、在毗邻地区或社区发生突发公共卫生事件时的应对措施

当突发公共事件发生在临近地区或毗邻社区时，该社区卫生服务中心应当密切保持与事发社区卫生服务中心的联系，及时获取相关信息；组织做好本社区突发公共卫生事件应急处理所需专业知识、人员和应急物资准备；加强相关疾病监测工作，必要时建立专门的

报告制度；开展重点人群、重点场所和重点环节的监测和预防控制工作，防止事件发生、传入和扩散；开展社区防治知识宣传和健康教育，提高社区医务工作人员应急意识和公众自我保护能力和意识；根据上级卫生行政部门和有关专业机构的决定或建议，开展相应的预防性应急措施。

拓展知识

●《传染病防治法》第三十九条规定：医疗机构发现甲类传染病时采取下列措施，不具备隔离条件的，应当及时转诊：

（1）对病人、病原携带者，予以隔离治疗，隔离期限根据医学检查结果确定。

（2）对疑似病人，确诊前在指定场所单独隔离治疗。

（3）对医疗机构内的病人、病原携带者、疑似病人的密切接触者，在指定场所进行医学观察和采取其他必要的预防措施。

——拒绝隔离治疗或者隔离期未满擅自脱离隔离治疗的，可以由公安机关协助医疗机构采取强制隔离治疗措施。

——医疗机构发现乙类或者丙类传染病病人，应当根据病情采取必要的治疗和控制传播措施。

——医疗机构对本单位内被传染病病原体污染的场所、物品以及医疗废物，必须依照法律、法规的规定实施消毒和无害化处置。

●《突发公共卫生事件应急条例》第四十四条规定：在突发事件中需要接受隔离治疗、医学观察措施的病人、疑似病人和传染病病人密切接触者在卫生行政主管部门或者有关机构采取医学措施时应当予以配合；拒绝配合的，由公安机关依法协助强制执行。

●留验：即隔离观察，即在指定场所进行观察，限制活动范围，实施诊察、检验和治疗。

●医学观察期：密切接触者与传染病病人或污染物等最后一次接触之日顺延一个最长潜伏期结束。实施医学观察的人员，一般是指传染病密切接触者，在医学观察期间，这类人员可正常工作、学习，但需接受体检、测量体温、病原学检查和必要的卫生处理等医学观察。

四、突发公共卫生事件应急响应和终止

突发公共卫生事件应急预案启动，也是应急响应的启动，即对突发公共卫生事件采取行动，原则是分级响应。不过如果事件得到控制，就不能一直处在应急响应状态，必须有个应急响应终止的程序，使各类应急资源恢复到应急前的状态。一般来说，突发公共卫生事件应急反应的终止需符合以下条件：突发公共卫生事件隐患或相关危险因素消除，或末例传染病病例发生后经过最长潜伏期无新的病例出现。Ⅳ级突发公共卫生事件的应急响应终止一般由县（区）卫生行政部门建议，本级人民政府做出终止应急反应的决定，Ⅳ级以上突发公共卫生事件的应急响应终止由上级人民政府决定。

对于社区卫生服务中心来说，事件的响应可以是主动的过程，而终止则是个被动过程。为了及时控制事件的发生发展，社区卫生服务中心的领导可以根据本中心的应急预案，及时启动应急预案，调动应急资源，控制事态发展，但应急响应的终止则必须根据上级的指示方能终止。

第三节　不同类型突发公共卫生事件现场处理社区具体应对措施

一、传染病突发公共卫生事件

传染病突发公共卫生事件本身具有突发性和传播性，传播无界限，可以在短时间内突然造成大批人群发病或死亡，从而引发群体恐慌。严重者，可影响到国家安全和政府形象，甚至政治稳定。因此及时有效地控制传染病疫情，具有非常重要的意义。

社区卫生服务中心发现传染病疫情一般有通过监测系统、门诊全科医师临床诊治发现和其他途径如上级指示、社区内集体机构或个人自报等途径。一般通过监测系统发现的疫情，其病因一般是明确的，通过自报、临床发现的，其病因必须要进行检索。

无论哪种方式发现了传染病疫情，社区卫生服务中心首先应进行的程序是报告，向当地卫生行政部门、当地疾病预防控制机构报告以及网络直报。同时对病人采取医疗救治和管理措施。

（一）针对传染病突发公共卫生事件，社区可以采取以下应对措施

1. 病人医疗救治和管理　积极组织救治病人，隔离传染源，包括对传染病人、疑似病人采取隔离、医学观察等措施；在发现病人时，要做好登记，并按照突发公共卫生事件规定进行报告。

（1）当发现甲类传染病或按照甲类传染病管理的病人时，应控制措施：我国规定，对于发现鼠疫、霍乱等甲类传染以及对乙类传染病中的传染性""""非典""""型肺炎、肺炭疽和人感染高致病性禽流感以及由国务院卫生行政部门报经国务院批准后予以公布的其他乙类传染病和突发原因不明的传染病时，首先按照规定及时报告，并对病人、病原携带者，予以隔离治疗，隔离期限根据医学检查结果确定。因此，社区卫生服务中心在发现这类病人时，应立即就地隔离，包括随诊的病人家属和救治全科医师，同时，报告当地卫生行政部门和疾控机构。对拒绝隔离治或者隔离期未满擅自脱离隔离治疗的，可以由公安机关协助医疗机构采取强制隔离治疗措施。

（2）发现乙类或者丙类传染病病人时，应当根据病情采取必要的治疗和控制传播措施。对居家隔离治疗的病例需要指定专人负责，社区卫生服务中心医师负责治疗、指导和随访，定期监测体温和病情，一旦发现病情变化及时转送到定点医院治疗。

密切观察居家隔离治疗的病例的家庭成员，做好个人防护和家庭消毒措施，一旦出现症状，立即上报疾控部门并就医。根据需要，社区卫生服务中心工作人员应按疾控部门要求定期上报隔离治疗和医学观察情况。

（3）如社区卫生服务中心不具备传染病诊疗条件的，或超出社区卫生服务中心诊治能力的，非危重病人转到当地传染病或其他专科医院归口治疗，危重病人先就地抢救，待病情稳定后再转诊到传染病或其他专科医院进一步治疗。

（4）人数较多超过社区卫生服务中心救治能力的，需及时协调上级主管部门进行协调。

2. 传染病密切接触者和健康危害暴露人员的管理　协助开展传染病接触者或其他健康危害暴露人员的追踪、查找，对密切接触者集中或居家医学观察者提供必要的基本医疗

和预防服务；对隔离者进行定期随访。

医学观察期由密切接触者与传染病病例或污染物品等最后一次接触之日起顺延一个最长潜伏期结束。在医学观察期观察其健康状况，有否染病可能，及早诊断治疗与救护，又减少和避免将病原体传播给健康人群。

医学观察期间，密切接触者如出现相关症状，应立即送定点医疗机构进行隔离治疗、采样和检测，并对与其有密切接触的全部人员进行医学观察。如密切接触者排除，与其有密切接触的全部人员解除医学观察。医学观察期满，如密切接触者无异常情况，应及时解除医学观察，并由负责医学观察的社区卫生服务中心出具书面健康证明。

社区卫生服务中心医务工作这在实施医学观察的时候，应注意：

（1）在进行医学观察前，要向密切接触者说明医学观察的依据、期限及有关注意事项。

（2）告知负责医学观察的医疗卫生机构及相关人员的联系方式。

（3）做好科普知识宣传。

（4）每日对密切接触者健康状况进行访视和测试体温等检查，记录密切接触者的健康状况。

（5）集中医学观察场所应定期按上级部门要求报告密切接触者医学观察情况。

（6）集中医学观察场所应配备必要的消毒设施、消毒剂和个人防护用品，认真做好本场所的清洁与消毒工作。

（7）实施医学观察的工作人员应做好基本的个人防护。

3. 流行病学调查和样品采集　社区在完成疫情报告和上述传染病病人的救治与管理，以及密切接触者和暴露人群的管理等措施后，还要做好突发公共卫生事件的报告，流行病学调查工作的准备等工作，争取第一时间到达现场进行现场勘查，在等待当地疾控机构专业人员到达前，可以先按照现场流行病学调查的要求，先行开展部分流行病学调查工作。

（1）协助当地疾控机构开展流行病学调查（具体见本书第七章第一节内容），采集生物标本和样品（具体见本书第七章第四节内容），如采集传染病病人急性期和恢复期的双份血清标本、呼吸道类传染病人的鼻咽拭子、肠道传染病人的呕吐物和粪便样品等；在开展现场流行病学调查和样品采集过程中，社区卫生服务中心的应急队员应当注意自身的个体防护，样品采集要根据要求和疾病特点采集相应足量的样本，样品的保存、运送条件要符合相关要求。

（2）收集提供病人、密接者和其他健康危害暴露人员基本信息、提供暴发疫情场所基本情况、与辖区其他部门（如居委会）等沟通联系，协助流调人员入户调查、协助采样。

4. 疫点疫区处理　做好医疗机构内现场控制，院内感染控制，消毒隔离，个人防护，医疗垃圾和污水的处理。协助做好被污染场所进行卫生处置，开展杀虫、灭鼠等工作。疫点疫区的处理要根据专业机构的要求，针对不同的对象采用相应的消毒杀虫方法，做好个人防护和减少不必要的环境污染，确保消毒杀虫效果。不过社区卫生服务中心参与消毒杀虫工作人员应该由有现场消毒杀虫经验或接受过消毒杀虫培训的人员进行（具体见本书第七章第五节内容）。

5. 应急接种和预防性服药　在当地疾控机构的指导下，具体实施应急接种、预防性服药、应急药品和防护用品的分发等工作，并提供指导。应注意的是，应急接种的实施必须按照相关规定程序批准后开展，开展免疫接种的工作人员应具有相应资质和能力，做好疫苗、人员等准备和组织工作，并开展免疫接种异常反应的监测和处理，超出社区卫生服务中心处理能力的应及时提请上级专业机构参与处理（具体见本章第四节内容）。

6. 宣传教育 首先社区卫生服务中心应根据辖区传染病和突发公共卫生事件的性质和特点，确定健康教育核心信息，采取多种形式（如制作传单、折页、宣传画、宣传板报、语言教育等）开展相关知识的宣传教育，如开设咨询热线，解答相关问题，最大程度减少卫生应急事件对公众健康造成的危害。

7. 技术指导 社区卫生服务中心对辖区内各单位突发公共卫生事件防控措施的制定与落实给予技术指导，协助做好对社区各单位突发公共卫生事件防控工作的监督、检查。

（二）不同传播途径的传染病控制措施侧重点

1. 呼吸道传染病 呼吸道传染病是指病原体从人体的鼻腔、咽喉、气管和支气管等部位侵入后引起的有传染性的疾病。常见的经呼吸道传播的传染病有：肺鼠疫、传染性""""非典""""型肺炎、人感染致病性禽流感、麻疹、肺炭疽、肺结核、流行性脑脊髓膜炎、百日咳、白喉、猩红热、流行性感冒、流行性腮腺炎、风疹等法定管理的传染病，以及军团菌病、普通感冒、腺病毒、呼吸道喝胞病毒感染、水痘等非法定管理的较为常见的传染病。这些传染病在某种情况下均可引起突发公共卫生事件。

呼吸道传染病的传播特点：传染病病人是最主要传染源，尤其那些不存在病原体携带状态的传染病，如百日咳、麻疹、水痘，病人是唯一的传染源。传播途径都是经空气传播，如飞沫、尘埃、气溶胶等，有些还可以通过间接接触传播，经手—鼻—口途径。而且呼吸道传染病人群普遍易感，尤其婴幼儿、儿童、老年人和免疫力低下者。

因此在呼吸道传染病疫情的控制措施上，隔离治疗病人是控制呼吸道传染病流行的有效措施，还有密切接触者的追踪（隔离、留验、医学观察、健康随访）、发热病人的监测、带菌者服药或预防接种、保护易感人群、做好环境清洁、通风和消毒、开展健康教育等措施；对于学校还应采取加强晨检、局部的暂时停课等措施。

由于通过呼吸道传播的传染病传播途径不易控制，很多时候会采取隔离的防控措施，在流行病学上，对严重的急性呼吸道传染病（如 SARS、人感染禽流感、新型冠状病毒引起的呼吸窘迫综合征等）需要采取隔离措施的指征包括：①在已知或可疑的潜伏期内，有到存在可能引起关注的急性呼吸道疾病病例的国家旅行的经历；②可能职业暴露于可能引起关注的急性呼吸道疾病的病原体或新型病原体；③在未采取任何保护措施的情况下，与已知或怀疑处于潜伏期的患有可能引起关注急性呼吸道疾病的患者接触；④是不明原因引起的急性呼吸道疾病患者的密切接触者，后者包括接触患有急性呼吸道疾病的家庭成员；⑤对于新型病原体，在获得更多信息后，流行病学线索可能会发生改变。

2. 肠道传染病 肠道传染病是指各种病原体经口侵入肠道并能由粪便排出病原体的一类疾病，在法定报告传染病中占有重要地位。肠道传染病通常的症状有腹泻、腹痛、呕吐等，还会引起并发症，如脱水、毒血症的呢过，严重会造成死亡。

常见的肠道传染病有：细菌引起的霍乱、伤寒副伤寒、细菌性痢疾、大肠埃希菌感染腹泻、沙门氏菌病、病毒引起的甲型和戊型病毒性肝炎、脊髓灰质炎、诺如病毒和轮状病毒胃肠炎以及寄生虫引起的阿米巴痢疾等。

肠道传染病的传染源是受病原体感染的人（包括病人和病原携带者）或动物（包括患病和带菌动物），主要通过粪–口途径传播，有经水传播、经食物传播、经接触传播、经苍蝇传播等途径。

根据肠道传染病的特点，在肠道传染病疫情的应对时，主要是以切断传播途径为主，同时加强对传染源的管理，采取综合性预防控制措施，对重点人群、集体单位及临时性大型工地应特别注意预防暴发和流行。具体的措施包括：隔离治疗（包括带菌者）、加强饮用水消毒与管理、加强粪便和垃圾的消毒与管理（包括对传染源污染的环境实施随时消毒，对病人的粪便、呕吐物要严格消毒）、加强食品安全管理、疫点疫区控制和环境消毒、灭鼠灭蝇、开展饮水和食品安全等宣传教育、必要时采取应激性预防服药和预防接种等措施。

3. 人畜共患病 人畜共患病是指人和脊椎动物由共同病原体引起的，在流行病学上有关联的疾病。其中由野生动物引起的人畜共患病又称为"自然疫源性疾病"。在人类认知的1147 种人类传染病中有 62% 来源于动物，根据病原体不同，人畜共患病可分为由病毒、立克次体和衣原体、细菌、真菌、寄生虫引起的五大类疾病，如狂犬病、血吸虫病、森林脑炎等。

该疾病的特点是传染源为人和动物（家畜、啮齿类动物、鸟类），可以通过消化道、呼吸道、皮肤接触和经节肢动物传播（如叮咬），人群对这类疾病普遍易感。

因此在控制措施上，预防控制动物感染，切断由动物传染给人的途径（严禁染疫动物流通和食用）、加强人感染的监测、保护易感人群、开展公共宣传教育。注意对鼠疫、埃博拉出血热、SARS 等人畜共患重大传染病的病例要进行隔离，密切接触者进行隔离医学观察。

4. 蚊媒传染病 虫媒传染病是依靠吸血节肢动物传播的传染病，病原体必须在传播疾病的吸血节肢动物中繁殖，因而媒介是疾病的自然循环中的必要组成部分。其中通过蚊子传播的传染病称为蚊媒传染病，如疟疾、流行性乙型脑炎、登革热、丝虫病等。

控制这类传染病的最主要防控措施是蚊媒的控制。传染源病人是否需要隔离取决于当地是否存在传播该病的蚊媒。

5.新发（再燃）传染病 新发（新认识的）传染病是指一个国家或地区新出现的，因病原体新的变异引起的或从国外新传入的传染病。通常新发与再燃的传染病包括以下几种含义：一是人群中新出现的传染病；二是过去已存在，但发病率快速上升或范围快速扩大的传染病；三是原来已得到控制，由于公共卫生措施不当又重新出现的传染病；四是认为制造的生物恐怖。

新发或再燃传染病的特点

（1）新发传染病在何时、何地发生不可预知，因此无法做好针对性准备。

（2）人群普遍对其缺乏免疫力，也无有效的预防、诊断措施，来势凶猛，传播快，范围广和传播途径多。

（3）往往造成巨大的社会经济损失或影响。

（4）政府决策者无法及时做出决策，因为得不到专业得预防控制建议。

（5）易对公众的心理产生恐慌，造成社会不稳定。

（6）在发生初期，由于临床医师无法采取有效治疗措施，部分新发传染病的病死率较高。

因此对新发（再燃）传染病疫情的应急处置要点为：

（1）根据疾病分布和临床特点、初步判断是否为新发传染病。

（2）组成联合调查小组、收集病例及相关资料、评估期危害性（包括传染性和防护要求）。

（3）开展流行病学调查研究，查找流行病学病因，及时采取控制措施。

（4）就地隔离、对症治疗病人；对密切接触者实施隔离、医学观察；不具备条件的及时转诊。

（5）开展实验室检查，包括病人急性期和恢复期的标本，以及对照人群、动物宿主、生物媒介、外界环境等相关样本。

（6）开展疾病监测和报告、搜索和发现病人。

（7）必要时，请求上级支援和开展跨区域合作。

二、食源性疾病暴发事件

针对社区发生的各类食源性疾病的暴发事件，存在以下几种情形：

（1）在门诊诊治过程中发现食源性疾病就诊病人。

（2）接到群众报告，食源性疾病患者在家或在就餐现场。

（3）托幼机构、学校、工地食堂等集体性单位的报告。

（4）其他：如上级指示、媒体监测等。

社区卫生服务中心在发现食源性疾病暴发事件后，应根据目前的"协助"职责定位，在现场主要可以采取以下应对措施：

1. 发现病人，及时报告　社区卫生服务中心无论在上述哪种情形，发现多名（2人或以上）疑似食源性疾病患者，在初步核实情况后，应在2小时内及时向当地指定得到专业机构报告。

2. 开展初步流行病学调查　对食源性疾病患者开展初步的流行病学调查，提供事件初步调查情况和有关涉事单位的基本情况等资料，协助调查被污染食物的流向、可能暴露者和入户搜索病例等。社区卫生服务中心询问病人或熟悉情况的家属以下情况，有助于疾控机构人员尽快进行"病例定义"：病人的基本情况及姓名和联系方式、发病人数、首发病例时间、病人主要临床症状和体征、发病前48小时早中晚进餐食谱、有共同进餐史人群情况及去向、自行服药情况、其他可疑暴露信息（如饮水情况、接触可疑人、动物或物品，近期当地特殊情况如停水、集中除四害）等等。询问时应注意了解是否存在食物之外的其他可能与发病有关的因素，以排除或确定非食源性疾病。对可疑刑事中毒案件应将情况通报给公安部门。食源性疾病的有关知识介绍和现场流行病学调查技术在第七章第二节进行详细的介绍。

3. 临床急救　对食源性传染病按照传染病临床治疗措施进行抢救治疗。对食物中毒患者的急救治疗原则：加速排出体内的毒物，阻滞毒物的吸收和降低其毒性，给予特殊解毒药物，根据不同的症状进行相应的对症治疗，如非特异性症状可以采用催吐、洗胃、导泻、灌肠、排毒等治疗措施，对感染型中毒病人要给以抗菌毒的治疗措施，对金属中毒要给以特殊解毒剂如二巯基丙醇，而有机磷中毒给以解磷定治疗。

4. 采集临床标本和可疑食品　采集病人血液、呕吐物、排泄物、洗胃液等临床标本进行临床检验和卫生实验室检测，最好在临床用药前采集。根据采样标本的检测目的，注意采样过程中的正确采样方法、合适的采用数量和正确的运送保存样品。如果社区卫生服务中心首先赶到食品安全事故现场，还应对可疑食品或剩余食品进行无菌操作采集。

5. 现场控制　如怀疑为食源性传染病时，要做好院内感染控制、卫生消杀处理、做好个人防护、医疗垃圾处理等现场控制措施。

6. 宣传教育　对涉事的集体单位或社区居民开展食品安全宣传教育，如果事件受公众关注度较高，社区卫生服务中心应该采取多种形式如宣传栏、宣传单张派发、义务咨询等方式开展社区食品安全宣传教育，消除公众对事件的恐慌心理。

三、饮用水污染事件

社区卫生服务中心主要采取的应对措施为：如果发现饮用水污染事故，应及时按照有关规定报告事件，现场应及时实施有针对性的病人救急措施，协助当地疾控机构调查污染范围、搜索病例，协助当地卫生监督机构切断污染的供水系统，协助采集水样，开展饮用水卫生宣传教育等。

四、群体性预防接种异常反应事件

社区卫生服务中心在开展预防接种过程中，出现异常反应事件，首先积极根据异常反应情况和临床表现开展对应治疗，并及时将情况上报当地卫生行政部门和药品监督管理部门；在现场应当排除干扰、疏散病人，如果是群体心因性反应应当避免医疗行为的刺激。对异常反应发生原因开展调查，收集病人与临床资料、预防接种相关信息（包括接种实施情况）。开展预防接种的宣传教育，预防为主（具体应急处置内容见本章第四节）。

五、突发急性职业中毒事件

（一）突发急性职业中毒事件的报告和现场处理

由于职业中毒事件来得急，所以要求反应快、急。不过突发急性职业中毒事件现场往往具有现场复杂（事件发生地点不定、周围环境变化、中毒的毒物不明）、危害性严重、救援难度大等特点，因此社区卫生服务中心发现辖区内发生突发急性职业中毒事件时，首先应及时发现和报告事件，社区卫生服务中心发现突发急性职业中毒事件一般有两个途径，一是社区工矿企业的自报，二是前来救治的病人。第二种情况应当是社区发现事件的主要途径。社区卫生服务中心的全科医师在这种情况下，除了按照常见病考虑外，还仔细询问病人的职业史和接触史，来判断是否为突发急性职业中毒事件。如怀疑为突发事件，全科医师应当按照突发公共卫生事件报告要求及时报告，并初步核实事件情况，有利于事件尽快定级。

在参与突发急性职业中毒事件应急现场应对，要充分考虑人员专业素质、应急物资储备等因素，如果是作为当地第一支医疗卫生救援队伍到达现场后，要在判明对自身没有生命安全危险的情况下，积极指导现场人员撤离、疏散，及时采取对事件中的伤病患者进行搜索、伤检、急救、转诊；以及医学观察和随访、开展健康教育和协助心理干预等措施，并协助当地化学中毒处理专业机构开展事件的健康危害评价，提供事发现场的基本信息和情况。如果在有安全情况保障前提下，处在第一线的社区工作人员可以采取及时封闭或阻断伤害源的控制措施。

（二）突发急性职业中毒事件的紧急医学救援

由于社区卫生服务中心的卫生应急队员可能是第一时间出现在现场的医务工作人员，抢救中毒患者是义不容辞的义务。不过，急性职业中毒现场情况复杂，且毒物多通过呼吸道或皮肤途径，因此在抢救过程中，要在判明对自身没有生命安全危险的情况下。现场急救第一要务是阻止毒物继续进入体内，同时给予适当的急救处理。

1. **呼吸道中毒的现场**　应尽快将患者移至空气流通处，松开衣扣和腰带，保持呼吸畅通，有条件时给氧，同时注意保暖、静卧。救护人员应戴防毒面具或采取其他正确防护措施后方能进入危险区抢救，避免救护人员在救护过程中发生中毒；不具备防护条件的不得进入危险区域抢救中毒患者。

2. **皮肤吸收中毒的现场**　医务人员应佩戴防护手套，迅速脱去患者被污染的衣服，用温水或肥皂水清洗皮肤（忌用热水，敌百虫忌中毒时用碱性液体）。强酸强碱等腐蚀性毒物污染皮肤时，应立即用大量清水冲洗。若被四氯化钛、石灰等能与水反应的物质污染，应先用纸、棉花除去污染物后再用水清洗。

3. **消化道中毒的现场**　如毒物为非腐蚀性的，患者神志清楚又无虚脱现象，应立即洗胃、催吐、导泻或活性碳吸附等方法将毒物消除。腐蚀性毒物中毒时为保护胃黏膜，应尽快采取催吐和洗胃措施，必要时导泻。清醒者可以饮 300~500ml 水或 2%~4%的盐水、1：5000 的高锰酸钾溶液、刺激咽部催吐；昏迷者洗胃要慎重，防止液体或呕吐物误入呼吸道，引起呼吸道梗阻或吸入性肺炎。口服腐蚀性毒物时，一般不洗胃，可以口服鸡蛋清、牛奶、稠米汤或氢氧化铝胶，既保护胃黏膜，同时又阻滞、延缓毒物的吸收。

4. **对症治疗**　局部灼伤应立即用大量清水冲洗，至少 5 分钟。当发现有呼吸困难、发绀等缺氧症状，应立即输氧。呼吸停止时，应立即进行人工呼吸，针刺人中、百会、十宣等穴位，注射呼吸兴奋剂。心脏停搏时，应立即进行心脏按压，心内注射强心剂。

5. **院内解毒治疗**　在院内抢救职业中毒病人时，多采用非特异性综合解毒治疗方法抢救病人，因为大多数化学品中毒都没有特效解毒药。而化学中毒的机制大多数都与活性氧自由基等过量生成有关，所以应当合理选用自由基清除剂，主要用还原性谷胱甘肽（阿拓莫兰），具体使用方法可以参考葛宪民的研究。在该研究中列举了一些常见化学中毒的救急疗法，如毒鼠强采用解毒鸡尾酒疗法，砷化氢（砒霜）中毒的急救采用换血疗法加非特异性综合解毒疗法，三氯乙烯中毒采用超大剂量激素解毒抗过敏，有机磷农药中毒采用长托宁加复能剂进行抢救，急性汞中毒采用二巯丙磺钠解毒等。

六、核与辐射突发事件

社区在参与核与辐射突发事件时，接报后及时按照有关规定报告。现场主要采取的应对措施是：协助分类救治伤员，尽快指导伤员撤离事故现场；对现场伤员采取有效急救和卫生消洗措施；指导公众做好个人防护，必要时在专家指导下发放和服用稳定性碘；开展宣传教育和协助心理干预，协助做好食品、饮用水的控制工作等。

七、自然灾害传染病事件防控

灾害是指对人类社会造成物质财富的损失和人身伤亡的各种自然和社会现象的总称，也称为灾难。我国把自然灾害通常划分为7种类型，即干旱、洪涝、地震、地质灾害、气象灾害、农业灾害和林业灾害。常见的自然灾害有旱灾、水灾、虫灾、热带风暴、雹灾、雪灾、霜灾、疫灾、震灾、火山暴发、雷灾、泥石流、赤潮、滑坡、火灾等15种。

（一）自然灾害后引发的公共卫生问题

由于自然灾害造成了人与其生活环境间生态平衡的破坏，各种公共卫生问题接踵而至，增加了传染病流行的诸多暴露因素，主要表现在以下几个方面：

1. 饮用水供应系统破坏 绝大多数自然灾害都可能造成饮用水供应系统的破坏，常在灾后引起肠道传染病暴发流行。如洪涝发生时，饮用水源被上游的人畜排泄物、尸体以及损毁建筑中的污物等造成破坏；地震、泥石流、海啸与风灾后建筑物的破坏也会累及供水系统，或中断正常供水，而且由于管道破坏，残存的水源也极易遭到污染。旱灾发生时水源枯竭，饮用水短缺，一旦水源受到污染，会造成严重的传染病暴发流行。

2. 食物短缺与污染 当规模较大、涉及地域较广的自然灾害发生时，局部的食物短缺难以避免。加之基本生活条件被破坏，在恶劣条件下贮存的食品很容易霉变腐败，造成食物中毒及食源性肠道传染病流行。食物短缺还造成人们身体素质普遍下降，使各种疾病易于发生和流行。

3. 燃料短缺 自然灾害常导致燃料短缺，尤其被洪水围困的灾民。燃料短缺迫使灾民喝生水，进食生冷食物，从而导致肠道传染病的发生与蔓延。

4. 水体污染 洪涝往往造成水体污染，引起一些经水传播的传染病流行，如肠道传染病、血吸虫病、钩端螺旋体病等。

5. 居住条件 破坏性的自然灾害如水灾、地震、泥石流和海啸等，都会造成居住条件的大规模破坏。造成人们被迫露宿或安置与简陋的棚屋中，人口集中，居住拥挤。露宿使人们易受吸血节肢动物的袭击，虫媒传染病的发病可能会增加，如疟疾、登革热、乙型脑炎和流行性出血热等。拥挤的居住状态，有利于一些通过密切接触传播的疾病流行，如肝炎、红眼病等。如果这种状态持续到或发生在冬季，则呼吸道传染病将成为重要问题，如流行性感冒、流行性脑脊髓膜炎等。

6. 人群迁徙 人群的大规模迁徙，会给一些地方病（如疟疾、血吸虫病）的蔓延创造了条件，以及造成儿童计划免疫中断等。

7. 公共卫生设施破坏 由于公共卫生设施遭到破坏，生活环境恶化，粪便垃圾污水及动物尸体得不到及时处理，随着人群的移动，增加接触传播机会，极易造成传染病的流行。

有时候医疗卫生设施同时也遭到破坏，灾民和抗灾人员在日晒、雨淋、露宿、水浸、虫咬等环境下作业，抵抗力下降，得不到及时的医疗保健，极易发生中暑、感冒、腹泻、急性结膜炎、皮肤病等多种疾病。

8. 生态环境的改变 发生自然灾害时生态环境发生改变，影响生物群落结构的生态平衡。如一些自然灾害后粪便、垃圾不能及时清运，生活环境恶化，蝇媒传染病发生的可能性很大；洪水造成蚊类孳生场所增加，加之人畜混居，防护条件差，导致蚊媒病的发生；洪涝期间由于鼠群往高地迁移，与人接触机会也多，有可能造成一些自然疫源性疾病如鼠疫、出血热、钩体病的流行。

9. **精神卫生问题**　灾民们承受惊恐、悲痛和心理创伤，又瞬间失去了正常生活，衣、食、水、住顿时无着，人群免疫水平急剧低下，对传染病的易感性增加；精神紧张和心理压抑，影响机体的调节功能，易导致一些非传染性疾病和慢性传染病增加发作机会，如肺结核、高血压、冠心病及贫血等都可因此而复发或加重。

（二）在自然灾害发生后社区卫生服务中心采取的应对措施

因此，如果本地区发生自然灾害，为了预防传染病等事件的发生，社区卫生服务中心应当采取以下应对措施：

（1）现场救治伤病员，紧急组织人员，实施现场抢救，迅速运送伤员。对伤员及时做出分类，轻者就近现场施救，重者设法尽速送到医院救治。

（2）为集中避难的群众提供基本医疗服务。

（3）协助当地疾控机构加强常规疫情、暴发疫情的疾病监测和其他监测。监测内容不仅应包括法定报告传染病，还应包括人口的暂时居住和流动情况、主要疾病的发生情况、居民临时住地及其附近的啮齿动物和媒介生物的数量。防止疫情的交叉传播。

（4）协助开展相应的病因清除措施，如粪便消毒和管理、饮用水源的饮水消毒。

（5）发生食物中毒时应及时诊断，紧急处理，及时报告当地疾病预防控制中心，采集病人标本以备送检。

（6）开展爱国卫生运动，开展自然疫源地的灭鼠活动，大力改善临时住地的卫生条件，清除蚊蝇滋生地，阻断传播途径。

（7）宣传饮水、食品卫生知识，指导改善环境卫生状况，包括指导设立临时厕所、垃圾收集站点、深埋人畜尸体。

（8）当外出逃难人群陆续返回时，传染病防治工作的重点应转到防止在返回人群中出现传染病流行。应对返回人员加强检诊，了解他们曾经到达过哪些重要的地方病疫区，如鼠疫、布氏菌病和血吸虫病等疫区。对免疫空白或免疫中断的返回儿童及时追加免疫。

八、社区卫生服务中心在参与现场应急处置时的注意事项

社区卫生服务中心医护人员和卫生应急队伍人员在参与突发公共卫生事件现场应急处置过程中，应注意：

（1）应当保持沉着、冷静的心态和责任心；尤其在应对自然灾害事故过程中，应对次生衍生灾害有清醒的认识，随时注意自身安全防护。

（2）在现场应急处置中，保障伤、病患者生命安全为第一应急处置要素。

（3）要注重自身安全与防护，不做任何不科学的冒险救治，避免造成更多人员伤亡。

（4）现场人员应保持手机开机或守候电话以随时联络，对事件现场的动态发展，随时报告给上级卫生行政部门和专业机构有关人员。

（5）在指挥人员疏散和撤离时，注意线路的合理安排。

（6）进行生物标本和样品采样过程中应注意无菌操作和生物安全防护和操作规程，如

禁止吸烟、饮食等可能造成感染的行为，在使用锐利器械如注射器时，注意安全操作等。

（7）离开现场的时候，注意将工作衣等收集集中处理，避免污染扩散等。

（8）现场未经许可或授权，不得接受媒体采访。

第四节　预防性服药与应急接种

群体性的预防服药和应急接种是保护易感人群的一项非常重要的应急干预措施。对于遏制传染病的传播蔓延具有特殊意义。

一、预防性服药

（一）概念

预防服药是指为预防疾病，控制疾病流行，或者在疾病流行区域预防疾病暴发流行，所采取的主动服药预防目标疾病的一种人工干预措施。

（二）在突发公共卫生事件中预防服药的应用

（1）有传染病流行的疫点、疫区的密切接触者和易感人群，比如在伤寒、副伤寒、痢疾、疟疾等流行区有与病人密切接触可能的人员，或进入该地区外来人员，如脊髓灰质炎的易感儿童。

（2）前往灾区救灾的人员或进入疫区处理疫情的人员，根据疫区传染病疫情可能发生情况、流行情况和预防必要性而定。

（3）从传染病疫区返回可能带菌（毒）的人员。

（4）某些急性传染病的家庭、医疗、护理密切接触者。

（三）预防服药的选择

根据预防的目标疾病，预防服药的药物可以是疫苗，也可以是药品。无论选择哪种药物，都应该是不良反应不大、药物疗效时间长的为首选药物。

相比较两种药物效果，服用疫苗效果好于服用药品，因为疫苗的作用是促使人体产生对应的抗体，一旦产生足够的抗体，即可预防相应的疾病，且抗体维持的时间也比较长，预防疾病的效果好。而大多数药物在人体内有效血浓度维持的时间（有效时间）都比较短为达到服药预防疾病的目的，在实际应用中一般都是选用有中、长效作用的药物作为预防服药的药物，而且要多次服用才能达到目的，而且一般而言，中、长效抗生素药物比速（短）效抗生素药物的不良反应要大。

（四）预防服药的不良反应

药物不良反应是指合格药物在正常用法用量下出现的，与用药目的无关的或意外的有害反应。药物产生不良反应产生既有药品本身的因素，如药品的有效成分、添加剂、赋形材料等都可引发不良反应；也有患者的因素，如果患者对某一种药品过敏，那么对化学结构相类似的同一类药品可能存在交叉过敏，因此预防服药者在服药前要向医生特别说明，以避免不良反应的发生；此外，用药方式不当也可引发不良反应。

药物不良反应症状很多，不同的药物产生的不良反应不同。预防服药的不良反应常见于抗生素类药物，这类药物常见的不良反应有过敏反应、毒性反应（胃肠道、肝、肾、神经等不良反应）以及特异性反应。社区的医务人员应当掌握用于预防性服药的药物不良反应症状。

社区卫生服务中心在开展预防服药活动时，应当密切注意服药人员可能产生的药物不良反应。发生服药人员出现可疑不良反应，首先看药品说明书是否注明，如果已经明确注明，则可能性较大。其次社区医务人员可以根据用药时间顺序来判断：

1. **在数秒至数分钟内发生**　如有的做皮内试验后，针头尚未拔出，过敏反应即已发生，病人很快出现灼热、喉头发紧、胸闷心慌、脸色苍白、脉搏细弱、血压下降，甚至神志昏迷，需立即抢救。

2. **在数分钟至数小时内发生**　如固定性红斑常发生在同一部位，呈紫红色圆形或椭圆形，常有水疱，伴有发热等症状。

3. **在半小时至两小时内发生**　如恶心、呕吐、腹痛等症状。

4. **用药后1~2周发生**　如多形红斑常在用药后2~7日出现；剥脱性皮炎、大疱性表皮松解型药疹大都在10日后发生。

5. **停药后较长时间发生**　如链霉素导致的耳聋，常在停药后6个月出现。氯霉素所致再生障碍性贫血也有类似的情况。

社区医务人员还可以根据具体症状来判断。一般而言，药物的不良反应不同于原有疾病的症状，如庆大霉素、链霉素等导致的耳聋，以及青霉素、碘制剂等酿成的过敏性休克。

药物不良反应有些是很难避免的，但有些是可以避免的。社区卫生服务中心在开展预防性服药时应注意下述几点可预防或减少药物的不良反应：

（1）首先应了解患者的过敏史或药物不良反应史，这对有过敏倾向和特异质的患者十分重要。

（2）医师应提醒服药者尤其老年人可能出现的不良反应，至于儿童，对药物的反应不同于成人，其服用剂量应按体重或体表面积计算，用药期间应加强观察。

（3）孕妇用药应特别慎重，尤其是妊娠前3个月应避免用任何药物，若用药不当有可能致畸。

（4）由于一些药物可经乳汁进入婴儿体内而引起不良反应，故对哺乳妇女用药应慎重选择。

（5）肝病和肾病患者，除选用对肝肾功能无不良影响的药物外，还应适当减少剂量。

（6）了解患者自用药品的情况，以免发生药物不良相互作用。

（7）用药过程中，医务人员应注意发现药物不良反应早期症状，以便及时停药和处理，防止进一步发展。

二、应急接种

（一）概念

应急接种是指运用预防接种的基本理论与技术，在传染病暴发或预测可能有传染病流行或大量的外来人口进入或外来传染源进入的区域时，对易感人群或正常人接触某种传染病后采取的紧急预防接种措施，以在短期内提高易感人群对某病的免疫水平，达到预防、控制或终止某病传播蔓延的目的。

应急预防接种强调快速，接种对象范围较宽，常常是整个人群或在一特定人群中针对预防某种疾病进行单一疫苗一次性接种。如某地曾为钩端螺旋体病流行区，1998 年洪涝期间，为了预防钩端螺旋体病的暴发，对这一地区人群接种钩端螺旋体疫苗。

（二）应急接种组织形式

按照接种时间，应急接种的组织形式可以划分以下几种形式：

1. 定期接种　是指在一定的时间内，对疫区内的某类疾病预先采取接种，预防控制某类疾病的流行而采取的一种预防接种。

2. 突击接种　是指选择适当时间，在短期内组织一定的人力、物力，对应接种人群实施接种，以完成接种任务。

3. 暴露后接种　是指已知或疑似暴露于某种传染源后的预防接种，也属于应急预防接种。最常用的有狂犬病疫苗接种，一旦被患狂犬病的动物或疑似携带狂犬病毒的动物咬伤，一般要求在暴露后 24 小时内进行第一次接种。若咬伤在上肢、头部或伤势较重，宜同时注射抗狂犬病毒血清或特异性免疫球蛋白进行被动免疫。用乙型肝炎疫苗阻断母婴传播也属于暴露后接种。

（三）常用应急接种疫苗的种类

预防接种用生物制品有数十种之多，但并非都适用于应急预防接种，一般在以下几种情况才采用应急预防接种：

（1）甲类传染病流行时，如鼠疫等。

（2）疫苗的毒性反应小，遇到已经处于潜伏期的感染者，注射疫苗后不会加重病情。如白喉疫苗、脊髓灰质炎糖丸疫苗、流脑多糖疫苗。

（3）疫苗注射后产生抗体快、所需时间短于该病的潜伏期者。如麻疹的潜伏期一般 7~14 天，最长 21 天，接种疫苗 6~12 天即可产生免疫力。脊髓灰质炎疫苗口服后免疫力的产生虽然没有麻疹疫苗快，但能在肠道迅速复制，不仅能产生局部分泌性抗体（IgA）和体液抗体（IgM、IgG），还向肠腔和外环境排出大量病毒，形成疫苗病毒优势，从而排斥干扰野病毒，而获得免疫学效果，目前，应急口服脊髓灰质炎疫苗已作为控制脊髓灰质炎暴发、流行的主要措施。此外炭疽、甲型肝炎疫苗等的应急接种也能达到预期效果。乙脑疫苗、卡介苗一般不用于应急接种。

下面表中列举了常用的应急预防接种生物制品的名称、接种对象和接种时间等（表 5-1）。

表 5-1　常用应急预防接种生物制品一览表

疫苗名称	接种对象	接种时间
甲型肝炎疫苗	流行地区居民及威胁性职业人群	流行期
伤寒疫苗	流行地区居民及威胁性职业人群	流行期
痢疾疫苗	流行地区居民及威胁性职业人群	流行期
霍乱疫苗	流行地区居民及威胁性职业人群	流行期

续表

疫苗名称	接种对象	接种时间
脊髓灰质炎疫苗	7 岁以上儿童	流行期
流行性感冒疫苗	1 岁以上健康人群	流行期前
流行性脑脊髓膜炎疫苗	6 个月至 15 岁儿童	流行期前
麻疹疫苗	8 个月至 12 岁儿童	流行期
流行性腮腺炎疫苗	易感人群	流行期
水痘疫苗	1 岁以上的密切接触者	流行期
白、破二联疫苗	5 至 14 岁儿童	流行期
肾综合征出血热疫苗	疫区易感人群	流行期
钩端螺旋体疫苗	疫区接触疫水人群	流行期
鼠疫疫苗	疫区人群及进入疫区人员	流行期
狂犬疫苗	暴露者	暴露后
破伤风抗毒素	暴露者（有开放性伤口者）	暴露后

（四）应急接种的组织实施

应急预防接种强调高接种率、安全、有效。因此在采取这项措施前应当进行风险评估：是否必须采取应急接种、接种疫苗种类、可能会出现哪些不良反应等。凡在一个地区组织大范围应急预防接种，必须经上一级卫生行政部门批准后方可组织实施。应急预防接种工作一般由县（区）疾控机构直接组织接种或在其指导下由社区卫生服务中心完成。

1. 接种范围和对象　依据疫区的大小及所要预防传染病的易感人群确定，其目的是保护该地区易感人群免受某种传染病的威胁。

应急接种的范围要根据所要预防传染病可能波及的范围大小而定，可以是一个村、一个乡或一个县；一条街道、一个区或一个市；也可以是一个单位、一所学校等一个划定区域。

不同疾病易感人群不同，因而应急接种的对象也不同。如预防钩端螺旋体，就要针对疫区的农民、饲养员、兽医、屠宰工人以及新疫区的人群。麻疹疫苗的应急预防接种的对象是 12 岁以下的儿童。狂犬疫苗的预防接种主要是针对那些被动物咬伤的人。明确了接种区域和总体人群后，对于具体接种对象的确定，可根据常规预防接种所建立的卡、证、表等预防接种基础资料，按应急接种的要求建立应急预防接种登记表，明确具体接种对象。

2. 接种时间和地点　确定采取应急接种措施后，要迅速确定接种时间，并应集中在短时间内完成，以便迅速形成保护屏障。对于处在某种传染病流行期或暴露后，应急接种越快越好；对于有明显季节性的传染病则应安排在流行期前进行，使易感人群恰在流行期产生保护性抗体。

应急接种地点的选择必须方便群众，可选在常年接种点进行，接种点室内光线应充足明亮，通风良好，地面清洁，防蝇防尘。应配备必要的桌椅，冷藏设备，消毒设施，急救药品，预防接种卡片和登记表格等。紧急情况或在交通不便的情况下，也可在现场设临时接种点，但必须确保室内光线明亮，通风良好，备有冷藏包和急救药品等。

3. 接种途径与方法　应急接种的途径与方法同常规免疫预防接种，与生物制品的性质和剂型有关。目前常用的预防接种途径与方法有皮上划痕法、皮下注射法、肌内注射法、口服法、喷雾法等。具体操作方法和适用疫苗这里不再详细描述。

4. 应急接种的注意事项

（1）接种操作规程与要求同常规预防接种的规程与要求，注意患有感冒、手部有皮肤病或其他传染病的社区医务人员不能参加接种工作。

（2）在上级明确采用的应急接种疫苗后，社区应当尽快开展接种工作。

（3）接种范围和接种对象选择要适当。应该通过流行病学调查来确定疫区、易感人群及传染病的密切接触者。同时要特别注意被接种对象的健康状况，了解有无禁忌证或过敏史。

（4）应急接种后，社区卫生服务中心应开展应急接种免疫效果监测和评价，确保应急接种免疫成功率。

（五）应急接种异常反应

应急接种异常反应同预防接种的异常反应相同，是指在预防接种过程中或接种后发生的可能造成受种者机体组织器官、功能损害，且怀疑与预防接种有关的反应。这类异常反应经过调查分析后，按照发生原因可以分以下几种类型：

1. 常见的预防接种不良反应 预防接种反应又称为预防接种不良反应，常规预防接种与应急接种都有可能发生。通常分为一般反应和异常反应二种。预防接种不良反应是指使用国家药品监督管理局批准生产，并经正式鉴定通过的各类预防制品，在正确实施接种后，只在少数人中发生的与制品或与个体体质有一定联系、出现明显临床症状和体征的接种反应。接种对象在接种时正处于某种疾病的潜伏期或前驱期，接种后偶然发病，或接种对象患有某种慢性病，但临床症状不明显，家属也未主动提供病史的情况下，接种后诱发原有疾病的急性复发或病情加重者，不属于接种不良反应。

（1）一般反应：是由生物制品本身特性引起的反应，系由生物制品性质所决定，其临床表现和强度随制品而异，不会造成生理和功能障碍。部分人在皮下或肌内接种疫苗后 12~24 小时接种局部出现红、肿、热、痛等炎症反应，可同时伴有发热、头痛、寒战、恶心、呕吐、腹痛、腹泻、乏力和周身不适等。局部红肿硬结可在 2.5~5cm，全身反应体温可在 37.1~38.6℃。一般反应属于正常免疫反应，短暂而轻微，不须做任何处理，经适当休息即可恢复正常。对于局部反应较重的可用热敷以帮助消肿，并注意防止感染；对较重全身反应可对症处理，多喝开水，注意休息，如有高热、头痛，可适当给予退热药治疗。

（2）异常反应：是指同一批预防性生物制品，在健康人群中同时进行接种时，仅在极个别人中发生，难以防范，对受种者身体健康造成一定损害的反应。异常反应一般与制品的种类有一定的联系，反应性质与正常反应不同且反应程度较重，与发生反应者体质有关。异常反应大体上可分为非特异性反应、精神性反应、变态反应、免疫缺陷所致严重反应及原因不明的反应。异常反应可以是单一原因引起，也可由多种原因引起。常见的异常反应有晕厥、急性精神反应、过敏性休克、过敏性皮疹、血管神经性水肿、血清病等。

2. 接种事故 预防接种事故是指在接种过程中，因工作人员过失或生物制品质量等原因，造成接种对象出现异常的偶然事件。由于接种对象个体体质的原因（如免疫缺陷、过敏体质等）出现的不良反应，均不属于接种事故。疫苗使用不当可引起发病或加重病情。

预防接种事故虽然不属于预防接种副反应，但可以预防和避免，应予以高度重视。接种生物制品质量方面的问题主要是生物制品不纯或灭活减毒不够，出厂时未经严格的质量检定。工作人员过失方面的问题主要是接种途径、接种剂量错误，无菌操作不严，未坚持接种对象一人一针一管，使用回收的一次性注射器，一瓶多人使用的疫苗安瓿打开后长期暴露，接种时未详细询问病史或未注意掌握禁忌证等。常见的事故有局部或全身化脓性感染，患相应传染病或引起其他传染病人数增加。

3. **偶合症**　是指受种者在接种时正处在某种疾病的潜伏期或者前驱期，接种后偶合发病。

4. **心因性反应**　预防接种实施过程中或接种后因受种者心理因素发生的个体或群体性反应。心因性反应与受种者的精神或心理有关，不是疫苗所引起的。

5. **不明原因**　是指疑似预防接种异常反应，经过调查、分析，其发生的原因仍不能明确的。

（六）接种异常反应发生的原因

1. **疫苗自身因素**　包括疫苗生物学特征、疫苗制造工艺、疫苗中的附加剂（佐剂）、疫苗污染外源性因子、疫苗制造过程中差错等因素，均有可能引起各种接种反应，甚至严重事故。

2. **疫苗使用方面的因素**　包括接种疫苗的对象选择不当、禁忌证掌握不严、接种部位和途径不正确、接种场所不适宜、接种时间安排不当、接种剂量和次数的因素、疫苗运输或储存不当、疫苗在使用时未检出或使用中未充分摇匀、误用与剂型不符的疫苗或稀释液、不安全注射、疫苗接种前的宣传不到位等因素。

3. **受种者的个体因素**　受种者的身体状况、免疫功能、精神因素等都会对接种反应产生一定的影响。

（七）应急接种异常反应或事故的处理

社区在开展应急接种工作过程中，在接种前应应做好宣传工作，消除精神紧张和疑虑；并询问接种对象有无过敏、晕厥、癔症、知觉和运动障碍、自主神经功能紊乱等病史，有上述或类似病史者，一般不予接种；还要避免空腹、疲劳时接种；接种时选择空气流通、明亮的地点；在接种时尽可能减轻注射疼痛。在接种过程中和接种后，要密切关注接种对象可能出现的异常反应或接种事故，一旦发现异常反应或接种事故要积极对症处理与治疗，如经处理仍未见好转，应立即送医院。应急接种过程中出现异常反应同时要逐级上报，不得隐瞒，对于接种事故要并按有关规定予以医疗赔偿。

三、群体性预防接种异常反应突发公共卫生事件的应急处理

（一）概念和分类

群体性预防接种异常反应事件是指同一时间、同一接种地点和/或同一种疫苗、同一批号疫苗发生的 2 例以上相同或类似的预防接种异常反应事件。

世界卫生组织按照预防接种异常反应事件发生的原因，将预防接种异常反应事件分为疫苗反应、实施差错、注射反应、偶合症及不明原因等五类。

疫苗反应是由疫苗固有性质引起，在正确接种时诱发的反应；实施差错是由疫苗储运、准备或接种实施过程中失误导致的事故；注射反应可因受种者对注射的恐惧和疼痛而非疫苗引起的生理或心理反应；偶合症是因受种者在接种时正处于某种疾病的潜伏期或前驱期，

接种后偶合发病；不明原因是指发生原因可能难以确定的反应或事件。

（二）常见群体性预防接种异常反应事件类型

最常见的群体性预防接种异常反应事件包括接种疫苗后感染、接种事故和群发性心因性反应三种类型。

1. 接种疫苗后感染 接种疫苗后感染多是由于一次性注射器或针头重复使用、注射器或针头消毒不当、疫苗或稀释液被污染、稀释后疫苗搁置时间过长等原因所致，可引起注射部位局部化脓、脓肿、蜂窝织炎，全身性感染、脓毒病、中毒性休克综合征、感染乙型肝炎等血液传播性疾病等。

2. 接种事故 接种事故除因疫苗质量问题外，大多是因为接种工作人员责任心不强，造成接种途径错误、接种剂量过大或误将卡介苗作为其他疫苗和药物使用等所致。可引起接种局部红肿、溃疡、淋巴结肿大和溃烂，少数人可伴有体温升高、乏力、烦躁不安、食欲减退等全身症状。

3. 群发性心因性反应 是指在一个特定的群体中，由于接受了同一种"刺激因子"，如接种同一种疫苗，服用同一种预防性药物，由于个别人出现躯体异常不适反应，而导致一批人同时或先后发生类似的连锁反应，是一种心理因素造成的接种反应。不是器质性疾病，其特点是各种检查均查不出疾病，症状与体征不符。其诊断依据是：①有一个异乎寻常而严重的应激事件作为诱因；②精神症状的发生与应激事件在时间上有紧密联系；③主要表现为精神症状、不出现意识障碍，并可伴有强烈情绪变化及精神运动性兴奋或抑制；④症状与体征不符，持续时间不长，预后良好。

（三）群体性预防接种异常反应事件分级和报告标准

按照《国家突发公共卫生事件应急预案》中的事件分级，目前预防接种异常反应事件分为：

（1）重大群体性预防接种异常反应事件（Ⅱ级）：预防接种出现人员死亡。

（2）较大群体性预防接种异常反应事件（Ⅲ级）：预防接种出现群体性心因性反应或异常反应。

而按照《国家突发公共卫生事件相关信息报告管理工作规范（试行）》中的要求，当一个预防接种单位一次预防接种活动中出现群体性疑似异常反应，或发生死亡（群体性预防接种反应）；要及时在突发公共卫生事件管理信息系统进行网络直报。

（四）社区群体性预防接种异常反应事件的现场应急处理

社区卫生服务中心在进行群体性预防接种过程中，要按照群体性预防接种异常反应事件的症状特点和诊断标准，开展病人筛选，及时发现有可疑症状的病人。发现怀疑与预防接种有关的群体性预防接种异常反应事件时，社区应当在发现后 2 小时内，向所在地卫生行政部门和食品药品监督管理部门报告，并同时报当地疾控中心。报告内容主要包括姓名、性别、年龄、儿童监护人姓名、住址、接种疫苗名称、剂次、接种时间、人数、主要临床特征、初步诊断和诊断单位、报告单位、报告人、报告时间等。

1. 控制事件发展 根据事件因果关系和关联性，初步核实后，按照边调查、边核实、边抢救、边处理的原则，科学有序、及时有效地控制事件发展。社区卫生服务中心在事件发生后，应及时疏散病人，不宜集中处理；进行隔离治疗，避免相互感应而造成连锁反应，尽量缩小反应面。在救治病人的过程中，避免医疗行为的刺激，无需补液者避免输液。对病人的治疗应当以"疏导为主、暗示治疗"的方式，进行：正面疏导，消除恐惧心理和顾虑心理，稳定情绪。辅以药物治疗，不可用兴奋剂，可应用小剂量镇静剂，采用暗示疗法往往会收到很好的效果。

由于群体反应人员复杂，个体差异也较大，社区医护人员要仔细观察，注意接种反应之外的偶合症，并及时报告家长及学校，要求积极配合做好治疗工作。特别要防止少数人利用不明真相的群众聚众闹事。

在对事件患者进行医疗处理同时，社区还应积极协助在当地卫生行政部门和有关部门组织的应急处理队伍对接种单位、受种者家庭成员等开展流行病学调查，收集接种人员的临床资料、健康史、家族史或变态反应史等资料，并提供接种资料、疫苗相关材料、接种实施情况等相关证据。属突发公共卫生事件的，按照相应规定进行报告，并分别完成初始报告、进程报告和结案报告。

2. 确定是否是群体性预防接种异常反应事件的步骤　一般应根据群体性预防接种异常反应事件的概念和分级标准判定是否为一起群体性接种反应。可按图 5-1 的步骤进行调查。

3. 群体性预防接种异常反应事件的临床治疗　在开展全面调查的同时，社区应积极开展临床治疗，没有条件的，及早转诊到指定医疗机构收治出现的预防接种异常反应者，进一步明确诊断、及早救治，减少危害。

（1）接种疫苗后感染：接种疫苗后感染多发生在同一接种地点、由同一原因所引起的多人感染。可分为局部感染和全身感染两种。

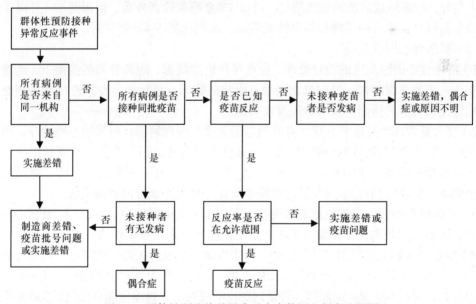

图 5-1　群体性预防接种异常反应事件调查判定流程图

1）局部感染治疗：常见的局部感染有局部脓肿、脓疱病、蜂窝织炎、丹毒等。初起时，可用热毛巾、4%硼酸液或 5%硫酸镁作局部湿热敷，3~5 次/日，每次 15~20 分钟；外敷鱼石脂软膏、消炎止痛膏；脓肿形成后，可用较大针头反复抽脓，并注入青霉素于局部脓腔，每天或隔天 1 次，至痊愈为止，如全身症状明显则切开排脓；应用抗菌药物，以青霉素为首选。

2）全身感染治疗：应早期、足量选用敏感抗菌药物治疗，一般可先选青霉素钠静脉点滴，剂量应加倍。以后可根据情况更换抗菌药物；早期彻底处理局部感染病灶，切开引流，保持通畅；必要时补液，严重贫血可酌情输血及其他支持疗法。

（2）接种事故：因造成接种事故原因多样，有用错疫苗、剂量过大或重复注射、接种途径错误、接种部位错误、继发感染、接种技术不规范、接种对象选择不当等。因此，在发现接种事故时，应及时报告、停止接种、及时调查、查明原因，并采取针对性治疗措施，积极救治患者。日常工作中，要加强培训、树立良好的工作责任心，接种前仔细阅读并遵守使用说明或规程，正确掌握禁忌证，认真做好安全注射，控制并降低接种事故的发生。目前接种事故的发生多见于卡介苗接种，卡介苗接种事故的治疗原则如下：

1）全身治疗：口服异烟肼，也可同时加服利福平；反应较重者可肌内注射链霉素；适当补充营养和维生素。

2）局部治疗：立即用链霉素作局部封闭，越快越好，可使局部不发生溃疡或淋巴结肿大等异常反应；溃疡面较严重者，在用异烟肼液冲洗后，可撒异烟肼粉或利福平粉于溃疡面上。

3）淋巴结肿大或破溃者的治疗：干酪型采取局部热敷，同时口服异烟肼，直至淋巴结缩小稳定为止；脓肿型采用无菌注射器将脓液抽出，并用5%异烟肼溶液冲洗，同时注入链霉素10~20mg，必要时隔7~10日重复抽脓冲洗；窦道型采用20%对氨基水杨酸软膏或5%异烟肼软膏局部涂敷，通常1~3个月可痊愈。

在治疗局部溃疡或淋巴结脓肿时，肉芽组织增生会影响创面愈合，可用枯矾少许撒于创面上包好，创面即成清洁的较浅溃疡，再以1%金霉素软膏外敷，创面渐平，且肉芽组织不再增生而收口，也可用硝酸银棒腐蚀或剪除，在创面撒5%异烟肼粉。

（3）群体性心因性反应

1）群体性心因性反应的治疗处理，应在尽快消除疑虑，隔离管理的前提下，迅速开展以下工作：了解掌握病情，及时选派当地有影响的临床、流行病学专家进行现场调查，掌握发病情况和可能的诱因，及时处理首发病例。

2）妥善处置和治疗患者，建立良好的医患关系，合理解释；可采用心理治疗，用语言暗示并配合适当理疗或按摩，催眠疗法、解释性心理疗法，引导患者及其家长正确认识和对待致病的精神因素，帮助其认识疾病性质，得到家长的配合做好治疗工作。并避免医疗行为的刺激，如进行脑电图、CT、磁共振等检查，避免无须补液者而输液。

3）若诊断明确后，应避免重复检查和不良暗示，应正面疏导为主，消除恐慌心理，稳定情绪，表示辅以药物治疗，如应用小剂量的镇静剂，采用暗示疗法。

4）争取当地相关部门的支持与配合，对事发地政府及有关部门的领导、儿童家长、学校老师，特别是在群体中起"核心"作用的人物，进行心理卫生知识的宣传；相关单位要向儿童家长耐心解释本病发生的原因，答复问题应明确肯定，解除可能有任何后遗症的顾虑。

5）尽快恢复正常的学习、生活秩序，减少紧张气氛，缩短"非常状态"的时间，尽快使学习、生活转入正常化，有利于病例症状消失后回到一个安全的环境，不致再发。

6）防止人为渲染，在调查和控制事件的过程中，要防止宣传媒体和人员的盲目参与，扩大事态，社区医务人员和现场调查人员应保持镇定和良好的秩序，以防人为的渲染、扩大，加重患者的心理负担。

7）群体反应人员因素复杂，个体差异较大，医护人员应当仔细观察，注意接种反应之外的偶合症。

（4）发生死亡事件时：对受种者在接种过程中或接种后发生死亡，怀疑与预防接种有关事件，应按照实事求是的原则，收集相关证据，且必须在48小时内进行尸体解剖检查，查明死亡原因。

4. 宣传与沟通　社区在处理群体性预防接种异常反应事件时，要与当地政府及其相关部门配合，在协助做好医疗救治和流行病学调查的基础上，还要协助做好与事件有关人员的宣传与沟通，做好相关法律法规和政策的解释，化解事件当事者双方的矛盾和冲突，减少或平息社会负面影响，使当事者能按照相关法律程序或预防接种异常反应处理程序配合做好事件的调查、取证、鉴定和处理工作。

第五节　突发公共事件应急现场医疗救援

一、社区卫生服务中心开展突发公共事件医疗救援的职责

（一）社区卫生服务中心开展突发公共事件医疗救援的情形

1. 突发公共事件伤病患者自行前往社区卫生服务中心救治　有时一些突发公共事件的伤病患者会自行前往或在家人朋友的陪同下到社区卫生服务中心进行，如家庭或聚餐发生的食物中毒患者、非职业性一氧化碳中毒患者、某传染病流行期间的病人、某类化学中毒患者等。社区卫生服务中心全科医师应该根据病人的临床表型，并通过询问病人，是否还有其他类似病人，这些病人是否存在空间、时间和人群的聚集性，来科学判断是否属于突发公共事件，如果疑似或确定为突发公共事件，应当尽快按照报告程序进行报告，并决定是否启动中心紧急医学救援应急预案，同时及时对伤病患者开展医疗救治。

2. 现场救援　接到报告后，社区卫生服务中心医护人员在突发公共事件发生现场对伤病患者的医疗救援。接到上级指示或社区内有关单位或机构的报告，首先要了解一本情况，包括单位名称、地址、电话、接报时间、发病时间、人数、主要症状（临床表现）等，对事件进行初步核实后，及时报告，并决定是否启动中心紧急医学救援应急预案。

社区卫生服务中心作为可能一地个出现在事件发生现场的医疗卫生应急队伍，到达现场后，应当尽快对事态的发生、发展和现状进行综合分析，采取有力的针对措施，为抢救病人赢得时间，防止事态扩大。

在这个过程中，社区卫生服务中心应当做好接受病人的准备，如果不具备条件，及时向上级反映情况，通知相关医院做好接受病人的准备。

在现场的社区医护人员，在确保自身生命安全的前提下，迅速介入救治现场，对病人开展医疗抢救。

（二）社区卫生服务中心在现场紧急医疗救援处理的要求

在现场紧急医疗救援中，社区卫生服务中心医护人员的处理措施应当做到："全面、细致、冷静、果断"。

1. 全面　在接到病人或接到报告后，首先要了解情况，快速准确做出科学的判断，并及时、全面、快捷地将事件信息上报。并做好针对性的采抽样工作，以便针对性地送检实验室检测。

2. **细致** 对事件发生过程要细致了解，发生场所要全面勘查。

3. **冷静** 在调查过程中，不要过于紧张，从关心病人病情病状出发，单独询问，详细了解情况。在事实未查明之前，不要过多回答患者及家属提出的问题。

4. **果断** 一旦查明危及伤病患者生命体征的情况或病因，要迅速决策，果断采取临床急救措施。

二、突发公共事件应急现场医疗救援的任务和特点

（一）任务和特点

现场专业医疗救援的任务主要有三条：①迅速对伤病员进行检伤分类，找出生命受到威胁的危重伤病员并紧急处置其致命伤；②保持危重伤病员的气道通畅、供氧、维持其血液循环，满足基本生命需要；③迅速安全地将所有伤病员疏散、转运到具有救治能力的医院。围绕上述三项救援任务，根据事件情况、伤病员的伤情及现场可利用的医疗资源，紧急制订现场救援方案，并在现场医疗指挥监督下严格执行，这是救援成功的前提保证。

现场急救的特点是情况紧急、医疗条件差、伤病者人数众多、病情复杂且变化迅速，故在制定现场救援方案时应从实际出发，力求在适当时间、适当地点、以适当方式对为数众多的伤病者实施最好的救护。

（二）现场应急医疗救援的一般措施

（1）条件允许时，尽可能多地了解病人的一般个人资料、过去健康状况等，以尽快初步判断可能的致病原因，和采取针对性措施，使病人尽快脱离危险现场或排除致病因素。

（2）迅速对病人的一般状况做出初步判断，包括神志、生命体征、器官功能状态、有无外伤等。

（3）根据现场检查的初步结果，给予初步的相应处理。

（4）保持呼吸道畅通，呼吸道有异物的，迅速给予清除，有条件时，给予吸氧。

（5）呼吸状况差者，迅速建立人工气道，给予辅助呼吸。

（6）如果病人呼吸心跳停止，立即进行人工心肺复苏。

（7）迅速建立静脉通道，进行补液，纠正各种原因导致的休克。

（8）维持生命基本体征、密切注意病情变化。

（9）尽快将病人转送到有条件的医院进一步救治。

总的来说，根据社区卫生服务中心目前的条件，具有参与部分突发共卫生事件现场应急紧急医学救援的职能，因此参加现场医疗救援的医护人员，应熟悉现场检伤分类规则、生命支持（心肺复苏）、创伤救治（创伤早期救治四大技术——止血、包扎、固定、搬运）等知识和技能。另外，突发公共卫生事件应急现场的医疗救援相关信息也应及时、准确地报告。

三、现场检伤分类

（一）现场检伤分类的目的和任务

现场检伤分类的目的是进行有效的后送和救治。解决轻重伤员之间、个体伤员与群体

伤员之间、对周围有危害的伤员（传染、沾染、染毒伤病员）与普通伤员之间的救治矛盾，把握好救治的轻重缓急，后送的先后次序、目的救治机构、体位和适应证，使有限的资源投入到最需要救治的伤员身上，挽救尽可能多的生命，最大限度减轻伤残程度，以及安全、迅速将全部患者转运到有条件进一步治疗的医院。

如果现场伤病员不多，且有充足的医疗救护力量，应对所有伤员同时进行检查、处理。如现场伤病员太多，又没有足够的医疗救护人力、物力时，必须先对全部伤病员进行快速检伤、分类，确定哪些有生命危险应最先获得救治，哪些可暂不救治，哪些即使立即救治也无法挽回其生命而不得不暂缓救治。

现场分类人员的任务是：保证合理的应用分类系统和方案对病人进行评估；保证分类标志明显地标识出每一伤者；及时向现场指挥提供进展情况。

现场分类必须决定：到哪里去；按什么顺序，即是第一批后送还是第二批后送；用什么运输工具；后送病人采取什么体位。

（二）现场检伤分类注意事项

（1）最先到达现场的医护人员应尽快进行检伤、分类，并由具有一定创伤救治经验的高年资医生最后确定检伤结果。

（2）检伤人员须时刻关注全体伤病员，而不是仅检查、救治某个危重伤病员，应处理好个体与整体、局部与全局的关系。

（3）伤情检查应认真、迅速，方法应简单、易行。每个病人的评估和分类所花的时间一般应少于 15 秒。

（4）现场检伤、分类的主要目的是救命，重点不是受伤种类和机制，而是创伤危及生命的严重程度和致命性合并症。

（5）对危重伤病患者需要在不同的时段由初检人员反复检查、记录并对比前后检查结果。通常在患者完成初检并接受了早期急救处置、脱离危险境地进入"伤员处理站"时，应进行复检。复检对于昏迷、聋哑或小儿伤病员更为需要。初检应注重发现危及生命的征象，病情相对稳定后的复检可按系统或解剖分区进行检查，复检后还应根据最新获得的病情资料重新分类并相应采取更为恰当的处理方法。对伤病员进行复检时，还应该将其性别、年龄、一般健康状况及既往疾病等因素考虑在内。

（6）检伤时应选择合适的检查方式，尽量减少翻动伤病者的次数，避免造成"二次损伤"（如脊柱损伤后不正确翻身造成医源性脊髓损伤）。还应注意，检伤不是目的，不必在现场强求彻底完成，如检伤与抢救发生冲突时，应以抢救为先。

（7）检伤中应重视检查那些"不声不响"、反应迟钝的伤病患者，因其多为真正的危重患者。

（8）双侧对比是检查伤病患者的简单有效方法之一，如在检查中发现双侧肢体出现感觉、运动、颜色或形态不一致，应高度怀疑有损伤存在的可能。

（9）除非有大量医生或护理人员在场，否则不能因为要做气管切开等手术而中断分类工作。

（三）现场早期检伤方法

目前现场群体性检伤通常采用"五步检伤法"和"简明检伤分类法"，前者强调检查内容，后者将检伤与分类一步完成。

1. "五步检伤法"的内容

（1）气道检查：首先判定呼吸道是否通畅、有无舌后坠、口咽气管异物梗阻或颜面部及下颌骨折，并采取相应措施保持气道通畅。

（2）呼吸情况：观察是否有自主呼吸、呼吸频率、呼吸深浅或胸廓起伏程度、双侧呼吸运动对称性、双侧呼吸音比较以及患者口唇颜色等。如疑有呼吸停止、张力性气胸或连枷胸存在，须立即给予人工呼吸、穿刺减压或胸廓固定。

（3）循环情况：检查桡、股、颈动脉搏动，如可触及则收缩压估计分别为 10.7kPa（80mmHg）、9.3kPa（70mmHg）、8.0kPa（60mmHg）左右；检查甲床毛细血管再灌注时间（正常为 2 秒）以及有无活动性大出血。

（4）神经系统功能：检查意识状态、瞳孔大小及对光反射、有无肢体运动功能障碍或异常、昏迷程度评分。

（5）充分暴露检查：根据现场具体情况，短暂解开或脱去伤病员衣服充分暴露身体各部，进行望、触、叩、听等检查，以便发现危及生命或正在发展为危及生命的严重损伤。

2. "简明检伤分类法"

此法可快捷地将伤员分类，最适于初步检伤。目前被很多国家和地区采用，通常分四步：

（1）行动能力检查：对行动自如的患者先引导到轻伤接收站，暂不进行处理，或仅提供敷料、绷带等让其自行包扎皮肤挫伤及小裂伤等，通常不需要医护人员立即进行治疗。但其中仍然有个别患者可能有潜在的重伤或可能发展为重伤的伤情，故需复检判定。

（2）呼吸检查：对不能行走的患者进行呼吸检查之前须打开气道（注意保护颈椎，可采用提颌法或改良推颌法，尽量不让头部后仰）。检查呼吸须采用"一听、二看、三感觉"的标准方法。无呼吸的患者标示黑标，暂不处理。存在自主呼吸，但呼吸次数每分钟超过30 次或少于 6 次者标示红标，属于危重患者，需优先处理；每分钟呼吸 6～30 次者可开始第三步检伤——血液循环状况检查。

（3）循环检查：患者血液循环的迅速检查可以简单通过触及桡动脉搏动和观察甲床毛细血管复充盈时间来完成，搏动存在并复充盈时间<2 秒者为循环良好，可以进行下一步检查；搏动不存在且复充盈时间>2 秒者为循环衰竭的危重症患者，标红标并优先进行救治，并需立即检查是否有活动性大出血并给予有效止血及补液处理。

（4）意识状态：判断伤病者的意识状态前，应先检查其是否有头部外伤，然后简单询问并命令其做诸如张口、睁眼、抬手等动作。不能正确回答问题、进行指令动作者多为危重患者，应标示红标并予以优先处理；能回答问题、进行指令动作者可初步列为轻症患者，标示绿标，暂不予处置，但需警惕其虽轻伤但隐藏内脏的严重损伤或逐渐发展为重伤的可能性。

（四）现场检伤后的分类

根据检伤结果，通常可将伤病者分成四类，并分别标示不同的醒目颜色并按先后予以处置。按国际惯例，一般可将伤病者分为危重症患者标红色，应优先处置、转运；重症患者标黄色标，次优先处置、转运；轻症患者标绿色标，可延期处置、转运；濒死或死亡者标黑色标，可暂不做处置。

1. **危重症患者**　有危及生命的严重损伤,如窒息、活动性大出血及休克、开放性气胸、内脏溢出或大于体表面积30%~50%的Ⅲ度和Ⅱ度烧、烫伤等,经适当的紧急医疗处置能够获救,应立即标示红标,在现场先简单处理致命伤、控制大出血、支持呼吸等,然后优先予以转运、尽快手术治疗。

2. **重症患者**　有严重损伤,如不伴呼吸衰竭的胸部外伤、不伴大出血休克的腹部外伤、不伴意识障碍的头部外伤、伴或不伴脊髓损伤的脊柱骨折等,经紧急救治后生命体征或伤情可暂时稳定,应标示黄标,并进行现场处理、次优先转运及急诊手术治疗。

3. **轻症患者**　无严重损伤,如软组织挫伤、轻度烧烫、伤等,现场无需特殊治疗,一般可自行处理,应标示绿标,并根据现场条件可稍延迟转运。

4. **濒死或死亡者**　遭受致命性损伤,如严重毁损性颅脑外伤伴脑组织大部外露、大面积重度烧伤合并头、胸、腹严重损伤等,呼吸、心跳已停止,且超过12分钟未给予心肺复苏救治,即使再进行急救也必然死亡,或因头、胸、腹严重外伤而无法实施心肺复苏救治,应标示黑标,停放在特定区域,并妥善保存其所有物品以备后期查验。

(五)特殊类别突发公共卫生事件现场检伤分类要点

除一般创伤外,其他诸如中毒、放射、淹溺、烧烫伤、爆震以及一些特殊类别的突发公共卫生事件,短时出现大批复合伤病员,致伤因素复杂多样,这种情况的现场检伤分类有一定的特殊性,值得注意如下要点。

(1)遇重大中毒事件,在现场检伤分类之前或同时应尽快查明引起中毒的毒物种类;初步判明毒物进入机体途径和中毒方式;加强个体防护,使患者脱离接触毒物,并给予相应的特效解毒剂;注意是否存在中毒外的其他损伤(如烧、烫、创伤等),并予以相应的紧急处理;在检查患者呼吸、循环系统致命性损伤的同时,注意患者有无昏迷、惊厥、抽搐等神经系统损害,并相应给予镇静、解痉等治疗;如毒物性质不明,应保持患者呼吸通畅,并有效供氧、维持循环稳定,按红色标示迅速转运。

上述检伤分类方法亦适用于中毒患者的现场处置。患者呼吸、循环、意识状态等生命体征是决定其中毒程度轻重及救治、转运缓急的重要依据。

(2)核爆炸及大型核设施泄漏事故可造成大批人员伤害,少量放射源丢失引起的照射,或误服放射性物质及核辐射装置意外事故造成的损害,一般范围较小,且通常均为单一放射损伤。

严重核和放射事故现场的检伤分类及紧急救治应考虑多种伤因分别致伤的情况。患者如以创伤及烧伤为主,可按照前述方法检伤分类并确定是否需要优先处置、转运。如患者受到大剂量核辐射损伤(辐射剂量大于6Gy),可在十几分钟内出现恶心、呕吐、腹泻等胃肠道症状,症状严重程度与受照射剂量成正比;受到致死剂量照射(大于10Gy),可很快出现急性脑病,导致昏迷、休克等严重症状,凡放射事故后很快出现上述症状者,均应标示红标并优先处理。在患者被送到设置在安全区域的治疗站后,可对其尿、便或分泌物再次进行放射性测定,并间接推算患者体内污染程度。

(3)海难或其他航运事故及洪涝灾害除了经常造成各种机械力创伤以外,还可以发生患者淹溺窒息或严重低氧血症及合并症,须根据其特殊的淹溺机制对患者进行评价。

淡水溺水者:早期损害主要是窒息或严重低氧血症及呼吸困难,"初检"无特殊;如吸入肺内的水被吸收入血，可导致患者急性溶血出现心室纤颤及急性肾功能衰竭，故应及时"复检"，并注重这些症状，一旦出现这些症状时，应按高一级的分类进行处理。

海水溺水者：早期可因吸入的海水量少而无窒息或呼吸困难症状较轻，如高渗盐水吸入肺内可导致肺水肿，出现顽固的低氧血症，病情迅速变化，应加强现场"复检"。

检伤时，溺水者的意识状态及其神经系统体征应作为检查重点。溺水前后即使头部没有受到剧烈撞击，也可发生严重急性脑水肿或脑损伤，出现癫痫或其他精神异常。

溺水合并其他较严重的开放创伤者，其失血量常难以估计，可以迅速发展为失血性休克或感染中毒性休克，此类患者应按高一级的分类进行处理。

溺水者体能或热量消耗极大，易出现低体温，检伤时应加强体温测量，如体温低于 28~30℃，应按标示红色的危重症患者处理，并随时防止低温反应导致心室纤颤及死亡。

淹溺后可立即出现心率减慢、外周小动脉收缩、血液向心、脑集中，但常需数分钟或更长时间才会使心跳停止，且体温下降还可使代谢水平降低，这些都可使其能更长时间耐受缺氧。因此，对呼吸、心跳停止的溺水者，尤其是心肺储备功能较好的年轻溺水者，需尽更大的努力进行心肺复苏。

（4）严重火灾时伤病员的特征多表现为烧、烫伤（包括呼吸道烧伤）及有毒烟气窒息，部分伤病员可发生因爆炸、房屋倒塌或跳楼逃生遭受砸伤或坠落伤等。体表烧、烫伤严重程度可按损伤深度及面积大小作为分类依据：通常烧、烫伤面积小于体表面积 10%且无Ⅲ度烧伤者，为绿标轻伤；烧、烫伤面积为体表面积 10%~50%、Ⅲ度烧伤面积小于体表面积 30%者为黄标重伤；烧、烫伤面积大于体表面积的 50%且Ⅲ度烧伤面积大于 30%者，为红标危重伤。

对于伤病员的呼吸道烧伤，目前尚无简单、快捷、准确的判定方法，但必须加强复检，随时注意密切观察。复检时即使伤病员的烧伤面积未达危重伤的标准，但只要其伴有声嘶或发绀缺氧症状，都应按红标危重伤员优先处理。

（5）恐怖袭击事件除烧伤及一般机械外力致成的创伤外，还可造成爆震伤或弹片、子弹嵌入伤、贯通伤，现场可按战伤的检伤分类进行紧急处置。

爆炸冲击波作用机体可造成脑、胸、腹部严重内伤或闭合损伤，还可因神经、内分泌、心血管及免疫功能紊乱出现"急性挫伤震荡综合征"，表现为呼吸、心率加快及中枢神经系统功能障碍。此类伤病者在检伤时应标示红色予以优先处理。

弹片或子弹属于高速投射物，其造成的组织损伤范围及程度远较伤口本身广泛、复杂，甚至可使远离伤口的组织器官受损，检伤时应给予以足够重视。

其他自然灾害（如地震、火山爆发）或重大道路交通事故的伤病员，应根据其受伤方式、种类，参照上述检伤分类进行处置。

四、伤病者的现场紧急处理

首先应通过检伤分类，迅速将那些有生命危险、但紧急处置可以抢救成功的危重伤病者鉴定出来，给予优先处理并转运，而将其他较轻的伤病者或救治成功无望的伤病者次优先处理或延期处理，目的是最大限度地利用现有医疗资源、有效地抢救最多的伤病员。

（一）检伤分类基础上的分级、分区处理

按检伤分类结果，红标危重伤病员，优先处理，黄标重伤病员，次优先处理，绿标轻伤员，延期处理，标示黑标的濒死或已死亡的伤病员，可暂不作处理。具体实施中还应根据不同类别伤病员人数、现场环境、场地大小、光源、水电供应、医疗救援人力、物力资源等情况，在现场设立几个特定功能分区，对不同级别的伤病员分区、分级进行处理，各区应标有明显的标志牌及相应的色带或色旗。

1. **初检分类区**　选择现场附近一个安全、明亮、宽敞的区域，将所有伤病员最先集中在该处，由医务人员进行快速初检分类并标示不同色别后，按级别立即送至相应区域处理。该区域一般悬挂白底红十字标志旗。

2. **重伤病员处理区**　在临近初检分类区，设一宽大帐篷，用于临时接收红标危重伤员和黄标重伤员，由医务人员酌情给予最必要的治疗，如确保气道通畅、维持呼吸氧供、颈托固定可疑颈椎骨折、控制活动性大出血、胸腰椎及长骨干骨折的临时固定等。该区域一般悬挂红旗和黄旗。

3. **轻伤病员接收区**　设在空旷安全场地，只接收绿标轻伤员，不需医务人员立即进行特别处理，可提供饮水、食物及简单包扎用敷料、绷带等物品。该区域一般悬挂绿旗。

4. **急救车辆待命区**　这是为急救车单独开辟的停车场及通路，便于急救车的出入，司机应随时在车内待命。

5. **伤病员转运站**　这是转运伤病员的场所，根据优先救治原则，由专人负责统一指挥调度急救车，按指挥中心的指示将伤病员运送到指定医院。指挥中心的职责是联络有关医院、掌握各医院的救治条件、确定伤病员数量、种类，并协调伤病员的分流、疏散工作。

6. **临时停尸站**　这是一个特辟的区域，仅用于停放黑标濒死或已死亡的伤病员。该区域一般悬挂黑旗。

7. **直升飞机起降场**　需要时，应选择一块空旷、平整的场地，作为急救直升机起降的场所，以快速转运危重伤病员。该区域一般标以巨大的白色英文字母"H"。

（二）现场伤病员生命支持要点

伤病员的现场救治以抢救生命为主，其次是防止"二次损伤"或尽量减轻伤残及合并症。处置方法应简单、易行、快捷、有效，尽量采用无创措施，一般仅给予生命支持的基础治疗，必要时可施行气管插管、补液、给药等生命支持的高级治疗。

1. **心肺复苏**

（1）判断：判断呼吸、心跳停止，应主要检查伤病员的意识、呼吸及循环。判断意识应拍打伤病员的肩膀并呼喊他，无反应即为意识丧失；婴幼伤病员可拍打足底，不哭者为意识丧失。检查伤病员的呼吸，救治者应蹲跪在伤病员的右肩侧，左耳贴近伤病员鼻孔，在10秒钟内"一听、二看、三感觉"，即听呼吸音、看胸廓起伏、感觉口鼻气流。检查伤病员的循环，应触摸其颈动脉或股动脉等大动脉的搏动情况。

（2）呼救：一旦发现伤病员呼吸、心跳停止，如为创伤、溺水及中毒者，须立即施行心肺复苏、应先持续数分钟，然后再呼救或请他人帮助。如为其他原因的昏迷伤病员，应立即呼救寻求支援。

（3）心肺复苏的早期操作程序（步骤）十分重要，通常采用"八步抢救法"，即"判断

意识—呼救—使伤病员呈仰卧位—检查呼吸—人工呼吸—检查脉搏—胸外心脏按压"。

（4）捶击：呼吸、心跳刚刚停止的伤病员，可试行心前区捶击，但一般仅主张单次捶击。8岁以下儿童或呼吸、心跳停止时间较长（大于2~3分钟）者以及因出血过多而心脏停搏的伤病员，不宜施行心前区捶击。

（5）胸外心脏按压操作：施行心脏按压与人工呼吸的次数最佳比例是15：1或30：2。心脏按压的次数成人为100次/分，儿童为120次/分。

（6）除颤：如发现伤病员昏迷，并疑有呼吸、心跳停止，如条件允许，应尽快除颤。

（7）用药：施行心肺复苏的同时，应开放静脉或通过其他途径快速给予急救药，心搏骤停早期应按1mg/次，每3~5分钟重复；或"1mg、2mg、3mg及1mg、3mg、5mg阶梯递增法"给予肾上腺素静脉推注。如还未开通静脉，可将肾上腺素稀释后经环甲膜穿刺气道内给药。6岁以下儿童，在其他尝试均不能很快建立静脉通道时，可选择胫骨结节下部位用粗针头紧急骨穿输入药物、液体。阿托品不宜用作心肺复苏常规药物，仅在心率大于40次/分时才可使用。出现室性心律失常时应使用利多卡因，也可选用胺碘酮静脉推注。碳酸氢钠在心肺复苏早期不宜使用，如复苏十几分钟后有证据显示呈现代谢性酸中毒且建立了可靠的通气方式，可根据"晚一点、少一点、慢一点"的原则给药。心肺复苏早期亦不应给予大剂量脱水药，防止诱发严重水电解质紊乱等。

2. 呼吸支持

（1）体位：所有昏迷的伤病员在现场抢救处置及转运途中，如未施行气管插管，应尽量使其保持在稳定侧卧位，以利口内呕吐物及唾液、血液的流出，避免堵塞气道或误吸。对胸壁广泛损伤造成"连枷胸"的伤病员可取俯卧位，以限制反常呼吸、减少纵隔摆动。无脊柱损伤的伤病员，必要时还可取半卧位，以利呼吸并将气道内异物、痰液等咳出。

（2）打开气道：头后仰是现场急救中防止舌后坠、打开气道的简便方法，对无颈椎损伤的伤病员也可采用压额、抬下颏的方法。不同年龄的伤病员头后仰的最大角度各异，成人为90°（下颏—耳垂连线与地面垂直）；1~8岁儿童为50°，1岁以下小儿为30°。对疑有颈椎损伤的伤病员打开气道时禁忌使其头后仰，可采用提颌法或改良推颌法，即抢救者蹲跪在伤员头前方，双手拇指前推伤员下颏，其余四指上提下颌，同时向头顶方向牵引拉直颈椎。在打开气道同时应注意及时清除伤病员口腔内异物。

（3）呼吸方式：对呼吸暂停或呼吸困难的伤病员，应在保证气道通畅的前提下首先使用简易无创性呼吸器（球囊面罩）辅助呼吸，并充足供氧，使其血氧饱和度维持在95%以上。仅少数较长时间没有自主呼吸、但又可能获救的伤病员可在现场施行喉罩通气或气管插管等有创治疗。单人施行心肺复苏时，不再将口对口人工呼吸视为关键环节。使用面罩施行呼吸支持时，可采用塞力克手法以防腹部胀气，即在加压供气同时，用食指压迫甲状软骨下端气管，使其向下弯曲成角并压迫关闭食管。

（4）潮气量：供氧时，给予呼吸支持的潮气量一般为6~8ml/kg体重，成人呼吸支持单手挤压气囊至拇指能与其余四指对合即可。无供氧时，潮气量维持在10ml/kg体重。

（5）呼吸兴奋剂：未恢复自主呼吸恢复的情况下，不应使用呼吸兴奋剂。如呼吸恢复、但不够时，才考虑使用"呼吸双联"静脉滴注。

3. 循环支持

（1）止血：有效止血是循环支持的重要前提，无有效止血、单纯补液或使用升压药物，不仅不能补足失血，反而会加重血液丢失，使救治成功率降低。

止血步骤：首先直接压迫止血，如不能完全止住，可辅以相应动脉的间接压迫，并随之予以加压包扎止血。遇伤病员伤口较深或肢体贯通伤、体表压迫止血效果不佳时，可给予填塞止血后再加压包扎。对肢体部分毁损或离断的伤病员可在上臂上1/3处或大腿中上段系止血带止血，但应注意切勿系扎过紧并须标记系扎时间，转运人员在转运途中每隔40分钟应将系扎松解一次（2分钟/次），以防远端肢体缺血坏死。如怀疑伤病员内脏破裂大出血，须争分夺秒转送到医院进行手术止血，转运途中应酌情补液抗休克。

（2）补液：有条件时或已采取有效止血措施后，对循环不稳定的危重伤病员应紧急开放静脉输注生理盐水，尤其是给予少量高渗盐液有一定的抗休克作用，同时可为病情恶化或生命垂危时抢救给药预留一条通道。心肺复苏期间一般不使用含糖溶液。

（3）体位：发生休克的伤病员如病情允许，可采取头高、脚高的"抗休克卧位"，不应取坐位。致命伤处置应在现场进行紧急处置的损伤主要包括活动性大出血、开放性气胸、内脏外溢、肢体毁损或离断、异物刺入、头外伤后的脑脊液耳鼻漏、严重骨盆及长骨干骨折、脊柱骨折等。

4. 开放性气胸的处理　伤病员的开放性气胸应立即用大块厚敷料或衣物填压伤口并加压包扎，避免因胸腔负压不足或两侧胸腔压力不等造成严重呼吸困难或纵隔摆动诱发心搏骤停死亡。

5. 内脏外溢的处理　常见的内脏外溢为腹部开放伤致腹腔内大网膜及肠管外溢、颅骨开放性凹陷骨折后脑组织外溢，此类伤病员可按"减压包扎"原则处理。第一，不允许将已溢出的内脏还纳，以免腹腔或颅内感染；第二，不能直接加压包扎，以防脑组织或肠管血管受压，导致脑或肠坏死。可先在溢出内脏上覆盖干净的薄敷料或毛巾，再加盖饭盒、饭碗等支撑物使内脏免受直接压迫，然后再用三角巾进行包扎固定。

6. 离断伤处理　肢体部分毁损或离断伤可在用止血带有效止血后，简单包扎伤口，并携带离断的肢体，争取在6小时内将伤病员送到有条件的医院施行断肢再植术。断肢、指可先用干净敷料包裹，置于密封塑料袋中，低温保存。

7. 躯体异物的处理　如有较大异物刺入或嵌入机体，现场不允许拔除，以防因拔除异物后大出血导致伤病员在到达医院前休克死亡。应将刺入机体的异物保持在原位，尽快将伤病员送医院，在充分准备的条件下手术取出。

8. "耳鼻漏"的处理　头部外伤后如伤病员的耳、鼻有血性液流出，可能为"颅底骨折后耳鼻漏"，处理此类伤病员时不能采用填塞止血，以免发生耳、鼻内的污血回流人颅引起严重颅内感染，应立即转送医院观察、治疗，转运途中应使伤病员侧卧、出血侧向下，以使血液及脑脊液流出减压，防止急性颅压升高引发脑疝死亡。

9. 骨折的处理　如现场检伤发现骨盆挤压痛征阳性、并考虑有骨盆骨折、出血的伤病员，应用布单等用力包裹、固定其臀部，不让骨折断端移动，保持相对稳定的位置，以减少二次大出血的可能。长骨干骨折应予简单外固定后再转运，以免骨折的锐利断端在转运途中或搬动患者时刺断神经、血管，造成"二次损伤"。脊柱骨折应按"原木原则"进行处理，保证伤员受伤脊柱不发生旋转、折弯，现多采用颈托或脊柱板固定，防止脊髓损伤。

10. 伤口的处理　对严重软组织破损、骨折断端刺出皮肤外露的巨大伤口，现场处理主张采取"三不原则"，即"不冲洗、不还纳、不乱用药"。

五、患者转运原则与要点

（一）转运原则

转运伤病员时应遵循坚持科学的优先转运原则：在检伤分类的基础上，优先转运红标危重伤员及黄标重伤员，绿标轻伤员可暂缓转运。充分作好转运前的准备，正确把握转运指证及时机：包括伤病员的准备、运输工具、车上物资设备的准备，以及医护人员、通讯联络的准备。

转运前应对威胁伤病员生命情况进行紧急处置，并待生命体征相对稳定后再转运，例如，活动性出血伤口止血包扎、严重骨折或脊柱损伤临时固定、呼吸道堵塞或高位截瘫、呼吸功能不全的处理、重度休克伤员开放静脉补液、适当的止痛、镇静等。如伤病员病情危急、且现场又不具备抢救条件，可考虑边转运边救治，在转运途中进行处置。

必须保证转运使用的运输工具可靠、适用及稳定（担架牢固、车况正常等），途中使用的监护、抢救仪器设备、急救物品种类齐全、数量充足、性能良好。例如，多参数生理监护仪、心脏除颤仪、吸氧装置、吸引器以及气管插管或气管切开留置管、绷带敷料、骨折临时固定器材、抢救用药等。

转运危重伤病员须由有经验的专业急救医生护送，转运前须认真检查伤病员的伤病情，并了解其受伤经过及现场治疗情况，记录伤病员的生命体征，确定其气道通畅、静脉通道的可靠性、骨折临时固定的牢固程度、标记物是否清楚、准确等。

确保安全转运伤病员的通讯联络通畅、可靠。指挥中心应随时向急救车护送人员发布命令定向疏散患者、及时通告道路交通情况。护送人员也应及时向指挥中心汇报伤病员伤病情变化、任务完成情况，并应提前与接收医院联络。

（二）伤病员转运途中应注意的事项

应严密观察伤病员的生命体征变化，包括神志、血压、呼吸、心率、口唇颜色等。

应随时检查伤病及治疗的具体情况，例如，外伤包扎固定后有无继续出血、肢体肿胀变化、远端血供是否缺乏、脊柱固定有否松动、各种引流管是否通畅、输液管道是否安全可靠、氧气供应是否充足、仪器设备工作是否正常等。

如发现问题应及时采取紧急处理和调整，必要时应停车抢救，目的是确保伤病员在转运途中维持生命体征稳定。

应在严密监控下适当给予镇静或止痛治疗，防止伤病员坠落或碰伤，注意保暖或降温。

对特殊伤病员（如传染病患者）及特殊现场，应采取适当的隔离、防护措施，医护人员也应做好个人防护。对有特殊需要的伤病员应注意避免光、声刺激或颠簸。

对清醒的伤病员，在转运途中应加强与其语言交流，这不但能了解其意识状态，还可及时给予心理治疗，缓解其紧张情绪，有利于其生命体征的稳定。

（三）使用不同运输工具时的具体注意事项

用担架搬运伤病员时，应将其按头后、脚前位置放在担架上，以利于后位担架员能随时观察其神志变化。伤病员体位可根据其病情及呼吸、循环状况决定。长途搬运伤病员时应系好保险带，以防滑落摔伤，并应采取加垫、间断按摩等措施，以防机体局部压迫。前后位担架员行进时应注意保持步调一致，以减少颠簸。

汽车转运时，伤病员及车载担架须妥善固定，如遇路况不良时应缓慢行驶。转运途中应经常检查伤病员的病情、监护导联及输液管、引流管、吸氧管等，必要时应停车进行检查。

火车转运多用于大批伤病员的长距离转移，因此，伤病员的分类必须牢固标记清楚，重伤病员应安排在容易观察、治疗的下铺位置。专业护理应做到"四勤"，即勤巡回、勤询问、勤查体、勤处理。

船舶转运伤病员易致恶心、呕吐或致伤病员窒息、严重污染舱内环境。因此，转运前伤病员应服用防晕船药物，转运中出现呕吐时应及时予以相应处理，呕吐物须及时清扫并适当通风换气，防止舱内污染及发生传染病。

飞机转运伤病员也易发生晕机呕吐现象。此外，机舱内压力变化还可影响伤病员的呼吸、循环功能，导致颅、胸、腹及受伤肢体内压改变，引起一系列严重后果。转运途中使用的输液袋、引流袋、气管导管及导尿管、气囊等中空物品也都可能随舱内压力变化出现破溃、溢液等。转运中伤病员在舱内的位置应尽量与飞机垂直飞行方向一致或保持头后脚前位。

（四）人工搬运注意事项

人工搬运伤病员可采用搀扶、抬抱、背负、拖拽等方法，应注意防止增加伤病员的痛苦，特别应注意防止造成颈、胸、腰椎或其他部位的"二次损伤"。应在受伤现场，脊柱或长骨干骨折者应给予临时固定、活动性大出血者应给予填压包扎，以减少"二次损伤"。如现场不存在继续伤害的因素，例如，烟熏、火烧、坠落、砸伤等，应对可迅速使伤病员致命或可致严重合并症的损伤进行简单处置后再搬动。

如条件允许，应尽量使用铲式担架、脊柱固定板、移动板等简单工具，以减少脊柱损伤。上、下普通担架或脊柱板时应采用同轴侧滚的方法。没有搬运工具时，可采用多人一侧或双侧同步抬抱搬运，人力缺少时还可采用床单、雨衣、毛毯拖拽的方法，但都应遵循"原木原则"，即尽量防止受伤脊柱的折弯或旋转。无脊柱损伤或四肢骨折的其他伤病员可酌情采用搀扶、背负或抱持搬运方法。

（五）保存详细病情及治疗记录并认真交接

转运前，护送的医务人员须详细记录伤病员的情况，包括一般情况（姓名、年龄、性别、身份证号码、住址、单位、联系人及联系方法、电话号码等）、病情（受伤地点、机制、性质、部位、程度等）、抢救治疗经过及治疗反应、目前状况等，还应记录抢救人员姓名、单位及伤病员拟转至何处等，并认真阅读、携带受伤后的早期病历。转运过程中，应随时记录病情变化、所给治疗措施及其效果、仍然存在的主要问题等。到达指定医院后，应向接诊医生认真交代伤病员情况，包括口头介绍及转交所有病历资料，交接双方应在病历或记录表格上签字，以示负责。

第六节　社区突发公共卫生事件的事后评估

突发公共卫生事件结束后，并不表示事件已结束，反而应该是卫生应急工作另一个全新开始。"评估"是指评议估计、评价，是针对说获取的信息和情况而进行主观评价的过程。在突发公共卫生事件应急处置后，人们可以从事件的预防、应对、调查和处理的过程中获得必要的信息，在此基础上开展评价与判断，一方面及时总结经验，归纳事件应对过程中的好做法；另一方面及时总结教训，发现突发公共卫生事件应急管理中存在的问题和不足，进而通过完善突发公共卫生事件的应急管理的体制、机制、法制和预案，来提高应急管理水平，促进应急管理工作的完善。

当然，社区卫生服务中心开展突发公共卫生事件应急处理的评估，目的比较具体化，即在突发公共卫生事件结束后，及时组织本机构的专家和卫生应急队员对突发公共卫生事件处置过程的各个环节和效果进行评估，总结经验与教训，修订、完善各类突发公共卫生事件应急预案、技术方案，最终达到提高社区卫生服务中心突发公共卫生事件应急处置能力。

一、事后评估原则和内容

社区卫生服务中心开展突发公共卫生事件的事后评估工作，既有配合上级部门进行的突发公共卫生事件的处理情况评估，也有根据社区的卫生应急职责而展开的自我评估，两者的侧重点不同。

（一）评估原则

应急处理评估工作应坚持"客观性、独立性、规范性、广泛参与性、目标导向"等原则。

1. 客观性 要求应急处理评估工作以突发公共卫生事件的实际情况为基础，确保突发公共卫生事件的起因、性质、影响、调查处理工作等在评估过程中得到真实再现，不做任何的篡改和歪曲，这样才能确保评估过程具有说服力和公信力。

2. 独立性 要求对突发公共卫生事件的应急处置评估过程不受外部因素干扰，如实反映事实过程。必要时应成立独立的评估小组。

3. 规范性 是指评估的程序、指标、标准、内容、结果等应形成相对稳定的模式，不能随意更改。这样既可以减少调查评估的成本，也可以保证调查评估的资料，还可以增加横向和纵向的可比性，有利于社区卫生服务中心各类突发公共卫生事件应急资料的充分利用。

4. 广泛参与性 原则上评估过程应当让公众参与，提高社会公众对应急管理的知情意识、监督意识和参与意识。

5. 目标导向 是指对突发公共卫事件应急处理工作的评估要以总结经验和吸取教训，进一步改善和粗心应急管理效能为最终、最重要的目标，以确保有针对性、有目的性地开展评估。

（二）评估的类型

1. 按照事件顺序分为 早期应急现场评估、中期现场应对评估和事后的终期评估。

2. 按评估对象分

（1）恰当性评估：评价所确定卫生问题的针对性。

（2）适宜度评估：对计划目标及实施方案一致性及其可行性进行论证评估。

（3）进度评估：在应急处理方案实施后到总结之前，对计划实施进度和过程进行监控和控制的评估。

（4）结果评估：对事件实施应对措施说产生的结果进行评估。

（三）评估内容

评估内容主要包括以下内容：

1. **概括** 事件概况、现场调查处理概况、病人救治情况介绍。

2. **风险管理和监测预警评估** 对事件是否有进行风险识别和风险评估等风险管理，风险评估的结果是否应用到应急准备体系建设中。如果该事件在社区由开展监测（如聚集性分析），监测的异常信息是否进行分析并应用于预警、预警是否及时等。

3. **应急准备体系和后勤保障评估** 相关事件的应急预案和（或）技术方案的制定及完善、卫生应急队伍建设合理性、卫生应急人员培训和演练情况、应急物资储备和装备准备情况、后勤支援与保障情况等方面进行充分性评估，指出在应急准备和后勤保障中的不足和需要改进的地方。

4. **应急处置措施评估** 按事件的应急处理进程完成初步评估、进程评估、终结评估。初步评估一般是评估实施应急处置措施后的7天发病率等情况的评估；进程评估是对事件实施过程中的所采取的措施如消毒措施效果评价、病例隔离措施落实情况评价、一些控制措施（如学校的晨检措施）评价、宣传教育效果评价等；终结评估主要对事件报告的及时性、报告的规范性、处置的及时性、处置措施的有效性、针对性和科学性、健康教育工作开展的广泛性以及负面效应、资料收集和整理是否规范等进行评估，还包括处理过程中的信息报告是否及时、准确，存在的不足，需要改进的地方。

5. **协调配合情况评估** 包括社区资源的动员与组织情况、社区各相关组织的协调与配合情况、对上级职能机构开展现场处理工作的配合情况。

6. **事件所造成的损失情况的经济学评估** 本次事件社区卫生服务中心应急处置所产生的直接费用和事件造成的经济损失之和，包括：

（1）应急处置卫生管理费用：包括应急物资消耗及经费使用情况。

（2）应急处置医疗救治费用：指社区参与事件处置所产生的费用，包括院前急救、院内救治、专用器械购置和租赁以及其他医疗救治。

（3）应急处置公共卫生控制费用：指协助疾控中心等专业部门参与事件处置发生的费用，包括疫情监测和报告、流行病学调查、标本采集、运送和实验室检测、应急接种和预防给药、人员紧急培训、健康教育和心理干预、环境消杀灭、个人防护、密切接触者隔离和随访、专用器械购置和租赁以及其他疾病预防控制费用。

（4）事件造成直接经济损失：指应急处置费用、财产损失金额、善后处理费用的总和。

（5）事件造成间接经济损失：指所有间接经济损失费用的总和，包括事件造成的经济贸易损失、环境污染处置费用、其他间接费用。

7. **其他需要向有关部门反映的问题和意见等** 如社区在应急处理过程中的行为结果等对社会的影响、存在的问题和取得的经验及改进建议。

（四）评估方式

可采取专项汇报会议、审核事件控制的相关资料、现场考察等方式。

二、评估工作流程与步骤

（一）成立社区卫生服务中心评估小组

对突发公共卫生事件应对处置工作评估是一项比较复杂的工作，需要理论和实际相结合，需要选择具有相应理论基础和实践经验的人员（专家），必要时可以邀请政府职能部门和专业机构的专家参与，组成相对固定的评估工作小组来实施评估工作，每次评估时要也要让参与应急处理的卫生应急队员参加。

（二）制定评估计划和实施方案

评估方案是实施突发公共卫生事件应急处理评估工作的依据，其设计是否科学合理将影响评估效率和资料。制定评估计划与实施方案包括评估对象、目的和意义、评估要求、评估标准、方式及组织分工等内容，还要注明评估工作的事件和工作进度，以及工作经费的筹措和使用等问题。

（三）评估前的培训

让相关评估人员进行评估计划和方案进行了解，收集有关信息和资料，做好充分评估准备。

（四）评估实施

实施评估要以评估方案为基础，评估小组成员要充分发挥主观能动性，积极通过各种科学方法，对突发公共卫生事件中产生的信息和资料进行整理、归类，确保所得资料的完整性，客观、公正的反应突发公共卫生事件的来龙去脉、前因后果，以及应急管理工作的实际效果。最后，运用适宜的评估方法，根据拟定的评估标准进行评估，得出评估结论。

（五）评估总结

对突发公共卫生事件应急处理的评估工作进行总结，要注意处理评估结果，包括自我检验、分析评估结果的信度和效度，评估结论要征求有关人员的意见，发挥他们对评估监督、反馈和完善作用，提高评估的科学性。同时根据评估内容和结论写出评估报告，并提出意见和改善建议。评估报告要上报本地卫生行政部门。

三、评 估 改 进

通过对突发公共卫生事件应急处置应对评估，对成功经验及时进行总结，针对事件处理过程中出现的问题及薄弱环节加以改进，及时修改、完善社区突发公共卫生事件的应急预案，完善卫生应急人才建设和体系建设，改进卫生应急管理体系，最终达到提高突发公共卫生事件应急处置能力的目的。

应该注意的是，突发公共卫生事件的事后评估是对整个应对过程的评估，包括事前的预防、准备，事中的应急处置，事后的善后处理等环节。避免"以总结代评估"，要将评估报告用于指导未来的应急管理实践。

第六章 突发事件公共卫生风险管理和监测预警

第一节 突发事件公共卫生风险管理介绍

风险管理是一门新兴的管理科学，为对风险进行全面、合理地处置提供了可能性。虽然风险管理在我国卫生应急领域应用处在起步阶段，但它是真正意义的积极主动预防突发公共卫生事件的一种应急管理手段，也是突发公共卫生事件等应急管理关口再前移的要求，对预防突发事件公共卫生风险的发生发展，降低突发事件带来的损失和危害，具有非常重要意义。公共卫生风险不仅存在于突发公共卫生事件，也可存在于其他突发公共事件中，因此突发事件公共卫生风险管理也包括除了突发公共卫生事件以外的其他突发公共事件的风险管理，一般也可称为"突发事件公共卫生风险管理"。

一、风险管理的概念理解

（一）风险管理的概念和内涵

风险是指某一项事业预期后果估计较为不利的一面。风险早期被理解为"遇到危险"，多局限于客观危险。国际标准化组织将风险定义为不确定性对目标的影响。我国国家标准化管理委员会将风险定义为某一事件发生的概率和其后果的组合，并对其含义进行了补充：①风险通常应用于至少有可能会产生负面结果的情况；②在某些情况下，风险来自于预期后果或事件偏离的可能性。

风险管理是研究风险发生规律和风险控制技术的一门新兴管理科学，指风险管理单位根据风险评估和对法律、政治、社会、经济等综合考虑，通过风险识别、风险衡量、风险评估、风险决策管理等方式，对风险实施有效控制和妥善处理损失的过程，是减少风险负面影响的决策及行动过程，目的在于以最小的成本收获最大的安全保障。风险管理的具体内容包括：

（1）风险管理的对象是风险。风险管理的主体可以是任何组织和个人，包括个人、家庭、组织（包括营利性组织和非营利性组织）。突发事件公共卫生风险管理的主体一般是各级各类医疗卫生机构。

（2）风险管理的过程包括风险识别、风险衡量、风险评估、风险决策即选择风险管理技术和评估风险管理效果等。

（3）风险管理的基本目标和核心是以最小的成本收获最大的安全保障。

（4）风险管理成为一门跨越自然科学和社会科学的边缘学科，是一个独立的管理系统，并成为了一门新兴学科。

（二）风险管理的历史及在卫生应急领域的应用

风险管理起源于德国 20 世纪 30 年代保险行业，第一次世界大战后，战败的德国发生了严重的通货膨胀，造成经济衰竭，因此提出了包括风险管理在内的企业经营管理问题。

美国于 1929~1933 年卷入 20 世纪最严重的世界性经济危机,更使风险管理问题成为经济学家研究重点。1931 年,由美国管理协会保险部首先提出风险管理概念,随后的若干年里,以学术会议及研究班等形式集中探讨和研究风险管理问题。不过风险管理真正在美国工商企业中引起足够的重视并得到推广则始于 20 世纪 50 年代后。1963 年,美国出版的《保险手册》刊载了《企业的风险管理》一文,引起欧洲各国普遍重视,70 年代以后逐渐掀起了全球性的风险管理运动。以后,对风险管理的研究逐步趋向系统化、专门化,随着风险管理越来越受到重视,风险管理也逐渐在工程行业、信息安全领域、卫生领域等相继开展。中国对于风险管理的研究开始于 20 世纪 80 年代,一些学者将风险管理和安全系统工程理论引入中国,在少数企业试用中感觉比较满意。不过中国大部分企业缺乏对风险管理的认识,作为一门学科,风险管理学在中国仍旧处于起步阶段。

卫生领域的风险评估始于 1940 年 Robbins 医生首次提出健康风险评估概念,随后扩展到整过公共卫生领域。在突发事件公共卫生领域,风险评估在大型活动公共卫生安全保障方面应用比较成熟和成功,北京奥运会、悉尼奥运会、上海世博会、广州亚运会、深圳大运会等都创新性引入了一些方法和理论,目前世界卫生组织(WHO)每天对国际上发生的突发公共卫生事件均进行一次评估,并将结果通报各成员国。

风险管理的过程也是一个决策过程,风险应对有 4 个基本策略,即"风险规避"、"风险转移"、"风险抑制"和"风险承担"。决策者在选择应对措施时,是在风险评估的基础上,考虑各种因素而做出风险应对措施。风险管理也是卫生应急管理的关口再前移的要求,是一种真正积极的全过程的管理。目前中国卫生应急管理虽然提倡要开展事前的监测和预警工作,但仍存在一定程度的被动成分。监测和预警的主要任务是尽量捕捉突发事件发生的前兆并采取应对措施,但风险管理能够更加全面地分析和评估各种危险因素并系统地消除或管理这些因素。不以风险分析为基础的应急预案实际上是很难有针对性的。国内很多社区所编制的应急预案更多的是一些概括性、原则性的规定,而真正的预案要求在风险分析的基础上,针对那些比较紧急的具体状况做场景分析,进而有针对性地采取各项措施。因此,要实现卫生应急管理工作"关口前移"的目标,不应当仅限于满足做好"监测与预警"的工作,而应当将关口继续"再前移"至风险管理阶段,通过风险分析、风险评估及其有效处置,从根本上防止和减少风险源以及致灾因子的产生,满足风险管理工作"超前预防"的目的,在此基础上实现常态管理与非常态管理的有机结合,从根本上减少突发事件发生的根源。图 6-1 显示了风险管理在突发事件整个周期的位置。

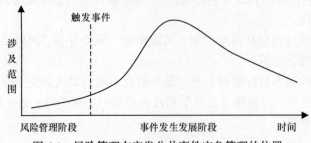

图 6-1 风险管理在突发公共事件应急管理的位置

二、突发事件公共卫生风险管理特点

由于风险管理是一门新兴科学，而且在不同行业有不同的行业特点，所以一般来说突发事件公共卫生风险管理具有以下特点：

（一）对象具有特殊性

突发事件公共卫生风险管理的特殊性，在于它研究的对象是突发事件、意外事故等可能造成损失的风险因素、风险源和损失。

（二）范围具有广泛性

突发事件公共卫生风险管理的范围在于可预测的范围与无法预期的领域，而且突发事件公共卫生风险的复杂性和普遍性必然会涉及多学科，因此它具有广泛性的特点。

（三）具有较强的应用性

开展突发事件公共卫生风险管理，最终目的在于减少或降低突发事件公共卫生危害，因此在风险的应对上会运用公共卫生防控措施相关专业技术，以及通过法律法规等措施来实现风险管理目标，因此具有较强的应用性。

（四）具有全面性

突发事件公共卫生风险管理不仅要对风险因素、风险源和损失进行定义，还要对它们的不确定性进行理解、衡量和进行管理决策，这个过程会考虑对事件的发生、发展存在影响的方方面面，才能有效进行风险管理。因此它具有全面性。

三、突发事件公共卫生风险管理的目标

风险管理是为了降低损失，因此突发事件公共卫生风险管理的目标应该是以最少的成本获得最大的公众健康和人身安全保障，以及减少风险事故对风险管理单位造成的损失和不利影响。不过任何一个管理都是需要支付成本的，风险管理同样也是。如何降低突发事件公共卫生风险管理成本，往往会影响风险决策管理和风险管理目标，即决策者必须在公众健康和人身安全保障与风险管理的成本寻找一个相适应的平衡点。所以不同条件、理念、环境下，风险管理目标会有所差异。

四、开展突发事件公共卫生风险管理的作用和意义

突发事件的诱因因素，包括自然因素、人为因素或两种因素的共同作用；科学技术的发展对人类社会发展起到决定性作用，但它也使得人为因素造成的突发事件层出不穷，"人为"事件受到越来越多的关注；而且突发事件的形成和演变存在复杂和深层次原因，具有不确定性特点，综合研究突发事件的理论和方法也应运而生，突发事件公共卫生的风险管理理论和方法正是由此应运而生。有效的风险管理对突发事件公共卫生风险管理具有积极作用，风险管理的作用具体体现在：预防风险事件的发生、减少风险事件造成的损失、转

嫁风险事件造成的损失，以及营造安全的社会环境。

通过风险管理以最小的耗费把风险损失减少到最低限度，达到最大的安全保障。风险管理可以提高卫生部门应对突发事件公共卫生风险的能力，保障其应对措施顺利进行，实现预防和控制突发事件公共卫生风险的目标。

1. 风险管理能够保障卫生应急的安全　通过对突发事件公共卫生风险预先识别、分析和评价，并针对性提出保障措施，包括处置突发事件卫生应急队伍的个人防护等安全保障措施，消除了后顾之忧，使队员们能全身心地投入到卫生应急应对活动之中，保证了卫生应急工作正常进行。

2. 风险管理能够保障卫生应急目标的顺利实现　降低风险的损失是风险管理的目标，这个损失不仅包括公众健康损失，也包括管理和处置费用的损失。实施风险管理可以使在卫生应急过程中卫生部门如何采取适宜技术和合理的应急物资储备，一方面预先的应急准备可以使风险损失减少到最低限度；另一方面有效的控制措施能在风险发生后及时采取合理应急措施，这就直接或间接地减少了卫生应急处置费用支出。这些都意味着保障了卫生应急目标的实现。

3. 风险管理能够促进卫生应急决策的科学化、合理化，减少决策的风险性　风险管理利用科学系统的方法，管理和处置各种风险，有利于卫生应急减少和消除内外部风险、人为风险、决策失误风险等，这对卫生应急科学决策具有重大意义。

4. 风险管理能够促进卫生应急处置的提高　风险管理是一种以最小成本达到最大安全保障的管理方法，它将有关处置纯粹风险（静态风险）的各种费用合理分摊到卫生应急管理过程各个极端之中，减少了费用开支，从而起到了间接提高效益的作用。此外，风险管理要求卫生应急各职能部门均要提高卫生应急管理效率，减少风险损失，这也促进了卫生应急效益的提高。

5. 风险管理有利于应急资源的有效配置　风险管理不仅消极地承担风险，而且积极地防止和控制风险。它可在很大程度上减少风险损失，并促使更多的社会医疗卫生资源合理地向所需部门和机构流动。因此，它有利于消除或减少风险存在所带来的社会资源浪费，有利于提高社会资源利用效率。

6. 风险管理有利于经济的稳定发展　风险管理的实施有助于消除风险给经济、社会带来的灾害及由此而产生的各种不良后果，有助于社会生产的顺利进行，促进经济稳定发展和效率的提高，有利于创造出一个保障经济发展的社会经济环境。

第二节　风险评估

风险评估是风险管理的关键环节之一，主要用于指导风险应对。突发事件公共卫生风险评估同样不只是局限于突发公共卫生事件，而应该包括所有的突发事件，研究各类突发事件可能带来的公共卫生问题和风险。目前我国突发事件公共卫生领域，尤其大型活动的公共卫生安全保障方面有较多成功经验。自2012年2月卫生部印发了《突发事件公共卫生风险评估管理办法》，使我国开展突发事件公共卫生风险评估有了法律依据。突发事件公共卫生风险评估同以往进行的突发公共卫生事件的处置或疫情会商最大的区别在于范围更广，由主要是回顾性评价转为前瞻性评估。

一、风险评估的概念

根据卫生部《突发事件公共卫生风险评估管理办法》，风险评估是指通过风险识别、风险分析和风险评价，对突发公共卫生事件风险或其他突发事件的公共卫生风险进行评估，并提出风险管理建议的过程。不过该管理办法不适合于食品安全的风险评估，而是国家另行制定有《食品安全风险评估管理规定（试行）》。

人们现在认为风险评估是科学高效应对突发事件的工作基础；在风险评估中，采用科学的方法对不确定性事件或结果进行逻辑判断，使人们认识风险，并可以为决策提供信息。从突发事件发生过程看，风险评估包括事前评估、事中评估和事后评估。在国家标准化管理委员会发布的风险管理标准中，风险评估包括风险识别、风险分析和风险评价3个步骤，见图6-2。

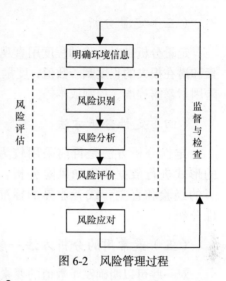

图 6-2　风险管理过程

二、风险评估方法介绍

风险评估方法主要指评估过程中所使用的分析方法。风险评估是一个系统工程，具有科学的理论基础，其推理和估计过程需要遵循一定的科学理论和依据。常用的基本原理和理论包括大数定律、统计推断原理和惯性原理。大数定律是用来阐述大量随机现象平均结果稳定性的一系列定理统称。中心极限定理则指随着样本观测值的增多，平均值的分布越来越趋近于钟形的正态分布。

风险评估利用大数定律中必然性与偶然性之间的辩证关系规律来估计风险事件发生概率和损失大小；根据有限的样本信息，利用统计推断原理来推断总的安全状况与特征，获得进行风险评估所需要的足够的信息与数据；并根据惯性原理通过对过去发生的安全事件分析来预测未来可能发生的风险与损失。风险评估传统上归入统计中的分类问题，应用模型很多，包括多元回归模型、多元判别分析模型、logit分析模型、近邻法、风险价值法等。

因此，风险评估分析方法具有不同的分类方法，按照评估的基础可分为基于知识的分析方法、基于模型的分析方法；根据评估过程中评价、赋值方法的不同，可分为定量分析方法、定性分析方法以及定量与定性相结合的分析方法。

（一）基于知识的分析方法

本分析方法主要依靠知识和经验进行，通过特定途径收集相关知识和信息，识别存在的风险，定量或定性分析风险的可能性，并对该风险造成的影响和危害程度进行评估，提出相应结论和建议，最终达到降低和控制风险的目的。

（二）基于模型的分析方法

基于模型的分析方法是在具有相应评估模型的基础上，对风险识别、分析和评估等环节，进行系统分析。通过借鉴和论证、调整系统参数，建立和运行风险评估模型，测量出风险等级，提出相应的措施和建议。

（三）定量分析

定量分析是对风险的程度用直观的数据表示出来。其主要思路是对构成风险的各个要素和潜在损失的程度赋予数值，度量风险的所有要素（风险级别、脆弱性级别等），计算风险因素暴露程度、控制成本等。

（四）定性分析方法

定性分析方法是目前采用较为广泛的一种方法，通常通过问卷、面谈及研讨会的形式进行数据收集和风险分析。它带有一定的主观性，往往需要凭借专业咨询人员的经验和直觉，或者业界的标准和惯例，为风险各相关要素的大小或高低程度定性分级。

（五）最常用的分析方法一般都是定量和定性相结合的方法。

对一些可以明确赋予数值的要素直接赋予数值，对难于赋值的要素使用定性方法，这样不仅更清晰地分析了风险因素，也极大简化了分析的过程，加快了分析进度。目前，国内公共卫生领域主要综合使用定性与定量相关结合的分析方法。为了更好地开展突发事件公共卫生的风险评估工作，中国疾病预防控制中心制定了我国《突发事件公共卫生风险评估技术方案》（试行），在技术方案中指出"风险评估通常采用定量分析、定性分析以及定量与定性相结合的分析方法"。在突发事件公共卫生风险评估工作中，通常采用专家会商法、德尔菲法、风险矩阵法、分析流程图法四种分析方法。

三、风险评估的作用

现代卫生应急管理中风险评估的作用是风险决策单位采用系统的方法：

（一）使决策过程"更站得住脚"

帮助决策者在不确定性和信息不充分的情况下做出应对决策；并且使得决策过程更透明且信息能够共享，让人们对各种公共卫生风险保持戒备。

（二）使风险沟通更有效

有了科学的风险评估，再通过有效的风险沟通，使参与应急各方建立共识，有利于帮助公众消除恐慌，维护社会的稳定。

（三）使应对措施更及时和恰当

通过风险评估，对风险有了充分的认识，决策者也便于及时恰当地提出风险应对措施。具体地来说，风险评估的作用可以体现在：认识风险及其对目标的潜在影响；为决策者提供信息；有助于认识风险，以便帮助选择应对策略；识别那些造成风险的主要因素，揭示系统和组织的薄弱环节；有助于明确需要优先处理的风险事件；有助于通过事后调查来进行事故预防；有助于风险应对策略的选择；满足监管要求。

四、风险评估的实施

（一）风险识别

风险识别是发现、列举和描述风险要素的过程，其要素包括来源或危险源、事件、后果和概率。风险识别是风险管理的首要环节，风险分析的前提，只有在全面了解各种风险的基础上，才能够预测危险、危害，从而选择处理风险的有效手段。风险识别主要涉及历史数据、技术分析、专家意见和利益相关者的需要。常用的风险识别方法包括：

1. 风险损失清单法　即编制风险损失清单，列举出可能面临的所有风险源。

2. 现场调查法　即风险管理部门就可能面临的损失开展深入调查，出具调查报告书。

3. 流程图法　即将风险主体按照生产经营过程和日常活动内在逻辑联系绘成流程图，并对流程中关键环节和薄弱环节展开调查，找出潜在风险。

4. 因果图法　又称为鱼刺图，即将风险事故作为风险因素分析的主骨，将导致风险事故的原因归纳成类和子原因，画成形似鱼刺的图。

5. 事故树法　即从某一事故出发，运用逻辑推理方法，寻找引起事故的原因。

6. 幕景分析法　一种识别关键因素及其影响的方法。幕景是采用图表对一项事业或组织未来某种状态的描述。幕景分析法能分析当引发风险的条件和因素发生变化时，可能产生的风险和导致的后果等，它可以描述未来的状态，也可以描述未来某种情况的发展变化过程。

7. 其他　此外，还可以用头脑风暴法和德尔菲法开展风险识别工作。

（二）风险分析

风险分析是在风险识别的基础上，认识风险属性并确定风险水平的过程，即通过分析比较用于确定风险的发生可能性、后果严重性和脆弱性的相关资料，得出风险要素的风险水平。风险分析也是对损失概率和损失程度进行量化分析的过程。按风险分析目的和数据类型不同，风险分析可被分为：定性分析、半定量分析、定量分析或两种方法的组合。通常情况下，首先采用定性分析初步了解风险等级，识别主要风险，然后再开展半定量、定量或组合分析。对于定性风险资料，可采用权重对其进行量化，权重系数可依据专家意见确定。对于定量风险资料，主要是采用概率论与数理统计知识，研究风险事件的发生概率和所致损失。

（三）风险评价

风险评价是在风险识别和风险分析的基础上，将风险分析结果与风险准则相对比，确定风险等级的过程，如果没有风险准则时，风险评价将主要依据风险分析结果与可能接受的风险水平进行对照，确定具体的风险等级。在此过程中，需要回答"怎样才算安全"、"什么样的风险可以接受"、"什么样的风险必须采取措施"等关键问题。常用的风险评价方法包括：

1. 风险度评价　即对风险事故造成损失的概率或者损害的严重程度进行综合评价。

2. 核查表评价　即将评价对象按重要性打分，同时按照评价对象实际情况打分，综合两次得分评估风险因素的风险度和风险等级。

3. 优良可劣评价　即根据以往风险管理经验和风险状况对风险因素列出全部检查项

目，并将每个检查项目分成优良可劣若干等级，由风险管理人员和操作人员共同确定检查单位的风险状况。

4. 单项评价 即风险管理单位列举各个项目可能造成风险的判断标准，凡有对象符合其中1项或1项以上的标准，就列为风险管理的工作重点。

5. 直方图评价 即采用直方图直观反映数据的分布情况，通过观察直方图形状判断风险单位是否存在异常状态，并通过直方图取值范围与参考标准作比较，判断风险因素是否存在风险隐患。

6. 风险矩阵法 该方法由美国空军电子系统中心采办工程小组于1995年4月提出的，是用矩阵中的行表示风险发生可能性，用列表示风险危害性，建立二维矩阵表，对每种风险的影响程度进行评级，等级越高表明风险影响越大，如表6-1所列的风险水平评估矩阵表。

表 6-1　风险水平评估矩阵表

发生的可能性	危害严重程度				
	水平 1 可忽略的	水平 2 较小的	水平 3 中等的	水平 4 较大的	水平 5 灾难性的
A 几乎确定	H-40	H-38	E-72	E-84	E-100
B 很可能	M-24	H-44	H-56	E-80	E-96
C 可能	L-12	M-28	H-52	E-76	E-92
D 不太可能	L-8	L-20	M-36	H-64	E-88
E 罕见	L-4	L-16	M-32	H-60	H-68

注：E，极高风险；H，高风险；M，中度风险；L，低风险。

第三节　突发事件公共卫生风险评估

由于我国处在经济转型期，公共卫生事件、自然灾害、事故灾难、社会安全事件等各类突发事件频发，对公共卫生安全构成严重威胁，卫生应急管理和决策的复杂性和难度也大增。作为卫生应急管理重要环节的"风险评估"对于及早发现、识别和评估突发事件公共卫生风险，有效防范和应对突发事件公共卫生风险具有重要意义。近几年，我国相继在北京奥运会、上海世博会、广州亚运会、深圳世界大学生运动会进行过规范的公共卫生风险评估。为了更广泛和规范性地开展突发事件公共卫生风险评估工作，为此，卫生部2012年初颁布了《突发事件公共卫生风险评估管理办法》，决定从2012年开始首先在全国省级卫生行政部门和疾病预防控制机构开展规范性突发事件公共卫生风险评估工作，以后逐步向市、县（区）级和其他医疗卫生机构推广。

应该明确的是，社区开展突发公共卫生事件的风险管理是社区卫生应急工作内容之一，而风险管理是建立在风险评估的基础上的，因此社区要开展突发公共卫生事件风险管理，应该熟悉掌握突发事件公共卫生风险评估的方法和每种方法之间的差异，并掌握不同方法的实施步骤。

一、建立突发事件公共卫生风险评估制度目的

（1）突发事件越来越复杂难料，尤其人为因素造成的突发事件更具隐蔽性。早发现和

早识别的意义就显得重要，只有在有充分认识和准备得前提条件下，才能从容不迫地应对突发事件，而不是"越急越乱"。

（2）政府、社会公众对突发事件越来越敏感，关注度也越来越高；反过来社会、政府对预防控制突发事件的期待也越来越高，导致我国卫生应急体系的责任越来越大，这要求有关部门不断寻求更好地预防控制措施和途径。风险评估目前来说，可以较好地实现这个目标。

（3）在当今信息化的时代，信息来源越来越广和多，而且信息来源途径不一。因此对信息的收集、传递、分析判断、传播和利用就有了更高的要求。如何从大量的信息中找到有用于风行评估的信息，也是风险识别的基本功。

（4）由于信息量大，信息变化更快，导致个人的智慧、知识、经验、判断力越来越不可靠。而且在风险评估过程中，个人的注意力和敏感性不能持久，时间不能保证以及个人的"偏好"会导致在分析和评价过程中的偏差等原因，也使得建立科学的风险评估制度显得非常必要。

（5）在卫生应急事件应对过程中，不能把尚未经过滤、筛选、初步核实和评估的信息/情报，直接交给上级领导做判断，因为判断和决策一旦做出，纠正机制难以启动。

基于上述原因，在卫生应急领域又必要建立突发事件公共卫生风险评估制度，目的就是在于应对突发事件中的公共卫生风险，满足卫生应急决策的需求。

二、突发事件公共卫生风险评估的分类、范围和原则

根据卫生应急管理工作实际需要，风险评估可分为日常风险评估和专题风险评估两种形式。

（一）日常风险评估

日常风险评估主要指定期开展的风险评估，目前主要指月度风险评估，不同层级的卫生应急风险评估单位的时间要求不同，对于国家级和省级专业机构在条件允许的情况下，应每日或随时对日常监测到的突发公共卫生事件及其相关信息开展风险评估。

日常风险评估主要是对常规收集的各类突发公共卫生事件相关信息进行分析，通过专家会商等方法识别潜在的突发公共卫生事件或突发事件公共卫生威胁，进行初步、快速的风险分析和评价，并提出风险管理建议。评估的主要工作量是在评估计划和准备阶段，设计相关问题和参数、检索资料将是一件十分艰巨的工作。

这种风险评估形式简单，可采用小范围的圆桌会议或电视电话会商等形式。评估结果应整合到日常疫情及突发公共卫生事件监测数据分析报告中。当评估发现可能有重要公共卫生意义的事件或相关信息时，应立即开展专题风险评估。

（二）专题风险评估

专题风险评估主要是针对国内外重要突发公共卫生事件、大型活动、自然灾害和事故灾难等开展全面、深入的专项公共卫生风险评估。专题风险评估可根据相关信息的获取及其变化情况、风险持续时间等，于事前、事中、事后不同阶段动态开展。每次风险评估根据可利用的时间、可获得的信息和资源以及主要评估目的等因素，选择不同的评估方法。具体情形包括：

1. 突发公共卫生事件

（1）国外发生的可能对我国造成公共卫生危害的突发公共卫生事件。

（2）国内发生的可能对辖区造成公共卫生危害的突发公共卫生事件。

（3）日常风险评估中发现的可能导致重大突发公共卫生事件的风险。

此类评估可根据事件特点、信息获取情况等在事件发生和发展的不同阶段动态开展。

2. 大型活动

（1）多个国家或省市参与、持续时间较长的大规模人群聚集活动，如大型运动会、商贸洽谈会及展览会等。

（2）主办方或所在地人民政府要求评估的大型活动。

此类评估可在活动准备和举办的不同阶段动态开展。

3. 自然灾害和事故灾难　在重大自然灾害预报后，或重大自然灾害及事故灾难等发生后，应对灾害或灾难可能引发的原生、次生和衍生的公共卫生危害及时进行风险评估。此类评估可根据需要，在灾害（灾难）发生前或发生后的不同阶段动态开展。

突发事件公共卫生风险评估应当遵循属地管理、分级负责、多方参与、科学循证的原则，确保评估工作科学、规范、及时开展。

三、当前国内外突发公共卫生事件风险评估研究特点介绍

（一）重大传染病

此类风险评估趋向于涵盖生物学、社会学和经济学的综合评价，已有研究多在历史数据和实地调查基础上，通过德尔菲法、头脑风暴法、专家评分法等建立风险评估指标体系，确定指标权重，采用综合评分法或层次分析法建立疾病发生风险综合评价模型。

（二）急性物理、化学性暴露

本类研究涉及危险品的种类、理化性质及其存在形态、暴露时间和暴露浓度，多采用定性与定量分析相结合方式进行风险评估。如黄德寅等建立了有毒物质职业暴露健康风险评估半定量风险矩阵分析法，对有毒物质职业暴露危害等级及暴露等级进行评价，计算其风险水平。也有研究采用数学模型建立有毒物质扩散、传播和消减的风险模型，如高斯模型、半球扩散模型、重气云扩散模型。此外，还有学者采用数据挖掘技术、区域环境风险评估和模糊神经网络开展急性物理、化学性暴露的风险评估研究。

（三）食源性疾病

此类风险评估多通过流行病学研究、毒理学研调查收集的基础资料包括研究体外实验等收集充足信息，建立暴露剂量与不良反应的模型，从而对暴露于某特定风险源的人群可能出现的不良影响进行估算，提出相应风险应对策略。定量微生物风险评估是食源性疾病风险评估的主要方法，其主要是模拟食物链中因食品消费引起致病菌感染的可能性，确定食物链中可采取的应对措施，并对各种措施效果进行评估。

（四）大型活动

大型活动通常是指在特定地点，为了特定目的（如正式社交集会，大型公共事件或体

育赛事），在特定的时间内，有超过一定数目的人（既有文献中一般指超过25 000人，但也可以少到1000人左右）参加的集会。此类风险评估主要是识别一定时期、一定区域内可能存在的所有风险及其特征。此类研究多采用风险矩阵法，如杨军对青岛奥帆赛期间病媒生物危害与相关疾病发生风险的预测研究，聂燕敏对北京奥运会期间突发化学中毒事件风险评估的研究，卢慧敏对上海市卢湾区世博会期间公共卫生风险的预测分析。

四、突发事件公共卫生风险评估方法特征和影响技术选择的因素

风险评估方法（或技术）的选择需要考虑因素包括：①问题和所需分析方法的复杂性；②进行风险评估的不确定性的性质及程度；③所需资源的程度，主要涉及时间、专业知识水平、数据需求或成本等；④方法是否可以提供一个定量结果。根据这些因素的影响，不同风险评估方法的特征见表6-2。

表6-2　风险评估方法的特征

风险评估方法	说　明	特　征			能否接受定量结果
		资源与能力	不确定性与程度	复杂性	
头脑风暴法	一种收集各种观点及评价并将其在团队进行评级的方法，一对一以及一对多得访谈技术所激发	低	低	低	否
德尔菲法	一种综合各类专家观点并促其一致的方法，有些观点有利于支持风险源及影响的识别、可能性与后果分析及风险评价，需要独立分析和专家投票	中	中	中	否
情景分析	在想象和推测的基础上，对可能发生的未来情景加以描述，可以通过正式或非正式的，定性或定量的手段进行情景分析	中	高	中	否
检查表	一种简单的风险识别技术，提供了一系列经典的需要考虑的不确定性因素，使用者可参考以前的风险清单、规定和标准。	低	低	低	否
结构化假设分析	一种激发团队识别风险的技术，通常在引导式研讨会上使用，并可用于风险分析与评价	中	中	任何	否
风险矩阵	是一种将后果分级和风险可能性相结合的方法	中	中	中	是
决策树分析	对于决策问题的细节提供了一种清楚的图解说明	高	中	中	是
层次分析法	定性和定量分析相结合，适用于多目标、多层次、多因素的复杂系统的决策	中	任何	任何	是

不过，目前我国规范性突发事件公共卫生风险评估工作主要包括两种，即日常风险评估和专题风险评估。这两种形式均可以采用专家会商法、德尔菲法、风险矩阵法、分析流程图法（综合层次分析法、故障树方法、决策树模型等方法）中的合适之一方法进行即可。其中第一种方法专家会商发在疾控评估中较为多见。

五、突发事件公共卫生风险评估实施步骤

突发事件公共卫生风险评估是对可能引发突发公共卫生事件的相关风险系统地进行识别、分析和评价的过程，其可归纳为计划和准备、实施、报告三方面，见图6-3。

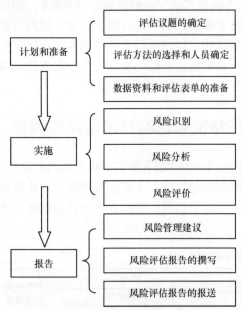

图 6-3　突发事件公共卫生风险评估流程图

（一）计划和准备

相关计划和准备包括评估议题的确定、评估方法的选择及人员确定、数据资料和评估表单的准备 3 方面的准备。

1. 日常风险评估数据来源　包括突发公共卫生事件监测系统的突发公共卫生事件报告信息、各类疾病监测系统（如法定报告传染病监测报告信息、专业监测信息）或其他预警信息（传染病自动预警）、突发公共卫生事件相关的媒体检索信息、举报、投诉、咨询信息及其他部门或系统信息通报等。

2. 评估议题的确定　日常风险评估建立在对不同来源数据分析的基础上，根据数据的异常变化、疾病和突发公共卫生事件的特点及趋势、政府和公众关注的程度等确定评估议题。日常风险评估中，重点评估议题的确定十分重要。首先，日常风险评估需要在力求全面分析的基础上，确定评估的重点议题，提高评估的效率和针对性。其次，每次日常风险评估的评估内容和结果既可能会有一定的连续性和重复性，也可能因季节因素、相关事件和风险因素的变化而有所差异，因此，每次评估前，必须重新确定风险评估议题。在进行专家会商和具体评估时，还可以对确定的重点评估议题或所识别风险的全面性、合理性进行进一步的审议、确认和补充。

专题风险评估的评估议题一是来自日常风险评估发现的重要疾病和突发事件信息，二是来自大型活动和各种重要自然灾害、事故灾难信息，三是卫生行政部门指定的重要评估议题。

3. 评估方法的选择及人员确定　日常风险评估通常用专家会商法，专题风险评估可选择德尔菲法、风险矩阵法及分析流程图法中的一种或多种，也可使用专家会商法或其他方法。

根据评估目的、涉及领域和评估方法，确定参加评估人员的数量和要求。参加日常风险评估的人员通常为从事卫生应急管理、事件信息监测分析、流行病学等专业人员，必要时可邀请实验室检测专业人员参加。参加专题风险评估的人员原则上应来自议题相关的不同专业领域专家，必要时邀请卫生系统外的相关专家参与，专家人数应满足所使用方法的要求。

4. 数据资料和评估表单的准备　在进行正式的风险评估前，应完成监测数据的初步分析，并收集整理相关的文献资料，如传染病风险评估可能涉及的相关信息包括致病力、传播规律、人群脆弱性、公众关注程度、应急处置能力和可利用资源等；如开展大型活动、自然灾害和事故灾难的风险评估时，还应针对议题本身的特点，收集有关自然环境、人群特征、卫生知识与行为、卫生相关背景信息等资料。根据风险评估议题以及所使用的方法，设计制定风险评估表单，如德尔菲法所使用的专家问卷。

5. 风险评估职责的确定和评估核心队伍的建立　无论是日常风险评估还是专题风险评估，在评估前都要先明确评估的职责，而且需要组建核心队伍，除了数据资料收集、分析人员外，动态储备本地区传染病防控、计划免疫学、卫生统计、卫生检测（实验室检测）、四大卫生专业（食品、环境、职业、放射）等领域的专家学者。

（二）风险评估实施

1. 风险识别

（1）日常风险评估中的风险识别：在日常风险评估中，风险识别与评估议题的确定往往是结合在一起的，即评估议题的确定过程即为风险评估实施的前期准备。

日常风险评估是在对各类相关监测信息进行分析的基础上，对各类突发公共卫生事件，以及自然灾害、事故灾难、大型活动等其他事件进行风险识别，确定需要纳入评估的重点议题。如传染性疾病应重点考虑：甲类及按甲类管理的传染病；聚集性疫情或暴发疫情；三间分布或病原学监测有明显异常的传染病；发生多例有流行病学联系的死亡或重症的传染病；发生罕见、新发或输入性的传染病；发现已被消灭、消除的传染病；群体性不明原因疾病等。

（2）专题评估中的风险识别：侧重于列举和描述评估议题所涉及的风险要素。

对于重要突发公共卫生事件的专题风险评估，应重点整理、描述与事件有关的关键信息，如事件背景、特征、原因、易感和高危人群、潜在后果、可用的防控措施及其有效性等。

对于大型活动专题风险评估，应重点描述下列内容：①大型活动特点，如时间、地点、规模、主要活动内容及形式、活动参加人员数量及其生活居住环境和易感性等特点；②大型活动举办地各种突发公共卫生事件发生情况，如传染病种类及流行强度、中毒类型及发生率、高温中暑或冰冻灾害发生情况等；③大型活动期间可能带来的输入性疾病或其他健康危害；④大型活动期间可能发生的其他突发事件公共卫生风险，如恐怖事件、自然灾害、事故灾难等；⑤现有卫生保障能力和已采取的措施，如监测能力、救治能力、防控能力、饮食饮水保障水平、人群免疫水平等。在对上述特征及相关信息进行整理的基础上，列举并描述各种潜在的公共卫生风险。

对于自然灾害和事故灾难的专题风险评估，进行风险识别时应重点考虑下列内容：①灾害或灾难发生的时间、地点、涉及人数、影响范围等；②灾害发生地特别是受灾害严重影响地区重点疾病和突发公共卫生事件的背景情况；③灾害或灾难对重点疾病或突发公共卫生事件的影响或带来的变化；④灾害或灾难发生地对此次灾害或灾难的应对能力（包括灾害或灾难对原有卫生应急能力的影响），以及采取的应急处置措施；⑤灾害或灾难可能引发的次生、衍生灾害对疾病或突发公共卫生事件的影响。在此基础上，列举并描述各种潜在的公共卫生风险。

2. 风险分析 对于日常风险评估，分析的侧重点因事件类型而异。如对传染病突发公共卫生事件进行风险分析时，需综合考虑该传染病的临床和流行病学特点（致病力、传播力、毒力；季节性、地区性；传播途径、高危人群等）、人口学特征、人群易感性、对政府和公众的影响、人群对风险的承受能力和政府的应对能力等；对意外伤害、中毒、恐怖事件等非传染病类突发公共卫生事件进行风险分析时，需综合考虑事件的性质、波及范围、对人群健康和社会影响的严重程度、公众心理承受能力和政府的应对能力等。

对于专题风险评估，如大型活动、自然灾害和事故灾难，可组织专家对风险的发生可能性、后果严重性和脆弱性进行定性或定量分析。

（1）发生可能性分析：对大型活动、自然灾害和事故灾难所造成的传染病、中毒、意外伤害及其他次生、衍生的公共卫生风险，可结合事件背景、各类监测信息、历史事件及其危害等，对风险发生的可能性进行分析。可按照发生可能性的大小，分为极低、低、中等、高、极高五个等级，并可根据需要进行赋值（如分别对应 1~5 分）。

（2）后果严重性分析：对大型活动、自然灾害和事故灾难的公共卫生后果严重性分析，可从风险影响的地理范围、波及的人口数、所造成的经济损失、对人群健康影响的严重性、对重要基础设施或生态环境系统的破坏程度、对社会稳定和政府公信力的影响、对公众的心理压力等方面考虑，大型活动还应考虑风险对该活动的顺利举办可能造成的负面影响等。可按照其后果严重性的大小分为极低、低、中等、高、极高五个等级，并可根据需要进行赋值（如分别对应 1~5 分）。

（3）脆弱性分析：对大型活动、自然灾害和事故灾难的脆弱性分析包括风险承受能力和风险控制能力的分析，可从人群易感性、公众心理承受力、公众公共卫生意识和自救互救能力、医疗救援能力、技术储备、卫生资源及其扩充能力、公共卫生基础设施、生活饮用水、食品供应、卫生应急能力等方面考虑。可按照脆弱性大小将其分为极低、低、中等、高、极高五个等级，并可根据需要进行赋值（如分别对应 1~5 分）。

3. 风险评价　风险评价是根据风险分析的结果，综合确定风险水平的等级及优先顺序。一般可将风险分为五个等级，即极高、高、中、低、极低。对于罕见、几乎无潜在影响和脆弱性很低的风险，定为极低风险；对于不容易发生、潜在影响小、脆弱性低的风险，定为低风险；居于高水平和低水平之间的定为中等风险；对于易发生、潜在影响大、脆弱性高的风险，定为高风险；对于极易发生、潜在影响很大、脆弱性非常高的风险，定为极高风险。也可根据风险赋值结果，确定风险等级。

日常风险评估多采用专家会商法，确定风险等级一般不采取评分的形式，而是由专家根据工作经验以及历史监测数据等相关资料综合分析评价后直接确定风险的等级。如采用风险矩阵法，可分别对各风险发生的可能性和后果严重性进行评分，计算出各风险的风险分值。根据风险分值对风险进行等级划分，确定风险级别。如采用分析流程图法，则可根据事先已经确定的分析流程，在尽可能全面收集、汇总和分析相关信息的基础上，对每个风险要素进行选择和判断，最终较为直观地确定风险级别。目前国家疾控中心在定期日常风险评估中采用的是四级分类法，即按照风险评估结果以及建议采取的风险管理措施情况将评估结果分为四类：特别关注、重点关注、一般关注和了解。

4. 提出风险管理措施和建议　根据风险等级和可控性，分析存在的问题和薄弱环节，确定风险控制策略，依据有效性、可行性、针对性、全局性和符合成本效益等原则，从降低风险发生的可能性和减轻风险危害等方面，提出预警、风险沟通及控制措施的建议。

（三）风险评估报告的内容和利用

1. 评估报告的撰写

（1）日常风险评估：日常风险评估重点分析、评估近期本辖区内应予关注的事件或风险及其风险等级，并提出有针对性的风险控制措施建议。评估报告主要应包括引言、事件及风险等级、风险管理建议。

"引言"部分扼要介绍评估的内容、方法和主要结论等。

"事件及风险等级"部分就识别出的重点事件或风险分别说明其风险等级以及主要的评

估依据，必要时可对事件的发生风险、发展趋势进行详细描述。

"风险管理建议"部分提出预警、风险沟通；对重点事件或风险，提出风险控制应采取措施建议。根据需要，提出需进行专题风险评估的议题。

（2）专题评估：专题风险评估报告的格式与日常风险评估报告的格式类似，但评估依据常常更为详细，评估建议也更具有针对性。内容主要包括评估事件及其背景、目的、评估内容和方法、风险等级及依据、风险管理建议和总结等几个部分组成。

2. 评估报告的报送　风险评估单位应及时将完成的风险评估报告报送本级卫生行政部门等部门。

3. 风险评估结果的反馈、通报与发布　各级卫生行政部门根据实际情况，及时向下级卫生行政部门、疾病预防控制机构和医疗机构等反馈风险评估的结果以及措施建议。

拓展知识

●行政版风险评估报告框架模板（多用于日常风险评估）

×年×月×地区突发事件公共卫生风险评估报告

（行政版）

一、前言或概述

简要描述风险评估的背景信息、识别出的主要风险、建议措施等。有关事件信息的背景资料可尽量采用图表的形式进行简要的展示。在前言或概述部分也可根据需要简要交代评估的时间、使用的方法、参与评估的专家（可附专家名单）等。

二、识别出的风险及其等级评价

（一）识别出的风险

按照风险等级或风险大类，顺序列出识别出的主要风险。

（二）风险等级及其评估依据

针对所识别出的主要风险，说明其风险等级，并简要描述评估的主要依据。

三、风险管理建议

针对各主要风险的评估结果，提出风险管理的建议。另一种可行的办法是直接将风险管理建议置于各项风险的评估结果之后。

附：评估专家一览表（姓名、工作单位、职称、专业）

●专业版风险评估报告模板（多用于专题风险评估）

×年×月×地区突发事件公共卫生风险评估报告

（专业版）

摘要：当评估报告较长时，可增加摘要。摘要简要概述风险评估的背景、评估的内容与方法、识别出的主要风险、风险管理建议等。

一、背景或前言

简要说明风险评估议题的由来和事件相关的背景信息。

二、评估内容与方法

描述本次风险评估的议题、主要评估内容或识别出的风险，以及所使用评估方法、评估流程，参与评估的人员（可附专家名单）等。

三、识别出的风险及其分析评价

（一）针对识别出的主要风险，从发生可能性、后果严重性和脆弱性等不同角度详细描述相关的信息和证据，对风险的具体情况进行分析。

（二）根据上述信息和证据，根据所选用的具体评估方法，对发生可能性、后果严重性和脆弱性的大小进行具体评价，确定等级或赋以分值。

（三）最后，对发生可能性、后果严重性和脆弱性进行综合分析，确定评估事件的总体风险等级。可使用图、表将分析、评价过程直观地展示出来。

四、风险管理建议

根据风险评估结果，结合风险分析和风险评价所提示的主要风险要素，针对性地提出风险管理的建议。

附：评估专家一览表（姓名、工作单位、职称、专业）

六、几种突发事件公共卫生风险评估方法介绍

（一）专家会商法

专家会商法是指通过专家集体讨论的形式进行评估。该评估方法依据风险评估的基本理论和常用步骤，主要由参与会商的专家根据所评估的内容及相关证据，结合自身的知识和经验进行充分讨论，提出风险评估的相关意见和建议。会商组织者根据专家意见归纳整理，形成风险评估报告。专家会商法是日常风险评估的常用形式，也经常应用于专题风险评估。当风险评估内容还没有可依据的固定的评估工具或评估框架时，或受评估时间、评估证据等客观因素的限制，无法进行较为准确的定性、定量评价时，专家会商法往往是突发事件公共卫生风险评估的首选方法。

1. 具体实施步骤

（1）组成专家小组：日常评估人员相对固定，参加的专家人数可在 3~30 人；专题评估要具备权威性和代表性，人数可以 10~30 人。

（2）风险评估内容及相关信息介绍：由评估组织者或指定专家向参与评估专家介绍议题、背景资料、主要目的。在日常评估：议题选择可由各领域专家共同提出，相关领域专家协助准备评估背景资料。在专题评估：提前将主要的评估背景资料事先提供给参与评估专家，专家可以更有针对性地进行准备，并查阅相关资料，使具体讨论和评估更有针对性，也更容易达成理想的结果。

（3）专家讨论：专家围绕评估目的，针对评估议题充分讨论相关问题，尽可能达成一致性或倾向性的意见，会商中，要确保专家充分发表自己观点。

（4）撰写并提交会商纪要或评估报告：将专家会商达成的一致性或倾向性意见作为评估的结论；讨论中出现的重要分歧意见在报告中加以说明，以供领导进行风险管理决策时参考。

2. 实施注意事项

（1）专家人数不宜过少，避免评估结果的偏性。如日常评估专家人数不宜少于 3 人，专题评估专家人数一般不应少于 10 人。

（2）参与专家要有代表性。日常评估重点在于广，专家应能覆盖评估的主要内容或议题，熟悉评估内容和流程，人员应相对固定；专题评估：重点在于全，专家应能覆盖评估议题的主要专业领域，每个专业或领域的专家数量应当相对平衡。

（3）会商组织者及其注意事项。应根据评估目的，事先就需要会商的要点进行梳理，如果讨论过程中有些要点始终没有讨论到，会商组织者应适当地加以引导；要引导大家在

自由发言的基础上，就会商到的重点问题能达成一致性或倾向性的意见和结论；会商会结束前，会商组织者应就会议主要的意见和结论进行小结，并得到与会专家的认可。

（4）提高专家会商会的科学性。明确和规范评估的目的、内容、方法、步骤以及产出形式，借鉴格式化风险评估方法，逐步形成辅助评估工具或评估框架。

3. 专家会商法的优缺点 该方法的优点是组织实施相对简单、快速，不同专家可以充分交换意见，评估时考虑的内容可能更加全面。但意见和结论容易受到少数"权威"专家的影响，参与评估的专家不同，得出的结果也可能会有所不同。

（二）德尔菲专家咨询法

德尔菲（Delphi）法是指按照确定的风险评估逻辑框架，采用专家独立发表意见的方式，使用统一问卷，进行多轮次专家调查，经过反复征询、归纳和修改，最后汇总成专家基本一致的看法，作为风险评估的结果。

1. 具体实施步骤

（1）组成专家小组。按照议题所需要的知识范围，确定专家。专家人数的多少，可根据评估议题的大小和涉及面的宽窄而定，一般在10~20人。

（2）向所有专家提出所要论证的问题及有关要求，并附上有关这个问题的所有背景材料，同时请专家提出还需要什么材料。然后，由专家做书面答复。

（3）各个专家根据他们所收到的材料，提出专家个人的测量意见，并说明利用这些材料提出测量值的方法。

（4）将各位专家第一次判断意见汇总，列成图表，进行对比，再分发给各位专家，让专家比较自己同他人的不同意见，修改自己的意见和判断。

（5）将所有专家的修改意见收集起来，汇总，再次分发给各位专家，以便做第二次修改。逐轮收集意见并向专家反馈信息是德尔菲法的主要环节。

（6）对专家的意见进行综合处理，得出结论。

2. 实施注意事项

（1）由于专家组成成员之间存在身份和地位上的差别以及其他社会原因，有可能使其中一些人因不愿批评或否定其他人的观点而放弃自己的合理主张。要防止这类问题的出现，德尔菲法要求避免专家们面对面的集体讨论，而是由专家单独提出意见。

（2）对专家的挑选应基于其对风险因素的了解程度。专家可以是疾病预防控制机构的专业人员，也可以是卫生行政部门的管理人员和外请的相关专家。

（3）保证所有专家能够从同一角度去理解风险分类和其他有关定义。

（4）为专家提供充分的信息，使其有足够的根据做出判断。

（5）所提问的问题应是专家能够回答的问题。

（6）允许专家粗略的估计数字，不要求精确。但可要求专家说明预计数字准确程度。

（7）尽可能将过程简化，不问与测量无关的问题。

（8）向专家讲明测量对风险识别、分析和控制的意义，争取他们对德尔菲法支持。

3. 德菲尔法的优缺点 该方法的优点是专家意见相对独立，参与评估的专家专业领域较为广泛，所受时空限制较小，结论较可靠。但准备过程较复杂，评估周期较长，所需人力、物力较大。

（三）风险矩阵法

风险矩阵法是指由有经验的专家对确定的风险因素的发生概率和严重程度进行量化评分，将评分结果列入二维表矩阵进行计算，最终得出风险等级。在对传染病类突发公共卫生事件进行评估中，风险矩阵方法综合考虑了风险因素发生概率和影响程度两方面的因素，该方法不直接由专家意见得出判断矩阵，而是通过事先根据咨询表，根据评分标准，结合专家工作经验，对风险因素发生概率、影响程度确定量化等级。

1. 具体实施步骤

（1）组成专家小组。按照议题所需要的知识范围，确定专家。专家人数一般不超过20人。

（2）组织专家对风险因素的发生概率按照一定的标准进行量化评分，计算平均得分。

（3）组织专家对风险因素的影响程度按照一定的标准进行量化评分，计算平均得分。

（4）将各风险因素的发生概率和影响程度的得分列入二维表矩阵进行计算，得出相应的风险等级，见表6-3、表6-4。

表 6-3 风险评估矩阵分类表

事故（事件）发生可能性	事故（事件）发生后果严重性				
	极高（5）	高（4）	中等（3）	低（2）	极低（1）
极高 （5）	10	9	8	7	6
高 （4）	9	8	7	6	5
中等 （3）	8	7	6	5	4
低 （2）	7	6	5	4	3
极低 （1）	6	5	4	3	2

表 6-4 不同风险等级处置建议

风险分值	风险等级	处置建议
9~10	极高	根据方案和计划，立即启动应急响应
7~8	高	采取相应的防控措施，引起高度关注
5~6	中	加强监测，开展专项调查工作
2~4	低	常规工作程序

2. 实施注意事项

（1）风险因素相对确定。风险矩阵法是对确定的风险因素的发生概率和严重程度进行量化评分、分析处理的过程，因此，待分析的风险因素要相对确定，便于评分和统计分析。

（2）参与专家要有专业性。参与专家应能覆盖评估议题的主要专业领域，对评估议题非常了解，在各自领域中具有较高的权威性和代表性。专家可以是疾病预防控制机构的专业人员，也可以是卫生行政部门的管理人员和外请的相关专家。

（3）专家人数适当。风险矩阵法是基于专家对确定的风险因素发生概率和严重程度进行量化评分的基础上的，因此参与评估专家不宜过多或过少，以免评估结果的偏性。可根据预测课题的大小和涉及面的宽窄而定，一般在10~20人。

3. 风险矩阵法优缺点　该方法的优点是量化风险，可同时对多种风险进行系统评估，比较不同风险的等级，便于决策者使用。但要求被评估的风险因素相对确定，参与评估的专家对风险因素的了解程度较高，参与评估的人员必须达到一定的数量。

（四）分析流程图法

分析流程图法是根据逻辑推断原理，综合层次分析法、故障树方法、决策树模型等方法，将可能出现的问题、可能性大小、产生的后果、相关的解决方案等通过形象的结构图形展示出来，直观表达相关主要因素，对各个环节的决策相关问题进行定量或定性表达。

当出现某种特定公共卫生相关因素尚未对公众造成影响时，从该因素的特征（如致病力、传播力等）入手，依次列出相应的影响因素和关键环节（如传播机制实现的程度、易感人群等），进而推断可能造成的危害及严重程度，同时，充分考虑人群和控制措施有效性等因素，评价该因素造成的风险可能性、危害性和脆弱性，确定风险等级。

当出现某种特定事件时，从事件的特征（危害严重性、后果严重性等）入手，依次列出今后事件进一步发展的可能性以及危害的严重程度和影响因素，充分考虑人群脆弱性及其控制措施有效性等因素，最终测量出该事件的风险等级。

1. 具体操作步骤

（1）确定评估目标，可以是特定危险因素或特定事件。

（2）确定该因素或事件的最直接的影响因素（环节）。

（3）确定对直接影响因素发挥作用的直接或间接因素（环节），并逐步展开为多层结构。

（4）确定该事件或因素的控制能力和政府公众的可接受性，充分考虑其他不确定因素对评估目标的影响。

（5）画出逻辑流程图。

（6）确定测量纳入框架图的因素或环节使用的资料及方法。

（7）依据逐层定量或定性的方法，确定每个层面的风险分值。

（8）确定最终的风险等级。

2. 实施注意事项　该方法是按照事件的发生发展和演变过程，通过逻辑框架图将风险的可能性、危害性、脆弱性等风险评估要素直观地表达出来。一般要求预先建立逻辑框架，并可以运用决策模型做出决策。由于不同地区其因素和事件出现的特点不同，使用逻辑框架和影响因素测量时常需要进行相应的调整。

3. 分析流程图法优缺点　该方法的优点是预先将不同类型事件的相关风险因素纳入分析判别流程，分析过程逻辑性较强。一旦形成逻辑框架，易使参与人员的思路统一，便于达成评估意见。但该方法缺点是由于考虑问题有时层级过多，对于确定最终风险等级时计算复杂，在形成分析判别流程时，需要较强的专业能力和逻辑思维能力。

第四节　社区开展突发事件公共卫生风险管理内容

从目前的认识能力来看，绝大多数的突发事件公共卫生风险是可以控制的，防范风险的本质就是减少损失概率或降低损失程度，在风险识别和风险分析基础上，针对所存在的风险因素，采取积极的措施，以消去风险因素或减少风险因素的危险性。社区开展突发事件公共卫生风险管理，体现了卫生应急工作"关口前移"发展趋势，与风险管理的目标是一致的。

一方面是社区卫生服务中心在为社区居民提供医疗卫生服务过程中，可以获得大量第一手信息资料，风险评估本身就有对信息的识别、分析和评价的工作步骤，通过社区卫生服务中心对这些信息的过滤、筛选、初步核实和评估的信息/情况交给领导,有利于对事件做出合适的决策判断;另一方面通过开展风险管理,可以预防风险事件的发生、减少风险事件造成的损失或转嫁风险事件造成的损失,克服了那种传统的以单一手段处置风险的局限性,而且由于风险管理的综合协调,也利于降低成本,减少费用,最终降低突发事件公共卫生应急处置的成本,这也是社区卫生服务中心绩效管理的新要求。

社区卫生服务中心实施突发公共卫生事件风险管理是一项新技术和新要求,由于社区卫生服务中心目前的人员的结构、知识能力水平的限制,尚无法数量运用的风险管理技术来达到风险管理的主要目的,不过开展这项工作可以培养社区突发公共卫生事件的风险意识,督促社区卫生服务中心医护人员在日常工作中,收集有用的各类公共卫生资料和与社区居民健康相关的疾病或症状资料,进行简单地风险识别和风险排查工作,对协助当地疾病预防控制部门做好风险管理工作,社区突发公共卫生事件应急预案的制定和修订等具有积极的意义。

一、社区突发事件公共卫生风险管理的内容

根据《国家基本公共卫生服务规范》(2011 年版)中社区卫生服务中心开展"突发公共卫生事件报告和处理"基本公共卫生服务项目的要求,社区在进行该项目中要对突发事件公共卫生进行风险管理。社区卫生服务中心的风险管理主要是通过了解本地基本情况,掌握辖区防病及突发事件公共卫生相关历史资料,对辖区内存在的主要风险隐患、危险因素和风险源进行识别和风险排查,并评估现有公共卫生防控能力,结合该社区现实情况,判断评估辖区可能会产生较大影响的突发公共事件的类型,并采取适当的应对措施。

简单地说,根据现阶段社区的情况、能力和职责分工,社区卫生服务中心在实施突发事件公共卫生风险管理所提供的服务或履行的职责、任务时,在当地疾病预防控制机构或其他专业机构指导下,协助开展各类突发事件公共卫生风险识别和排查、收集和提供风险信息,参与风险评估和应急预案制(修)订。

同样,社区卫生服务中心的风险管理不仅可以运用到突发公共卫生事件上,还可以运用到日常的医疗诊疗和紧急医学救援工作当中。有效地避免在诊疗过程中出现医院感染、医疗差错事故和风险、医疗救援处置不当事故等情况的发生。

二、社区实施突发事件公共卫生风险管理的步骤

(一)制定社区突发事件公共卫生风险管理计划与方法

社区卫生服务中心首先成立社区突发事件公共卫生风险管理组织机构,确定风险管理团队,明确风险管理人员的职责,制定社区风险管理的计划和工作制度;在专业机构的指导下,对风险管理人员进行培训,了解和熟悉风险管理和风险评估的概念和常用方法;组织进行风险评估的各项准备工作,对社区潜在风险状况及其控制方案和具体的风险管理措施公之于众,并将风险评估结果应用于社区卫生应急预案的制定,开展卫生应急预案的学习和演练,并对风险管理计划实施效果的规范化进行监督和检查。

（二）准备工作

主动收集本地基本情况，重点在传染病疫情相关的各类资料：

1. **自然因素资料**　社区的地理位置、地形、地貌、植被；气象、水文；病媒昆虫、动物的种群分布和季节消长；并收集社区地图。

2. **人口资料**　人口数、人口密度及其地区、年龄、性别、职业、文化、民族分布以及流动人口数；人口的出生率、死亡率、自然增长率、平均期望寿命。

3. **社会因素资料**　社区的经济状况、辖区内医疗机构和诊所的数量、分布与能力（医疗设备、人才状况等），卫生服务资源的分配；公共卫生设施、给排水和污物处理；与疾病有关的生产活动、风俗文化，个人卫生条件与习惯。托幼机构及学校等集体单位情况和信息、餐饮业和大型公共场所情况、工矿企业工厂情况。

4. **死因资料**　死亡人口的年龄、性别、职业、民族等分布和死因分布。

5. **近10年重要的传染病流行史料**　传染病相关信息包括病原致病力、传播规律（传播途径、输入性还是本地发生等）、三间分布、人群脆弱性等。

6. **疫情资料**　本地区防病及公共卫生事件相关历史资料，如突发公共卫生事件的历史情况、出现该事件的频率和类型，报告的发病率、死亡率、病死率及其分布；漏报率、漏诊率和调查发病率；疫源地（包括散发、流行、暴发）调查处理的总结资料。

7. **社区突发公共卫生事件应急处置能力和可利用资源**　社区卫生服务中心的卫生应急能力，应急准备情况（应急队伍、应急预案、应急物资储备等），辖区内可利用的医疗卫生资源，风险单位的应急处置能力等。

（三）风险识别

风险管理以对风险的识别衡量和科学分析为基础，社区卫生服务中心首先要掌握的风险管理技术（方法）就是风险识别。社区卫生服务中心开展风险识别主要是通过对准备工作中的各类资料主动收集，或者成立风险小组，由社区卫生服务中心的医护人员发现和寻找各项工作中存在的风险点，进行分析，确定风险的种类和来源。

1. **风险的种类**

（1）外部风险，包括事件相关的生物学风险：致病性、传染性、传染源、传播途径、易感人群；事件相关的环境风险：气候因素与地理因素；事件相关的社会风险：人口密度、人口流动性、公众心理、社会制度、生产劳动及居住生活条件、风俗习惯、文化水平、经济收入、宗教信仰等。

（2）内部（人为）风险，如技术风险：社区卫生服务中心对疾病或事件医疗诊断、救治能力，风险单位应急准备和应对能力等；组织风险：社区卫生服务中心应急队伍组织是否健全，卫生应急预案制定是否完善，风险单位的组织和应急队伍及应急预案；文化风险：社区和辖区机构单位的应急意识、应急知识和技能的准备情况；决策风险：应对事件的决策机制和决策能力等。

例如，突发公共卫生事件应对方面，社区卫生服务中心的应急物资储备的数量是否足够和物资的是否有效、应急队伍的培训是否到位、演练工作是否开展、应急预案是否具有可操作性、宣传教育工作的工具和资料是否齐备、队员是否掌握现场应急处理的技术，以及在应对过程中可能出现影响应对效果的各种风险点。

在社区卫生服务中心在提供基本医疗服务过程中，会涉及临床诊断、临床治疗、提供药品、使用医疗器具、医疗护理等医疗服务。社区卫生服务中心的医护人员对自己所提供的医疗服务中，可能存在的风险点进行识别：如出现诊断错误、药物使用不当、未达到知情同意告知、管理制度落实不规范、重症病人转诊过程出现的失误、现场骨折和创伤处理不当、消毒方法不当、消毒措施效果不佳、医疗仪器出现故障、医护人员与病人发生冲突、突然涌入大量突发事件伤病患者等可能影响医疗质量的风险点。

2. 风险排查　重点排查学校、托幼机构、福利安养院所、工厂、餐饮场所、医疗机构等机构和场所存在的风险点、风险源。风险排查的内容包括风险隐患的类别（如传染病、食物中毒、职业重点、预防接种或群体预防性服药事件等），风险隐患的来源或方式，风险隐患是否可控，可能造成的影响和引起突发事件的级别，排查单位的应急预案制定情况，是否采取了相应的防控措施和制定相应的防控制度，负责人和联系人的联系方式等。

3. 风险识别　在突发公共卫生事件发生过程中，社区卫生服务中心也要对事件的进展、现场处置情况以及是否存在特殊情况等进行风险识别，为下一步风险评估打下基础。

首先社区卫生服务中心应当制定事件信息清单。包括：事件报告人（姓名、单位、联系方式），事件如何发现？初步诊断是什么？病原是否确认？此病是否呈本地流行？暴露因素是什么（传播方式/模式）？病例的分布？病例是否有时空聚集性，病例发现的时间（首发病例发病时间）？病例的人群特征分布？病例是否来自特殊社会群体或特定场所？已发现病例的数量？病例的临床表现？病例是否到专业医师处就诊？诊断和临床发现有哪些？病例定义是什么？是否采集样本，送到哪里去检测？哪些已经完成，还准备做哪些检测？何时可得到结果？检验结果局限性？是否有死亡？尸检结果是什么？病例是否已经得到管理？目前采取了什么样的病例管理措施？可能暴露并有可能发病的人群还有哪些？是否有这些人的名单？什么情景会增加事件风险，如医疗人员暴露，事件进展？目前采取了哪些措施预防新病例出现（如急救和医疗人员的保护措施、检疫、预防性治疗），事件目前涉及那些机构？如何取得这些机构的详细联系方式？是否有主要负责机构？还有谁被告知此事件？是否超出当地医疗救治能力？

其次在事件发生过程中，社区应当实时掌握事件发展动态，掌握以下信息：

（1）事件的进展情况：事件波及的人群、范围及其发展情况，事件的责任主体，病人数、重症病人数、死亡数等变化情况。掌握患者救治、消杀灭、应急接种、密切接触的观察、风险沟通、采样与检测等应对措施的情况。

（2）现场调查处置情况：事件的严重性如何？病因是否明确？潜在的危害是什么？是否会进一步恶化？是否启动或调整应急响应机制？

（3）是否存在特殊情况：是否发生在特殊地区、特殊人群、特殊时间、特殊背景？

社区卫生服务中心应重点对传染病疫情事件、食物中毒事件、职业中毒事件、生活饮用水事件、病媒生物引起的公共卫生事件等进行风险识别。包括上级预警的事件、社区特别关注的疾病、原因不明或不寻常的临床特征或死亡、既往以轻型病患为主的疾病出现多例重症或死亡病例、疾病的流行病学特征与以往不同、近期突然增多某类临床症状/某类病例突然或持续增多、病例集中在某个地区（场所）、病例分散且病例之间无明确关联等。在这个基础上，社区卫生服务中心对收集到的各类信息，进行聚集性分析，分析病例、症状、相关现象等之间有无关联，是否存在"时间、地点、人群"分布的聚集性，为下一步的风险分析和评价打下基础。

（四）风险分析和评价

在风险识别和排查的基础上，社区卫生服务中心按照上述有关评估方法，对现有公共卫生防控防控能力，以及当地存在的主要风险隐患等进行事件危害性分析和评估，预测该社区可能发生的重大传染病疫情的可能性和脆弱性分析，根据风险分析的结果，综合确定风险水平的等级及优先顺序；再确定根据风险等级和可控性，分析存在的问题和薄弱环节，确定风险控制策略。并将风险评估报告上报上级卫生行政部门。

（五）制定应急预案

根据社区突发事件公共卫生风险评估，社区卫生服务中心应制定或修订符合本单位实际要求的突发公共卫生事件应急预案、技术方案。并开展应急演练，评估方案的有效性等。

第五节　突发公共卫生事件监测预警介绍

突发公共卫生事件应急管理是一种危机管理，危机管理的首要阶段和首要任务是预防或预警，目的在于早期发现突发公共卫生事件，并阻止它们演变成全面的灾难，即突发公共卫生事件的早期预警是为了及时采取相应的应急反应，将突发事件的危害降低到最小。监测与预警工作是实现突发公共卫生事件早发现、早报告的技术保障。

一、突发公共卫生事件监测预警概念和理解

（一）概念

预警是在缺乏确定的因果关系和缺乏充分的剂量—反应关系证据的情况下，促进调整预防行为或者在环境威胁发生之前即采取措施的一种方法。本质上，它是在考虑了资料的不完全性和危害的不确定性之后，仍要在有必要采取措施的地方进行危害警告的方法。

突发公共卫生事件的监测预警，是指依据事物发展的规律，通过搜集、整理、分析突发公共卫生事件相关信息资料，利用先进的技术和手段评估事件发展趋势与危害程度，在事件发生之前或早期发出警报，以便相关责任部门及事件影响目标人群及时做出反应，预防或减少事件危害。其包括监测和预警两个阶段。突发公共卫生事件的有效监测预警对于识别潜在的风险，提早进行防范与应对具有重要作用。监测预警工作是实现突发公共卫生事件早发现、早报告的技术保障，对监测预警工作的关注、投入，是预防为主这一卫生工作指导方针的体现。

（二）监测是预警的基础

突发公共卫生事件监测信息是预警系统的基础。在突发公共卫生事件的监测预警系统的具体运行流程中，监测与预警两者密不可分。监测是在事件发生前的行为，预警是在事件发生初期，在监测的基础上，及时、准确、全面掌握的事件基本信息，发出警报，采取应急措施的过程。在时间顺序上监测在预警的前面。

其次，监测将产生大量信息，而突发公共卫生事件预警基础就是在于分析、识别信息。这个信息来源广泛，不过其主要还是来自我国的各种监测网络，如疾病监测、症状监测、

公共卫生监测、媒体监测等。因此可以说，监测的目的之一就是为了预警。所以提高我国各级医疗卫生机构对疫情监测数据的分析利用能力，是突发公共卫生事件预警与应急决策的重要内容。

（三）突发公共卫生事件监测预警与风险管理的区别

同风险管理相同，突发公共卫生事件的监测预警工作都是在事前阶段开展相关工作，但两者又不完全相同。监测预警的研究，目的在于见微而知著，对突发事件早期发现、早期确定，以便早期处理，防止事态扩大，把事件控制在萌芽之中；监测预警的主要任务是通过疾病监测尽量捕捉突发事件发生的前兆并采取预警和相关应对措施，如果疾病监测没有捕捉到异常信息，则不需要采取预警等措施；而风险管理风险管理是对风险实施有效控制和妥善处理损失的过程，更加全面地分析和评估各种危险因素并系统地消除或管理这些因素，不管这些风险因素是否存在异常变化，所以风险管理更加积极主动。不过，监测预警具有敏感、特异、及时、科学简便的特点，因此突发公共卫生事件的监测预警也是卫生应急应对体系的基础，可以提高突发公共卫生事件应对处置的综合能力。

二、疾 病 监 测

疾病监测又称流行病学监测，美国疾病控制中心（CDC）在 20 世纪 40 年代末开始进行疾病监测工作。70 年代后，疾病监测的理论被世界许多国家广泛采用于传染病监测，后又扩大到非传染病疾病的监测及预防控制的效果评价。我国的疾病监测工作于 1979 年在北京、天津试点后逐步推广。

疾病监测是最基本的疾病预防和控制活动之一。任何一项有组织的公共卫生实践或疾病预防控制活动，从总体而言，都必然包括监测、干预（卫生服务或预防控制措施）以及卫生学（流行病学）研究三个组成部分。应对突发公共卫生事件，高度及时性是关键。如大型炭疽恐怖，迟一小时相当于 2 亿美元损失，而传统的公共卫生监测以临床诊断和实验室检查为基础，在提高及时性方面受到了限制。症状监测应运而生，它比传统的公共卫生监测更及时地检测到突发公共卫生事件暴发时的异常现象。

（一）疾病监测的定义

疾病监测是指有计划地、连续地和系统地收集、整理、分析和解释疾病在人群中的发生、分布及影响因素的相关数据，并及时将监测所获得的信息及时发送、反馈给相关的机构和人员，用于疾病预防控制策略和措施的制定、调整和评价。这一定义反映了疾病监测的三个最基本的要素，即：

（1）连续、系统地收集相关疾病的数据和资料。

（2）汇总、分析、解释和评价所收集的数据和资料使之成为可用的信息。

（3）及时将监测信息发送给相关机构和人员，这些人员不仅应包括使用监测信息用于决策的机构和人员及处于监测系统中不同层次的参与者，还应将监测信息以一定的方式向公众发布。

上述三个要素中的任何一个要素的缺失都不能构成一个完整、有效的监测系统或监测活动。

（二）与疾病监测有关的概念

1. 被动监测　由责任报告人（如医务人员）按照既定的报告规范和程序向公共卫生机构（如县、区级疾病预防控制机构）常规地报告传染病数据和资料，而报告接收单位被动接受报告的监测方式或监测系统，称为被动监测。

2. 主动监测　根据疾病预防控制工作的特殊需要，由公共卫生人员定期到责任报告单位收集疾病报告、进行病例搜索并督促检查报告质量的监测方式或监测系统，称为主动监测。

3. 病例为基础的监测和事件为基础的监测　前者是指监测系统收集每一例特定传染病病例信息，如 AFP 病例监测、SARS 监测等均属此类监测方式。而我国开展的突发公共卫生事件和救灾防病信息监测系统是以一宗特定公共卫生事件，如一起食物中毒或疾病暴发等聚集性不良健康事件为单位进行报告。

4. 社区（或人群）为基础的监测　是指监测系统所收集的信息是以社区为基础的，是对监测系统所覆盖的社区内发生的所有特定传染病（或其他健康事件如出生、死亡）进行报告和收集。

5. 医院为基础的监测　是指监测系统报告和收集的病例是到医疗机构就诊的病例。这种监测方式一般存在明显的病例漏报，特别是轻型病例漏报较多，法定传染病疫情报告系统即属此类。

6. 实验室监测　是指按照一定的规范收集和上报传染病实验室检测数据和资料（如血清学、分子标志物、病原分离等）。实验室监测可作为独立的监测体系，进行数据的上报和收集。

7. 哨点监测　是指通过（随机的或非随机的方法）选取一定数量的报告单位或报告人作为监测哨点，进行特定传染病报告的监测系统。使用哨点监测获得的数据，不但可以描述疾病的变化趋势，探测暴发和流行，还可以推算总体发病水平，满足实行普遍报告的常规监测系统的大部分功能。

（三）疾病监测的目的

（1）定量描述或估计传染病发病规模、分布特征、传播范围。如法定传染病的常规报告系统。

（2）早期识别流行和暴发，如麻疹监测等。

（3）了解疾病的长期变动趋势和自然史。

（4）对于已消灭（消除）或正在消灭（消除）的传染病，判断疾病或病原体的传播是否阻断。

（5）病原学监测：监视病原微生物的型别、毒力、耐药性及其变异。

（6）人群免疫水平监测：通过血清学监测进行人群免疫水平的监测。

（7）相关的危险因子监测。

（8）评价预防控制策略和措施的效果。

（9）建立和检验传染病流行病学研究假设。

（10）进行传染病流行趋势的预测、预报和预警。

（11）发现新发传染病。

实际上每一个特定的监测系统，一般并不需要实现上述所有目的。在着手建立一个新的监测系统时，必须审慎地考虑并充分论证监测需求和目的。同时，还要对监测目的和监测信息获得的难度、经费、人力投入及数据质量之间进行反复地权衡。此外，还应考虑监测系统能否兼顾不同层次公共卫生部门和疾病预防控制机构的需要。

（四）监测系统的设计

一般有以下几个步骤：

（1）确定监测需求、澄清监测目的。

（2）明确病例定义。在设计监测方案时，应根据监测目的、疾病控制目标、资源的可利用性、目标疾病的特征等确定监测对象。无论是法定传染病的常规报告系统还是对特定传染病的监测，都要建立适当的病例定义。制定病例定义的目的主要是为了保证报告的一致性和可比性。在制定病例定义时，应考虑监测目的、基层诊断条件和能力、疾病的控制目标、目标疾病是常见病还是少见的等因素。

（3）确定系统框架及资料来源和报告方式。监测系统框架应根据监测需求和目的确定，包括：①监测系统的类型和监测方式；②报告人是谁，是否进行病例的个案调查，是否采集病例的标本；③监测内容及报告卡（表）、个案调查表的格式化、标准化；④病例报告和数据传送的及时性要求；⑤报告方式；⑥数据报告流程和方式；⑦各级的职责和权限。除这些内容外，还应明确对监测信息如何做出反应。

（4）制定数据分析方案。监测数据的分析方案和分析指标在监测方案制定时即应确定，这对进一步澄清和明确监测需求和目的、确定监测方式同样非常重要。监测数据分析的基本内容和指标是疾病的三间（人、时、地）分布及其交叉、组合分析。同时，还应考虑信息的解释和展示方式（统计图、表格、地图等）。

（5）确定监测信息分发和常规使用机制。在监测方案设计时，还应对监测信息分发和常规使用机制做出规定。监测结果除向上级和决策机关报送外，将监测信息以适当的形式向下级和报告人反馈，对于保持监测工作的可持续性和提高报告人的报告意愿及报告质量也相当重要。

（6）确定监测系统的评价方法和评价指标。对监测系统的评价内容包括对监测的必要性、监测目的合理性及是否达到预期目的、监测系统的结构和监测系统的特性和监测系统的运行成本（cost）等方面的评价，以便对监测系统和监测工作进行改进。监测系统特性的评价主要从监测系统的可用性、可接受性、灵活性、简易性、敏感性、阳性预测值、代表性、及时性等方面进行。评价应包括随时评价和阶段性评价。

（五）监测系统的建立和管理

1. 监测系统的建立

（1）制定监测方案或工作指南。一个监测方案和指南的核心内容应包括：监测目的、病例定义和分类、病例的报告要求、监测系统中各级人员的职责和任务、监测系统的质控指标等。

（2）监测哨点或监测人群的确定。

（3）监测方案的预试验和修订，应着重考察监测方案的可接受性和可行性。

（4）开展人员培训。

（5）监测系统的启动和运转。

2. 疾病监测的步骤　疾病监测通过建设监测网络，收集各类与监测目的相关的资料（如死亡登记资料、医院、诊所的发病报告资料、流行和暴发的报告资料及流行病学调查资料、实验室调查资料、个案调查资料、人群调查资料、动物宿主及媒介昆虫分布资料、暴露地区或监测地区的人口资料、生物制品及药物应用登记资料等），对这些收集到的资料进行分析和评价，确定某病的自然史、变化趋势、流行过程的影响因素、薄弱环节及评价防治效果等。最后将结果及时上报，包括将结果反馈给监测点，不断提高监测系统的质量。

3. 监测系统的管理　应明确监测系统内各级人员的职责，制定详细的工作制度和规范，并定期开展督导、考核和评价，建立和实行奖惩制度。监测实施过程中，要针对人员的变动情况，持续开展培训。

（六）监测的主要方法

1. 日常突发公共卫生事件与传染病监测　日常突发公共卫生事件与传染病监测应严格按照有关法律法规执行。要点如下：

（1）遵循疫情报告与处理属地化管理原则，突发公共卫生事件与传染病疫情监测信息报告工作实施方案一般由当地卫生行政部门制定，并组织实施与统一监督管理。各级各类医疗卫生机构和疾病预防控制机构均为责任报告单位，依照有关法规对责任疫情报告人的工作进行监督管理。

（2）各级各类医疗卫生机构建立或指定专门的部门和人员，配备必要的网络设备，保证突发公共卫生事件和疫情监测信息的网络直接报告。突发公共卫生事件和传染病的报告可以通过医疗机构网上直报、疾病预防控制机构核实报告和热线电话报告三种途径进行报告。

（3）传染病诊治严格执行订正、转归报告制度，对突发公共卫生事件的调查与处理、发展趋势进行适时报告；一般的传染病报告时限 24 小时内，突发公共卫生事件报告时限 2 小时内。

（4）突发公共卫生事件的报告不仅仅局限于重大传染性疾病，还适用于不明原因的群体性疾病、重大食物和职业中毒以及其他严重影响公众健康的突发事件等。任何单位和个人都不得隐瞒、缓报、谎报或者授意他人隐瞒、缓报、谎报。

（5）严格疫情通报与公布制度。

2. 专病监测

（1）为了消灭或加速控制某种疾病、或控制病因不明疾病，常需要建立专病监测系统。如脊髓灰质炎、麻疹、结核病、SARS、H1N1 甲流、H7N9 禽流感等专病监测报告。

（2）监测内容与方式因病而异。一般包括详尽的流行病学监测资料、实验室监测资料等。必要时建立症状监测系统，如脊髓灰质炎的 AFP 报告、SARS 的早期预警症状报告等；还有实验室监测系统，如 ADIS、禽流感防治建立了以实验室监测为主的报告。

（3）监测范围可由设点监测、全面监测、以点带面监测和典型区域监测等。

3. 灾害疾病监测　各类自然灾害、人为社会灾害会造成环境恶化，食品、饮水污染，病媒昆虫孳生，灾民居住、生活条件恶劣，精神心理创伤，抵抗力下降等负面影响，可导致传染病的发生与流行，引发或可能引发突发公共卫生事件，如洪涝后极易引起肠道传染病的暴发。因此在灾害期间和灾后较长时间内，收集灾区（灾民或抗灾群体）和有关地区潜在的疾病隐患、与灾害有关的疾病发生频率及其影响因素，并做出专题分析、解释，提供各级政府和有关部门抗灾防病治病决策参考，评价防治措施的效果。

4. 基本卫生信息收集　根据国家有关统计制度，定期或不定期的收集食品、职业、放射、环境卫生有关信息，收集卫生资源与突发事件应对能力分布信息。

5. 现场或专题调查

（1）对潜在突发事件或已发生的突发事件，通过现场流行病学调查，收集流行病学资料、临床资料、检验资料等，并汇总、分析、解释这些资料，对事件的性质、强度、发展趋势做出判断，确定导致突发事件的可能社会、自然、行为因素等，并采取干预措施，评价措施效果。

（2）通过病例对照专题研究，可以考察可能危险因素是否与突发事件存在联系以及联系程度。

6. 媒体与群众举报监测

（1）各地设立统一的举报报告电话，任何单位和个人都可通过举报电话对各类突发事件和可能引起突发事件的隐患进行报告和举报。

（2）收集国内外各种传媒所报道的疾病与健康信息，结合本地情况提出可能引发的突发公共卫生事件。

7. 其他途径监测　收集国境卫生检疫有关境外传染病、传播疾病的媒介生物和染疫动物、污染食品等信息，农业、林业部门有关人畜共患病等信息。

三、症 状 监 测

症状监测是在 20 世纪 90 年代中期在美国初步实践，在 2001 年"911"恐怖袭击以及随后发生的"炭疽邮件"事件后得到广泛的发展和应用的一类新的公共卫生检测系理论和方法。

（一）定义

症状监测的定义尚未统一，一般指不依赖特定的诊断，系统、持续地收集临床明确诊断前能够指示可能的疾病暴发的相关资料（实验室送检、急诊科主诉及症状、救护车反应记录、处方药物销售量、学校缺课或工厂缺勤及紧急救护过程中的其他症状与体征等），科学分析，合理解释，以便开展公共卫生调查或落实干预措施。

现在一般的症状检测还包括临床症状及与疾病相关的现象，主要有：

（1）医院急诊室病人访问情况（包括访问量、病人的主诉和医生的初步诊断）。

（2）药店非处方药（OTC）的销售情况。

（3）医疗相关用品（包括医用口罩、卫生纸的销售量等）。

（4）学校或单位的缺勤率。

（5）动物患病或死亡。

（6）公共卫生实验室检测结果。

（7）不明原因死亡的法医鉴定结果。

（8）紧急医学救助 120 电话记录情况。

（二）症状监测的基本原理和应用

1. 症状监测的基本原理　提高突发公共卫生事件的反应及时性是症状监测的首要目标。传统的疾病监测系统建立在医院诊断和实验室检查的基础上，在症状报告或样品采集和疾病的最后诊断之间通常存在一段时间的滞后期，而生物恐怖事件或者其他公共卫生突发事件的应对，需要快速鉴定并做出反应。疾病监测就是对现有资料充分利用，在患者刚刚开始出现轻微症状（非特异性）的阶段就收集相关数据，当这些监测的现象或症状在一定范围内出现时间和空间的聚集性，监测人员就可以发出疾病流行的警报，从而启动更深入的流行病学调查，为应对突发公共卫生事件赢得宝贵时间。即在噪声背景下检测公共卫生事件发生的信号；通过收集过去一段事件（4~5 年）的健康相关数据，依次计算出任一时间段内（24 小时）健康相关事件发生率的预期值，作为基线和背景；如果某一事件的发生率偏离了基线并超出一定发的阈值，系统则发出警报。

症状监测旨在确定出现早期症状病例数的阈值。应用症状监测可以追踪疾病暴发的规模和速度、监控疾病趋势，通过可疑疾病（或症状）预警突发公共卫生事件，提醒人们及时采取有效措施，降低患病率和死亡率，减少经济损失。由于及时性的提高，症状监测也加强了公共卫生检测的预警能力。症状监测提前预警的能力取决于症状的定义分类和对症状的诊断、疾病暴发的规模、受影响人口的范围、各种数据资源、开始预警调查的标准、医疗相关机构察觉和报道特殊病例的能力等。

2. 症状监测的应用

（1）公共卫生状况监测：症状监测的应用在美国开展得比较成熟，例如 1995 年，美国密尔沃基市遭遇热浪袭击，导致热相关死亡率比同期增加，后来出台了一项应对高温的预警方案，此方案要求一旦环境信号或者天气预报早期提示热浪来临就采取相应措施，以后每年不断完善这个方案，1999 年热浪再次袭击时的热相关发病率或者死亡率比 1995 年下降了 50 %。

2005 年 9 月美国路易斯安那州飓风登陆期间，美国也开展了针对传染病及慢性病的症状监测。有关专家等对监测期间发现的腹泻病例增多现象进行调查，发现该起疫情发生于一次大规模停电事件之后，与进食肉类及海产品有关，而推测其主要原因为停电造成食品变质，体现了症状监测的早期预警功能。

我国在 2008 年四川汶川地震期间，也运用了症状监测技术，开展了发热、腹泻、咽痛、皮疹、皮肤外伤、眼结膜红肿六种症状监测，为预防当地疾病的暴发流行起到积极的作用。

（2）疾病暴发与流行监测：症状监测用于疾病暴发与流行，是目前症状监测系统的主要应用。通过对医院或社区医疗门诊的临床症状或疾病相关现象进行监测，发现异常，进行分析其聚集性，进行早期预警。

例如，2003 年夏季美国威斯康星州通过网络直报发现 1 例发热、身上有水疱的牧羊狗，他们立刻将该病例与其他州的相似病例联系起来，并追踪调查这群狗的销售网络，在实验室诊断之前就采取措施控制疾病的进一步蔓延等。

（3）新发传染病的预警：新发传染病由于缺乏背景资料，传统疾病监测系统难以发挥作用。因此症状监测技术成为其常用的早期预警手段。例如，美国纽约市 2000 年建立了针对蚊虫的全城监测及针对鸟群的哨点监测，以指示西尼罗病毒感染流行。

（4）大型活动安全保障：症状监测可作为服务于特定目的的强化监测，不一定需要依赖长期基线，因此目前一些大型体育活动和政治集会均选择症状监测作为卫生安全保障的重要手段。如我国在 2008 年北京奥运会、2010 年上海世博会和广州亚运会期间均采取了相应的症状监测工作。

值得注意的是，症状监测尚不能代替传统的疾病监测，也不能代替医生的诊断。症状监测系统必须和传统的公共卫生监测系统、先进的实验室网络体系有机结合，互相补充，并辅以相应的政策和技术支持，才能促进我国突发公共卫生事件预警应急体系的建立和发展。

（三）症状监测和传统公共卫生监测的区别

传统公共卫生监测以特定病例的诊断为基础，依据是医务人员的疾病报告、临床实验室的病原学结果或其他特异性指标。症状监测则是充分利用了信息科学的优点，依靠非特异性的症状和（或）相关的社会现象，比如感冒样症状、腹泻、止咳药销售量、学校缺勤率等指标来为突发公共卫生事件的及时应对提供科学的决策依据；监测实施对医生要求简单，因此症状监测的优势具有适应性更强，更加及时、监测范围更广泛等。虽然症状监测受到越来越多的重视，但症状监测尚不能代替传统的公共卫生监测，也不能代替医生诊断，因为目前症状监测还存在一定的缺陷，比如由于信号检测方法的局限性，可能过高估计危害造成的不必要经济损失，而且由于传染病发生频率相对较低，各种症状监测方法尚不能及时得到实践的检验评估。

四、突发公共卫生事件预警

（一）突发公共卫生事件预警的基本要素

1. 定义 突发公共卫生事件预警是指对所监测的各种卫生项目的信息进行整合，确定突发公共卫生事件预报指标的单位时间容量，并在监测实施过程中对达到或超过预报指标的事件进行报告。并由法定部门向应该知道的部门与人员发布信息。

2. 目的和原则

（1）目的在于有效预防和避免突发公共卫生事件的发生和扩散，具有警示、延缓、阻止和化解突发公共卫生事件的作用。从预警的定义可以看到，监测是预警的基础。

（2）突发公共卫生事件预警的原则包括：①客观性原则；②系统性原则；③连续性原则；④定性分析与定量分析相结合的原则。

（二）突发公共卫生事件预警分类

突发公共卫生事件预警分类可以按照时间、级别、性质和类别等进行分类。

1. 按照突发公共卫生事件征兆预警

（1）公共卫生状况预警：食物、饮用水严重污染，工作、生存环境受到有毒有害物严重污染，均可引起急性和慢性人群健康损害。

（2）传染病流行因素预警

1）病媒生物及宿主动物异常预警：如发现新的带（菌）毒宿主动物，宿主动物与病媒密度明显增加、宿主动物病原携带率增高、宿主动物大量异常死亡及宿主动物检出罕见病原微生物等情况，都可以作为相关传染病可能流行的征兆而发出预警。

2）病原体演变预警：病原体发生演变，出现毒力增强、对人类适应力提高或因抗原性变异而致人群原有免疫屏障无效等情况时，极可能引起传染病的暴发与流行。如全球关注的流感大流行准备工作中，毒株变异监测为其重点内容。优势菌群监测、菌群耐药性监测等也可为传染病流行提供预警信息；如我国流行性脑脊髓膜炎（流脑）流行的优势菌群主要是 A 群，如监测到某地 C 群流脑球菌成为流行优势菌群，则应及时发出流脑可能发生流行的预警，并考虑组织目标人群接种"A＋C"流脑疫苗。

3）人群易感性预警：人群易感性水平是直接影响传染病流行的重要因素。例如，监测发现某区域儿童麻疹抗体水平普遍较低，则需发出麻疹暴发疫情的预警，以便及时补种麻疹疫苗。

（3）次生突发公共卫生事件预警：突发公共卫生事件与自然灾害、事故灾难、社会安全事件等突发事件常常相互交织、相互演化；自然灾害、事故灾难、社会安全事件等经常次生出突发公共卫生事件。

1）气象异常预警：如"厄尔尼诺"及"拉尼娜"现象等；气候异常对虫媒及自然疫源性传染病、水源性传染病的暴发与流行均有重要影响，而且自然灾害的发生常与气候异常有关。

2）事故灾难次生突发公共卫生事件预警：事故灾难次生突发公共卫生事件的性质由事故本身特点决定，其危害大小与事故严重程度及当时的自然条件（如风力、水流等）等因素关系密切。

3）社会安全事件次生突发公共卫生事件预警：社会安全事件对公众健康的损害可以是即时的，也可能是滞后的。因此，当发生社会安全事件时，必须对可能引起的公共卫生问题有充分的心理准备和认识，根据该事件本身的特点，提前预警，科学应对。

2. 突发公共卫生事件的早期预警

（1）症候群预警：症候群监测又称症状监测，即通过症候群监测，发现某一类症候群信号在时间、空间上的异常变化而发出的预警。症候群预警以疾病流行早期发出预警信号为主要目标；根据其工作机制，有时也涵盖了征兆预警的工作内容。

（2）传染病早期预警：某些传染病易引起大范围或长时间流行，如流感和麻疹等。对于此类传染病的预警，除对流行因素进行监测外，及时发现病例数在空间、时间上的异常变化也非常重要，可以早期启动控制措施。某些特殊的传染病，如已宣布消灭的疾病（如天花、脊髓灰质炎）、本土未发现过的烈性传染病（如埃博拉出血热等）、依照我国《传染病防治法》按甲类管理的传染病（如鼠疫、传染性""非典""型肺炎、人感染高致病性禽流感）等，只要发现 1 例，就应发出预警。

（3）类似事件预警：指在某一单位、社区或区域发生中毒、疾病暴发等突发公共卫生事件时，向有可能发生类似事件的其他单位或区域发出预警信息。如水源污染导致中毒事件发生时，及时向下游用户及地区发出预警；出现流感、流脑等传播迅速的传染病暴发时，及时向邻近区域发出预警；发现食物中毒时，及时向有毒食品流向区域发出预警等。

（三）预警系统的特点

1. 及时性　及早识别突发公共卫生事件的发生，迅速采取有效反应以降低事件造成的损失是突发公共卫生事件应对的主要目标之一。预警系统在信息调查、收集、传输、分析、预警发布和采取措施等方面均体现了及时性的特点。可以说没有及时性，预警就失去了意义。

2. 高效性 预警系统在收集信息是，是尽可能多角度、全方位的，以便尽可能准确的做出预测，避免不必要的应对措施。所以预警系统具有高效性特点。

3. 准确性 预警系统判断是否正确关系到整个突发预警和管理的成败。准确性可以避免不必要的消耗。因此预警系统在设计过程就要求准确性的特点。

4. 可操作性 由于预警的基本目的是减少或避免损失，而突发公共卫生事件预警是基层疾控机构的日常工作，如果预警方法过于复杂，或所需参数过多，或需要高精尖设备等会造成基层无法开展相应工作，因此预警必须建立在相应的人员和物资储备基础上，操作简单易行方便，容易实施。

5. 可持续性 预警系统有持续发展空间，可根据实际情况增加或减少预警种类。

6. 可拓展性 预警系统可以有充分的空间，能根据具体情况不断增减预警的目标事件，具有可拓展性的空间，并不断调整和改善的预警能力。

7. 社会性和相应的法律效应 预警涉及社会很多行业，比如气象、水利、农业、林业、检疫等相关部门之间的信息交流，只有预警具备相应的法律效应，才能在短时间内发挥效应和预警的作用。

8. 与应急系统的关联性 预警和应急是两个连续的过程，没有准确的预警，随后的应急就很难协调平稳进行。

（四）预警的基本方式

1. 直接预警 在区县级行政范围内，1个村、居民区、机关、学校内发生烈性传染病或易传播疾病，原因不明性疾病，重大食物中毒等均应直接进行预警报告。

2. 定性预警 采用综合预测法、控制图法、尤度法、Bayes 概率法、逐步判别分析等多种统计方法，借助计算机完成对疾病的发展趋势和强度的定性估计，明确是上升还是下降，是流行还是散发。

3. 定量预警 采用直线预测模型指数曲线预测模型，多元逐步回归分析建立预报方程，简易时间序列季节周期回归模型预测方法等对疾病进行定量预警。

4. 长期预警 采用专家咨询法对疾病的长期流行趋势进行预警。

（五）预警系统的构成

预警系统是一个由众多因素构成的复杂系统，各要素之间存在着相互影响、相互依赖的关系。预警系统至少应由风险信息系统、预警评价指标体系、预警评价与推断系统、报警系统和预警防范措施5个部分组成。

1. 风险信息系统 该系统是整个预警系统的基础，其主要功能是搜集外部环境的动态信息，以及人群内部健康方面的资料和信息，并进行初步整理、加工、存储及传输。它是保证预警和应急机构获得高质量信息，充分识别、正确分析突发事件的前提条件。

突发公共卫生事件的特性决定了只有通过多渠道采集信息，相互整合并进行比较，才能提高系统的灵敏度。完整的信息系统是由不同来源的数据整合而形成综合的信息平台。突发公共卫生事件预警信息来源广泛，包括以病例为基础的监测和以事件为基础的监测，如各种卫生监测报告系统以及与突发事件相关的其他信息。这就需要充分利用现代计算机和网络技术实现信息收集的电子化，建立与多个部门建立信息交换、协调机制，不断扩充信息来源，使各类信息互补，提高信息的利用价值。

2. 预警评价指标体系　突发公共卫生事件具有不确定性，无论在地方还是全国都不可能对所有的突发事件都进行监测。预警评价指标体系是在脆弱性评估与社区诊断的基础上，为了准确地量度各个地区的卫生状况而从大量的数据中筛选并建立的指标体系，其具体指标与数量根据不同地区的具体情况而有所不同，但都应遵循敏感性、独立性、可测性和规范性原则。

理想的突发公共卫生事件预警技术应当是敏感而特异、科学而简便的，但在实际工作中，往往难以达到平衡。如果所预警的事件发展快、后果严重，那就应选择更灵敏的预警方法或更低的预警界值；反之，可以选择兼顾灵敏度与特异度的预警方法或预警界值。如果是针对人们长期暴露的危险因素，如饮用水及主要食品中的有毒有害物质含量，则所选预警界值偏低一点为好。同时在选择预警评价指标时，还要考虑预警工作的日常性，方法不能过于复杂；并充分考虑地方应急工作能力，在不影响灵敏度基础上，适当提高特异性。

3. 预警评价与推断系统　该系统是根据建立起来的预警评价指标体系中的评价指标计算公式，利用信息系统提供的资料，计算出具体的指标值，根据预先设定的警戒线（阈值），对不同的卫生状况或不同经济发展水平的地区进行预测和推断，甄别出高危地区、高危人群。

4. 报警系统　是建立在预警评价与推断系统基础上的，基础卫生、医疗部门通过定期搜集数据，并通过上述的系统分析，从而对地区的卫生状况及其薄弱环节做出判断，找出疾病控制中存在的重大问题，并及时通报给预警和应急机构，以便及时采取对策，防患于未然。

5. 预警防范措施　是预警机制的最后一个阶段，根据报警系统输出信号，针对不同地区和其卫生现状采取解决和消化危险的一系列办法和措施。

（六）突发公共卫生事件预警报告指标的设定

由于各地发生突发公共卫生事件的类别存在地域性差异，而且我国幅员辽阔，不同时期不同地区突发公共卫生事件预警报告指标的单位时间容量应有所不同，所以突发公共卫生事件的预警报告指标确定原则上宜以省为单位确定。如无论何时何地，凡发生甲类传染病、乙类传染病中 SARS、人间禽流感、肺炭疽和脊髓灰质炎病人，病原携带者，疑似病人的预警指标应当 1 例；在一个县（市、区）内按年度发生白喉的首例病例或首次流行，麻疹、乙脑、流脑非疫区（指过去连续三年无病例发生的县级）发生首例病人，疫区一周内 3 例以上，10 例以内病人或 3 例以下有死亡者出现时也应当发出预警报告。在一个社区、厂矿企业、学校、托儿所、机关团体内，在一周内或一次性调查中发生其他高发乙类、丙类传染病病种例数达到 10 例以上，20 例以内病人或少于 10 例有死亡者出现，低发病种例数达到 5 例以上，10 例以内病人或少于 10 例有死亡者出现，均可以考虑发出预警报告等。

其他突发公共卫生事件如出现新传染病疫情、同期群体性的预防性服药或免疫接种突发事件、群体性不明原因疾病（如心因性反应、群体性急性出血热综合征、急性呼吸系统综合征、急性腹泻综合征、急性黄疸综合征和其他不明原因疾病）、群体性医院感染事件、食物中毒事件、放射性物质泄漏或菌毒种丢失引发或可能引发对公众健康造成危害的事件、同期发生突发急性职业病事件等各省根据实际情况均可自行制定预警指标。

（七）预警系统的运行

1. 预警信息的收集、交流、分析处理和评估 监测人员通过建设和完善监测、报告系统，由各级医疗、疾病预防控制机构、卫生监督和出入境检疫机构负责开展突发公共卫生事件的日常监测工作。为建立准确、及时的监测预警机制，要求各部门之间加强协作和交流，尽快实现信息的共享。如可以通过建立公共卫生数据库、历史疫情数据库、自然灾害数据库等多个子数据库进行整合，结合先进的遥感技术和地理信息系统技术，实现疾病预防控制、卫生监督等机构的信息共享。预警信息收集到后，选择合适的预警技术和方法，确定预警界值，分析处理监测信息。

2. 预警级别和预警信息内容 根据突发事件可能造成的危害程度、紧急程度及发展态势，预警可分成四个级别，分别用红色（特别严重）、橙色（严重）、黄色（较重）和蓝色（一般）来表示。

预警信息包括事件的类别、可能波及范围、可能危害程度、可能延续时间、提醒事宜、应采取的相应措施等。

3. 预警信息的发布和响应 医疗卫生机构根据对重大传染病、食物中毒和职业中毒等突发公共卫生事件信息报告等多种监测资料的分析，对可能发生的事件做出预测判断，提出预警建议；预警信息发布前，由专家咨询委员会对预警建议进行评估和审核；预警信息的发布，按照《传染病防治法》第十九条和《突发公共卫生事件应急条例》第二十五条规定执行。

4. 预警工作流程 接到预警信号后不是立即发布或响应，而是需要核实和现场调查后方能启动相关流程。预警的工作流程见图6-4。

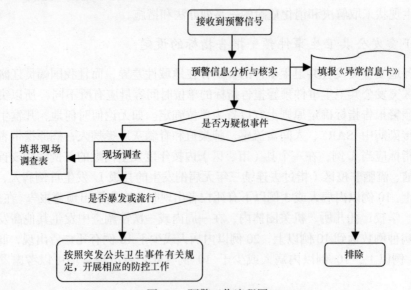

图6-4 预警工作流程图

5. 预警信息的分析和核实

（1）对相关病例信息进行以下分析

1）地区分布：根据患者的现住址或者工作（学习）单位等信息，分析病例的空间聚集性。

2）时间分布：根据病例的发病时间和疾病的潜伏期等信息，分析病例的时间聚集性。

3）人群分布：根据病例的年龄、性别和职业等信息，分析病例的人群聚集性。

4）是否为当地罕见/少见病种：判断依据为当地从未发生过或近 5 年来从未报告的病种。

（2）核实：对预警信息进行初步分析后仍不能排除异常增加情况时，应立即通过电话等方式做进一步核实。核实内容包括疾病诊断的准确性、病例的相关信息以及疫情发展趋势等。

（3）填报《异常信息卡》：根据监测数据分析和核实的信息，及时填报《异常信息卡》。

（4）开展现场调查：对于初步判断为疑似事件的情况，要及时开展现场调查，并于现场调查结束后 24 小时内，登录预警系统，填报《现场调查表》。

（5）采取相应的防控措施：在对预警信息进行分析、核实、现场调查的同时，要根据具体情况，按照国家有关法律法规采取相应的处置措施。

（八）预测、预报和预警三者的区别

1. **预测**　指通过调查和分析，对事物的动态和发展趋势，事先做出推测和测定。在突发公共事件的预测方面则是根据历史资料、监测信息和国内外、周边地区的公共卫生相关信息，通过一定方法、工具，对未来事件发生的可能性和趋势进行估计。重点在对信息、历史动态、经验分析的过程。预测的特点是：①利用的历史资料往往是越长越准确；②往往是通过建立数学模型进行；③着重点是对未来的估计；④强调技术部门的职责。

2. **预报**　预先报告，多指有可能。是在一定期限内对事态的发展所作的科学分析，同时含有预警的意义。也可以是根据预测，将事件发生的可能性逐级上报，并择机告知社会的过程。

3. **预警**　根据收集到的信息情报资料、疫情监测，对预测到可能发生事件的发生地域、规模、性质、影响因素、辐射范围、危害程度以及可能引发的后果等因素进行综合评估后，在一定范围内采取适当的方式预先发布事件威胁的警告并采取相应级别的预警行动，最大限度地防范事件的发生和发展。相对预测、预报来说，预警的不同点的在于：①对存在危害的可能时发出警报。评估没有危害时，不发预警。因此重点在于危害的评估；②预警后有相应级别的响应；③预警不仅要考虑到事件严重性本身，而且要考虑社会、经济、资源、公众的心理承受等因素；④预警所利用的历史资料是短期的；⑤预警强调的是政府的职责（技术预测-政府预警）。

虽然预测、预报和预警三者都需要基于目前数据和资料对时间发展趋势和动态做出推测，但推测后采取的行动及其目的则有所区别，而且预警系统的建立是与反应系统紧密联系的，其目的在于能够迅速启动相应的公共卫生干预措施，减少突发公共卫生事件对人群健康造成的危害。

（九）我国传染病监测系统介绍

1. **法定传染病疫情报告系统**　这是一个覆盖全国的收集传染病疫情信息的监测系统，是我国最重要的传染病监测系统。该系统包含了从社区（乡镇）到国家的 5 级网络传染病监测报告体系以及从地市到国家的 3 级网络平台。该系统具有基本统计功能，数据管理功能，可以进行实时查询统计、数据分析、动态系统评价、数据字典维护、统计图形等，可以快速进行三间分布的分析，有 GIS 系统支持进行直观的地理分布分析，观察聚集性病例。本系统基于当前的传染病报告信息系统平台，利用历史和当前医疗机构诊断和报告了的数据，只解决报告的法定管理传染病，建立、使用本系统的目的是早期发现传染病异常增加的苗头，不是确认暴发事件。该系统预警是基于医疗机构的传染病报告信息，其预警报告的原理在于：

（1）单病例预警：针对某些重点关注传染病，一旦报告 1 例，即实时预警。目前我国单病例预警的病种有 11 种：鼠疫、霍乱、传染型"、"非典"型肺炎、脊髓灰质炎、人感染高致病性禽流感、肺炭疽、白喉、丝虫病、不明原因肺炎、手足口重症和死亡病例、麻疹。

（2）时间聚集性探测预警模型：采用移动百分位数法建立时间预警模型，当探测到病例存在时间聚集性时，系统将定期自动发出预警信号。目前我国按照移动百分位发预警病种有 18 种）：甲型肝炎、流行性出血热、流行性乙型脑炎、登革热、痢疾、伤寒和副伤寒、流行性脑脊髓膜炎、猩红热、钩端螺旋体病、疟疾、流行性感冒、流行性腮腺炎、风疹和急性出血性结膜炎。

对于这类预警模型常采用比数图法和控制图法进行预警。

1）比数图法：根据某病当月的发病率（数）和该病既往若干年（3或5年）同月及其前后一个月的月发病率均数，将这两个数据作比，通常以此比数的95%容许范围上限为预警线，超出上线范围，就提示有流行征兆。美国是最早应用比数图法用于国家传染病监测系统的国家。比数（R）的计算公式为 $R=A/X$，比数（R）的1-α 容许范围：$1 \pm u\alpha S/X$，预警限为比数的某容许范围上限值。

2）控制图法则是以某病既往若干年（如5年）各月发病率的中位数划出中位数线，以既往同月及其前后一个月发病率的指定百分位数（如第75%的位数）作为预警线，超过警戒线判断为异常，就提出警告。

控制图法和比数图法都是通过建立预警数据库，确定流行标准，然后建立预警模型，从而确定最佳预警模型以及预警界值，继而对传染病进行预警。比数图法通常用于正态分布，控制图法适合于任何分布类型的传染病预警，多用于具有明显季节性的传染病预警。如图6-5、图6-6显示的是采用不同方法的广西2003年痢疾预警实例。

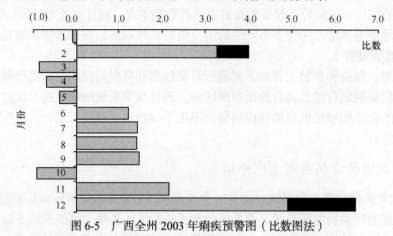

图 6-5 广西全州 2003 年痢疾预警图（比数图法）

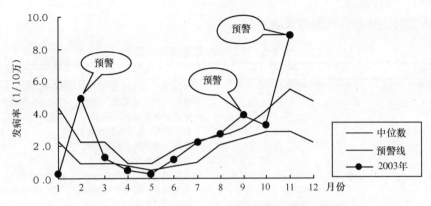

图 6-6　广西全州 2003 年痢疾预警图（控制图法）

2. 预警信号产生和处理流程　传染病报告系统的预警信号产生和处理的流程如图 6-7 所示。必须注意的是系统产生预警信号不等于预警发布，出现预警信号后，必须做进一步的核实分析，初步判断后开展深入的现场调查，最后向上级报告，不得擅自公布，这是由于该系统信息来源不充分的原因所决定的。

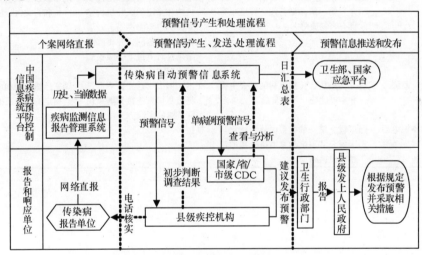

图 6-7　法定传染病疫情报告系统预警信息产生和处理流程

3. 救灾防病与突发公共卫生事件监测系统　2003 年 1 月在全国正式启动了"国家救灾防病与突发公共卫生事件报告管理信息系统灾区疫情报告系统"（表 6-5）。该系统的作用是：

（1）在自然灾害期间和灾后一个时期内，通过对灾区及其有关地区进行与灾害相关传染病疫情及其相关因素的收集、分析与报告，供各级政府和卫生行政部门在救灾防病决策时参考，也为评价灾区防治措施的效果提供科学依据。

（2）及时发现和掌握包括传染病暴发和流行、中毒等在内的各种突发公共卫生事件的信息，为这突发事件的预防和有效控制提供信息支持。

4. 特定传染病的加强监测　根据不同传染病的预防控制目标和控制工作的特殊需要，建立的特定传染病监测系统，也称为专病监测系统。其目的是有针对性地收集更为详尽的疾病信息，更好地为实现疾病控制目标提供依据。

拓展知识

突发公共卫生事件的监测见表 6-5。

表 6-5　突发公共卫生事件的监测

项目	监测内容	监测方法	监测机构和个人
法定传染病	39 种法定管理传染病	国务院卫生部门建立传染病疫情网络直报系统，网络直报系统由现有的国家、省、地市、县延伸到乡级，同时，由疾控机构延伸到各级各类医疗机构	各级各类医疗机构；报告机构为卫生行政部门认定的机构和个人
卫生监测	职业卫生（如职业病、工作场所）、放射卫生（如放射源）、食品卫生（如食品、食源性疾病）、环境卫生（如水源污染、公共场所环境）、社会因素、行为因素等卫生监测	国务院卫生部门根据各专业监测需要，科学合理地在全国建立监测哨点，各监测单位必须按照国家制订的监测方案、监测计划进行监测	卫生行政部门认定的医疗机构、疾病预防控制机构
疾病与症状监测	主要开展一些重大传染病、不明原因疾病和可能引起暴发流行的疾病及其相关症状进行监测	在大中城市指定的综合性医院建立监测哨点	卫生行政部门指定的监测哨点的医疗机构
实验室监测	重大传染病病原体、传播疾病的媒介生物、菌株耐药性、环境中有毒有害物质等	在地市级以上疾病预防控制机构和指定的医疗机构建立实验室监测网络，开展相关内容监测，并将监测结果及时上报上一级疾病预防控制机构	地市级以上疾病预防控制机构和有关医疗机构
国境卫生检疫监测	境外传染病、传播疾病的媒介生物和染疫动物、污染食品等	在出入境口岸建立监测点，将监测信息连接到国家疾病监测信息网	国家质量监督检验检疫总局指定的技术机构
全国报告和举报电话	国家设立统一的举报电话，建立与国家公共卫生信息网络衔接的信息收集通路	举报	公众

第七章 常用应急处置技术和相关知识介绍

第一节 现场流行病学调查知识和技术

俗话说，"没有调查就没有发言权"。在突发公共卫生事件发生后，能否迅速地、规范地、科学地开展现场流行病学调查，获取事件的第一手资料，是整个突发公共卫生事件应急处理的核心和关键。一方面现场流行病学调查结果关系到能否通过调查找出病因或危险因素，减轻或消除它的影响，最大限度地降低事故造成的各种危害和影响，控制事件波及范围；另一方面，现场流行病学同时关系到能否"举一反三"，把这类事件的经验教训运用到其他类似的地方，避免日后同类事件的发生。

一、现场流行病学概念和基本要素

（一）现场流行病学的定义

现场流行病学是对发生在人群中的重要疾病和与健康相关的卫生事件，进行现场调查，了解其分布规律及决定因素，及时采取对策和措施，并进行效果评价，以保护和增进群体健康的学科。

现场流行病学调查是流行病学向群体和宏观应用方面发展而产生的分支，是处理突发公共卫生事件的核心武器。它主要是采用描述性调查、现况调查、病例对照调查、队列调查、生态学调查或相关性调查等方法，验证重要疾病或突发公共卫生事件假设和修订假设，并对已经采取的控制措施进行评估调查的过程。现场流行病学调查主要用于疾病流行、暴发等突发公共卫生事件的应对，如监测、预测与调查控制，在及时做出科学的调查结论同时，积极采取有效的控制措施。可以这样说，现场流行病学相当于公卫医师的"刑侦工具"，是公卫医师处置突发公共卫生事件过程中查找病因等的主要手段；掌握现场流行病学应急处置技术的公卫医师等也在扮演"医学侦探"、"疫情消防队"、"政府公共卫生事件处置参谋"等角色。

（二）现场流行病学研究基本要素

美国学者 Gregg 认为，现场流行病学是流行病学在以下情况的应用：①突发，要解决的是具有突发性或出乎预料的事件；②应急，必须尽快对问题做出正确反应；③现场，必须亲赴现场解决问题；④限制，调查深度可能受限，因为必须及时采取措施或得出结论或其他行政限制。

结合现场流行病学的概念等，现场流行病学的一些基本要素如下：

1. 研究方法 是科学的调查研究和逻辑推理。现场流行病学研究的基本方法包括观察法和实验法两大类；观察法又可以分成描述性方法（现况研究、专题调查、筛检、暴发调查、生态学研究）和分析性方法（病例对照研究、队列研究）；实验法又可以称为现场干预法，可分成人群现场实验、社区干预实验、类实验等方法。

2. **研究对象**　是群体性的事件。

3. **研究范围**　包括所有的突发公共卫生和健康问题。

4. **特点**　一般来说现场流行病学具有以下特点。

（1）响应及时性：由于突发公共卫生事件具有突发性的特点，要求及时赴现场，开展调查和采集标本，并及时采取控制措施。因此现场流行病学具有"及时性"特点。

（2）局面复杂性：突发公共卫生事件现场解决的问题往往具有多样化的特点，经常是原因不明，甚至调查结果矛盾难解。而且还常常牵涉多部门合作、法律诉讼或责任追究，需要多部门合作等问题。因此具有"复杂性"特点。

（3）双管齐下性：在突发公共卫生事件应急处理过程中，不能等到查因清楚后采取措施，而是要"边调查边处理"，调查和处理同步。防控措施可以在调查过程中及时调整。虽然许多现场的病因未明，但传染病疫情的"控制传染源、切断传播途径、保护易感人群"的原则没有改变，在现场开展流行病学调查的人员应当始终遵循传染病防控的原则，在初步调查信息的基础上采取相适应的防控措施。

（4）社会性：突发公共卫生事件本身就是新闻热点和公众焦点，而且开展现场流行病学调查必然会涉及事件调查的组织发动，面对政府、公众和媒体的关注，对社区居民开展健康教育等社会性活动，因此现场流行病学工作者有责任正确引导媒体和公众，防治传媒误导和公众误解。因此现场流行病学研究具有"社会性"特点。

（5）证据性：现场流行病学研究往往与实验室分不开，实验室可以提供证据支持，尤其特异性实验室检测是重要的支持手段。包括病人临床实验室检测、病原体分离与鉴定、分子生物学检测等，这些实验室结果的临床和流行病学意义，与流行病现场调查结合，为流行病学调查结论提供科学的论据。因此，现场流行病学工作者与实验室工作人员必须彼此了解，建立良好的沟通合作关系。

5. **研究目的**　现场流行病学研究的根本目的在于查明原因，采取措施控制和解决公共卫生和健康问题。具体来说，现场流行病学的目的包括：①查明原因或寻找病因线索及危险因素；②控制疾病进一步发展，终止疾病暴发或流行；③预测疾病暴发或流行的趋势；④评价控制效果；⑤进一步加强已有监测系统或建立新的监测系统提供依据；⑥培训现场流行病学调查人员。

6. **研究意义**　开展现场流行病学调查的意义在于防止类似事件发生和促进健康。突发公共卫生事件的病因有时可以通过实验室检测确定病原体，但并不等于解决了所有问题，在现场，调查人员还要明确和解决：谁处于危险中，它的传播途径是什么，什么条件造成流行（因素），应该针对哪些环节采取措施，以及能有效防止疫情蔓延等问题。这些问题都必须调查人员亲临现场进行调查研究，方能有效控制疫情，防止类似事件发生。

7. **工作思路**　一般按照"流行病学快速侦察、社会学调查"→"流行病学控制"→"流行病学调查"→"流行病学再控制"→"流行病学评价与结论"，这个思路开展现场工作。

拓展知识

●现场是疾病和卫生事件实际发生的地方，是一切病因线索的来源。

●现场流行病学的关键词：要更好地理解现场流行病学，需要掌握现场流行病学的一些关键词：流行病、流行病学优势、社会学调查、现场、公共卫生事件、信息（情报）、快速反应、团队精神、产出、标准化和国际国内网络，只有透彻理解了这些关键词的内涵，才能真正理解现场流行病学（表7-1）。

表 7-1 临床医学与流行病学的比较		
项目	临床医学	流行病学
对象	个体	群体
方法	望、触、叩、听	设、查、验、计
表现	症状	发病情况
检查	体征	三间分布、环境因素（危险因素）、专题调查
化验标本	患者	患者、健康人、环境、生物
记录	病历	流行病学调查表
诊断过程	排除法	统计分析法
机制	机体系统、病灶定位	感染、传播、流行过程（宿主、环境、病因）
诊断	病名	病原、传播途径、病名、流行情况
病情	轻型、中型、重型	散发、暴发、流行
转归	治愈、好转、加重、死亡	消除、减少、散发、流行、大流行
监察	监护	监测
趋势估计	预后	预测、预警
传染病	隔离病房	疫点、疫区
防治方案	制定治疗方案	制定控制方案
防治措施	一般治疗、特异治疗	预防措施、防疫措施
紧急措施	急诊抢救、组织会诊	疫区处理，成立现场指挥中心
场所	患者到医院	医生到现场

二、现场流行病学调查步骤和流程

现场流行病学调查的核心原则是"科学循证"。一般来说。良好的流行病学现场调查应该做到：①根据公共卫生评价指标如罹患率、发病率、死亡率和公众关注热点，提出社区人群中重大的公共卫生问题；②现场调查必须及时地进行；③尽早发现传染源或其他危害因素并对其危害做出评价；④使用合理的描述性或分析性流行病学方法；⑤有因果关系上的充分证据确定传染源或病因；⑥建立疾病的适时控制和长期干预系统。因此，社区公卫医师等应当熟悉和掌握现场流行病学调查的步骤和流程，科学地开展现场流行病学调查，最终达到预防和控制疾病的目的。

（一）现场流行病学调查的原则

现场流行病学调查应该掌握的原则：控制优先原则、实事求是原则、现场调查与实验室结合的原则。

（二）现场流行病学调查步骤

一般来说，一个完整的突发公共卫生事件现场流行病学调查步骤主要包括：①组织准备；②核实诊断；③确定暴发或流行的存在；④建立病例定义；⑤核实、计算病例数和开展个案调查；⑥描述性分析（三间分布）；⑦建立假设并验证假设；⑧采取控制措施（边调查边控制）；⑨完善现场调查，完善控制和预防措施；⑩建议、书面报告及交换资讯等10个步骤。该过程一般需经过一个仔细搜寻，大胆假设，小心求证的过程。

图 7-1 显示了现场流行病学调查的工作流程，从图可以看到调查和采取控制措施是同时进行，调查总结报告则是在现场调查和现场控制措施完成后进行。

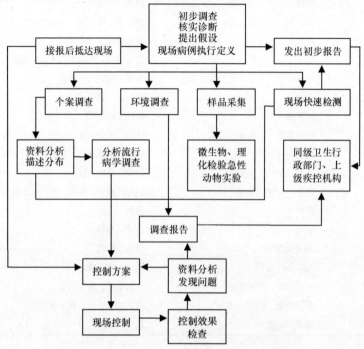

图 7-1　现场流行病学调查工作流程与步骤

不过这 10 个步骤不是一成不变的，在开展现场流行病学调查过程中，应当结合实际情况来确定步骤和顺序。每个步骤的具体内容如下：

1. 组织准备　准备工作包括在突发公共卫生事件发生之前和突发公共卫生事件发生时所进行的工作。在事件发生之前，应认真学习各类突发公共卫生事件的应急预案，在事件发生时，应成立现场调查组赴现场调查。

（1）进行现场调查前，应先明确调查目的和具体任务，然后成立现场调查组，并明确职责分工。

现场调查工作由相应的专业人员完成，一般应包括流行病学、实验室、临床等专业人员，必要时还可增加其他专业和管理人员。现场调查指定专人负责，组织协调整个现场调查工作，调查组成员应各司其职、各负其责，相互协作。

（2）现场必备物品：赴现场前，应准备必需的资料、物品和装备，包括调查表（必要时需根据初步调查结果，在现场设计调查表）、调查器材、采样和检测设备、相应的试剂和用品、现场用预防控制器材、药品、个人防护用品、消毒器械、相关专业资料和数据库、现场联系信息（联系人及联系电话）、电脑、照相机和采访、录音器材等。

（3）其他事项：包括调查区域的确定和划分，统一领导指令，物资筹备与后勤供应等事项。

2. 核实病例诊断　核实诊断的目的在于排除医务人员的误诊和实验室检验的差错。可以通过检查病例、查阅病史、实验室检验结果来核实诊断，根据其病史、临床表现、实验室检查结果，结合流行病学资料进行综合分析做出判断。在这个步骤主要是收集病人基本情况，简单描述流行；收集病人症状、体征和实验室资料；结合临床表现、实验室检查和流行病学资料，综合分析做出判断。核实诊断要求流调人员必须具有高度的责任心，具有一定的临床知识和流行病学知识。

具体来说，调查组负责人到达现场后应当立即会见事发现场的当地负责人，召开首次会议，了解本次事件概况，如"首例"病例或"首诊"医生情况，了解已经开展调查情况（方法、结果），了解已撰写的调查报告和上报反馈情况，了解采取得初步措施及效果，了解调查中已或可能出现的敏感问题，确定当地资源：监测、应急、检测能力，存在问题等情况，以及最新进展情况。

确定诊断的标准依据流行病学资料和临床实验室检查结果，与临床医生共同确定"临床诊断"，"现场诊断"定义要明确时间、地点、人三个要素。

3. 确定暴发或流行的存在 确定流行的存在可以通过：报告发病数超过预期水平、可能的人为原因、当地医疗机构的快速调查访谈等途径进行。如查阅敏感的疾病监测系统，建立基线资料，将观察到的数量与基线作比较，确定是否超过既往的正常水平，并考虑有什么可能导致报告增多的任何因素，如可能的人为原因，或报告制度改变、监测系统调整、诊断方法和标准的改变等可能性。

而确定暴发存在，则是指在一个局部地区或集体单位中，短时间内突然有很多相同的病人出现，这些人多有相同的传染源或传播途径。大多数病人常同时出现在该病的最长潜伏期内，如食物中毒、托幼机构的麻疹、流行性脑脊髓膜炎等暴发。

4. 建立病例定义 建立病例定义的目的是为了尽可能地搜索和发现所有的病人，确定发病规模、波及范围，以评估疾病危害程度，并为查清发病原因提供线索。现场调查中的病例定义应包括以下四项因素：发病的时间、地点、人的特征以及病人的临床表现和/或实验室检测结果。病例的定义应简单、明了、灵敏、特异、客观、适用，尽可能采用如发热、肺炎的 X 线诊断、血白细胞计数、血样便、皮疹或其他特殊的症状和体征等。例如给某幼儿园腹泻暴发的病例定义如下："2013 年 4 月 9 日~15 日期间，某某幼儿园中 3~6 岁而且每天有三次或多于三次稀大便或水样大便的儿童"。在定义病例时，有或没有实验室检查结果均可接受。

病例定义可以分为确诊病例（实验室确诊病例）、可能病例（临床诊断病例）和疑似病例三种，病例定义越严格则特异性越高，反之灵敏度增加。调查人员可以根据现场调查阶段不同，采用不同的病例定义，现场调查早期建议使用"较为宽松"的病例定义，以发现更多可能的病例及线索，以更好控制疫情；在现场调查中期选择严格、特异性较高的病例定义，可以进行深入的病因研究；在现场调查后期采用监测病例定义，为的是更好地达到监测的目的。在无实验室检测方法或实验室检测方法很难、耗材很贵或有一些病例已被实验室确诊的情况下，这种分层次的病例定义非常有用。它的好处在于：①对不明原因的疾病，可以避免武断的病例定义；②分析数据时可使用既敏感又特异的病例定义；③给不叫原因疾病确定更加精确的临床表现；④可用于评价轻型病例和重型病例的危险因素。

例如"确诊病例"定义：2012 年 5 月 1 日~30 日居住于××县的发热并有皮疹的学龄儿童，血清学检验麻疹 IgM（+）；"可能病例"定义：2012 年 5 月 1 日~30 日居住于××县的发烧并有皮疹的学龄儿童；"疑似病例"定义：2012 年 5 月 1 日~30 日居住于××县的发烧的学龄儿童。

在建立病例定义时决定疾病诊断的敏感度和特异度因素有：①临床症状明显和不明显的比例；②重要且很明显的或临床症状或体征；③简单实用并可靠的微生物学或化学分离、鉴定和血清学方法；④密切接触史和是否为高危人群；⑤病人配合程度，包括后期的随访；

⑥所有被调查对象是否采用同一种病例诊断标准并保证没有偏倚。

5. 核实、计算病例数和开展个案调查 在明确病例定义后，根据病例定义尽可能搜索发现所有可能的病例，排除非病例，核实病例数，并对病例进行个案调查，一些与事件相关的调查对象如果不在现场，可以采取电话调查方式进行调查。

调查人员可以通过加强已有的被动监测系统或建立主动监测系统，提高搜索和发现病例的能力。根据病例特点及疾病发生地点，搜索病例的方法也应相应地有所变化。在开展主动监测搜索病例时，通常可以先用搜索一览表把有关病例进行登记，再根据病例定义进行分类。搜索一览表的项目包括：姓名、性别、年龄、住址、电话、发病时间、病例定义中所需的项目、备注等。

大多数疫情暴发或流行时均有一些可识别的高危人群，在高危人群中发现病例相对较容易。对于那些未被报告的病例，可利用多种信息渠道来搜索，如通过与特定医师、医院、实验室、学校、工厂的直接接触或利用一些宣传媒体来发现病例。有时为发现病例需做一些细致的工作，例如，入户询问调查、电话调查、病原体分离和培养、血清学调查等。

个案流行病学调查是对发生的个别传染病病人或未明疾病（尚未诊断清楚的）病人的疾家及其周围环境所进行的流行病学调查。其目的是查明发病的原因和条件，及时采取措施，防止或控制疫情扩散，同时也是积累资料作为社区流行病学分析的基础。个案流行病学调查也在队列研究和病例对照研究中都要用到。个案调查一般采取询问的方法进行，开展个案调查首先要拟定调查表，调查表的合适与否关系到调查工作的成败，通常现场采用的是事先制定好的调查表。如果出现未明疾病，需要现场制表的，调查表内容应包括如下几部分：

（1）一般项目：姓名、性别、年龄、职业、住址、电话、工作单位等。

（2）临床部分：发病日期和具体时间、首诊时间和就医单位、临床症状和体征、临床化验结果等，这些内容是为了核实诊断用。

（3）流行病学部分：病前接触史、可能受到感染的日期和地点、传染源、传播途径及易感接触者、预防接种史、样本采抽样情况等。

（4）已采取的控制措施部分：对传染源、传播途径及易感者采取的控制措施等。

（5）其他：调查人员和被调查人员签名和调查时间等。

对病人个案调查时，尽可能由病人自己回答调查者所提出的问题，收治病人的医疗机构和医护人员以及知情人员要积极配合，并如实提供病人相关诊疗资料。如病人因病情较重或已死亡，无法对病人进行直接调查时，应通过其亲友、同事或其他知情人了解情况。

搜索并核实病例后，可将收集到的病例信息列成一览表，以进一步估计病例数及相关信息，并计算病例的罹患率、续发率，计算疾病症状、体征的频率，计算疾病轻重型的比例，计算后遗症发生率和死亡率等。

6. 描述疾病的"三间分布" 流行病学调查的最基本和最重要的任务之一就是描述疾病的"三间分布"，即疾病在不同时间、地点、人群中的发生频率，这项工作又称为描述性流行病学调查。描述疾病的分布可达到以下目的：首先，为探索突发公共卫生事件的原因提供线索，并阐明与突发公共卫生事件有关的因素，如有关病因假设、推断暴露时间；其次，用通俗、易懂的基本术语描述突发公共卫生事件的详细特征，如暴露模式或传播方式特点，反映控制措施的效果；最后，明确突发公共卫生事件的高危人群，以及其他有关突发公共卫生事件可供检验的假设。

（1）时间分布：分析流行病学调查资料时，必须始终考虑时间因素，应将特定时间的观察病例数与同期的预期病例数进行比较，以判断是否存在暴发或流行。在考虑时间因素时，必须提出明确的时段或时期概念，确定暴露与突发公共卫生事件之间的时序关系。

在进行时间分布的分析时，通常先要列出时间分布的表格，算出各时间单位（小时、天）的发病数，再画出流行曲线。流行曲线可用于描述暴发可能的传播途径、流行的大致时间，比简单的病例曲线图要清楚得多。通常从一个简单的疾病发病时间图表中可得到大量的信息。如果疾病的潜伏期是已知的，就能相对准确地区别点源暴露、人传播人或是两者混合传播。另外，如果流行在继续，你还可以预测可能发生多少病例。

（2）地区分布：描述流行病学的第二个要素是地区，地区特性可提示突发公共卫生事件所波及的范围，并有助于建立有关暴露地点的假设。在暴发或流行现场调查中，地区资料包括居住地（例如通过人口调查追踪）、工作地点、学校、娱乐场所、旅行地点或其他有关资料。同时还需要收集一些更深入描述在这些地区活动的特殊资料，例如在建筑物内部或办公室活动的详细情况，并需了解有关人员在这些地方停留的时间。

有时疾病发生在社区中一个独特的地方，如果能观察到这点，对病原体和暴露特性则可获得大量的线索和证据。如供水系统、牛奶供应、垃圾处理排出口、风向、建筑物内部的气流组织以及传播媒介的生态习惯等，在传播微生物或病原体和确定疾病的危险人群中扮演着重要角色。如果把病例按地理特征描绘成图，则可能说明其潜在暴露因素的来源和途径，另外，它可以帮助鉴定传播媒介或途径。

（3）人群分布：人群分布按人群特征进行流行病学分析的目的在于，分析不同特征人群中疾病的分布，全面描述病例特征，寻找病例与非病例的差异，将有助于探索与宿主特征有关的危险因素，其他潜在的危险因素，以验证关于传染源、传播方式及传播途径的假设。人群分布主要用于分析病例的特征，如年龄、性别、种族、职业或其他相关信息，并获得分母计算发病率，以及比较不同人群组的发病率等，为寻找高危人群、特异的暴露因素提供线索。如果发现一个特别的特征，通常会对查找危险人群提供一个线索，甚至找出一个特异的暴露因素。有些疾病先累及某个年龄组或种族，有时患某种疾病与职业明显相关。想收集所有与人群有关的潜在危险因素和暴露因素是不可能的。不过，对疾病宿主、传播途径、高危人群认识越多，你将获得更特异和准确的信息，以决定如何防治疾病。

通过上述"三问"分布的描述以及流行曲线的特征，可以分析疾病传播方式。疾病传播方式通常有以下流行模式：

1）同源传播模式：

A. 一次污染（点源）：受感染的人是同一次暴露于某个传播因素或同个传染源；一般说同一次暴露，其发病日期曲线呈单峰型为暴发流行，受感染的日期通常是在暴发高峰往前推一个常见潜伏期的日期前后。

B. 持续污染：人们多次暴露于受污染的传播因素，则发病日期持续较久，或有多个高峰；而通过日常生活接触传播，一般不形成暴发，多表现疫源地内多发，或家庭内续发。

2）增值传播模式：①人与人之间互相传播；②昆虫媒介传播；③动物宿主传播。

3）混合传播模式以及环境传播模式：在描述三间分布时，往往会绘制流行曲线，以直观或发现病例特征。在绘制时间流行曲线应注意：流行曲线一般选择在时间间隔的选择可以选择相等的时间间隔，或者是≤1/2平均潜伏期，通常采用1/8~1/4的平均潜伏期；在X轴的起点一般设为首发病例前2个潜伏期，终点一般设为末例病例后2个潜伏期，如果是暴发未结束，则末例后不留空白时间段；并注意在流行曲线上标记重要暴露信息，比如首

（末）病例的时间，何时采取控制措施或干预措施等。

在绘制地区发布时主要采用点图或面积图，在绘制是要注意地图的刻度（比例尺），标记地图的方向（指北）；点图主要用于标明病例的准确位置，显示与其他病例的关系和可能暴露的关系，并显示受影响的家庭、学校、工厂、村、镇等，面积图是用同一颜色由浅入深表示不同地区的率的变化。如图7-2~图7-7显示的是典型的时间或地区分布流行病学曲线或分布类型。

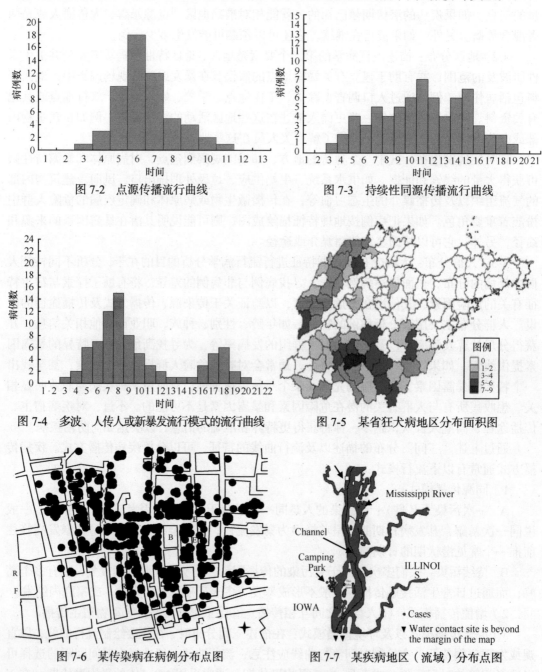

图 7-2　点源传播流行曲线

图 7-3　持续性同源传播流行曲线

图 7-4　多波、人传人或新暴发流行模式的流行曲线

图 7-5　某省狂犬病地区分布面积图

图 7-6　某传染病在病例分布点图

图 7-7　某疾病地区（流域）分布点图

7. 建立并验证假设　假设是对未知的客观现实所作的、尚未经实践检验的假定性设想和说明，目的在于描述并解释相关问题。任何科学研究都是以一定的假设为指南，假设不

同，观察的侧重点各异，所获资料也不同。暴发和流行调查的假设应说明主要问题是什么、辅助性问题是什么。假设的建立是在调查分析的基础上进行的，通过仔细审核资料，综合分析临床、实验室及流行病学特征（三间分布），提出有关可能致病的暴露因素的假设。即必须根据病例既往暴露史，找出可能致病的因素，如果病例和非病例的既往暴露史无明显差异，则需再建立一种新的假设。

一个暴发和流行调查的假设应包括以下几方面：①危险因素来源；②传播方式和载体；③与疾病有关的特殊暴露因素；④高危人群。假设应该具备的特征包括：①合理性；②被调查中的事实（包括流行病学、实验室、临床资料）所支持；③能够解释大多数的病例。为了建立合理的假设，调查人员应当注意现场的观察，始终保持开放的思维，必要时可以请教相关领域和专业的专家。

因此建立假设应具有想象力、耐力，有时需反复调查多次后才能得到比较准确的结论。一般来说，病因假设常用的逻辑推断法则（Mill 法则），包括求同法、求异法、共变法、排除法。举例说明：1988 年上海甲肝流行中，用"求同法"发现许多年龄、性别、职业、饮用水水源都不完全同的病人的共同特点都是生食毛蚶；同理，也发现许多非肝炎对象的共同特点都是没有生食毛蚶，结果表明生食毛蚶可能是甲肝病毒感染的影响因素；同时，用"求异法"发现许多年龄、性别、职业、饮用水水源都相同的人中，肝炎病人与非肝炎对象的差异是生食毛蚶，表明生食毛蚶可能是甲肝病毒感染的影响因素；用"共变法"发现甲肝的发病率与生食毛蚶的量有相同的变化趋势。其中，两个指标的峰值之间的时间差也恰好为甲肝发病的平均潜伏期（约 30 天），说明两者之间有很强的关系；用"剩余法"推理，已知甲型肝炎的传染途径是经饮水和饮食传播为主的肠道传染病，所以在排除了饮水污染和其他共同的饮食因素外，只有生食毛蚶没有被排除，因此它成为病因的可能性就自然而然地成立了。

为了更好地验证假设，有学者总结流行病学病因判断标准的"八条准则"：

（1）时间顺序：即符合"前因后果"的原则，是因果判定中的一个必要条件。

（2）关联强度：关联强度常以相对危险度（RR）或比值比（OR）表示，当 RR 或 OR 值越大时，暴露因素与疾病之间存在因果关系的可能性越大。如果假设的建立和分析都正确，且得出的 RR 或 OR 值在 2.5 以上时，则按一般经验很难完全用混杂或其他偏倚来解释。

（3）可重复性：指不同的调查人员在不同时间或不同地点获得相同或类似的结果，且重复出现的次数越多，结果越有意义（相当于 Mill 法则中的"求同法"）。

（4）分布趋势：如果暴露因素与疾病有相似的"三间分布"，则结果的病因意义越大（符合 Mill 法则中的"共变法"）。

（5）终止效应：指暴露因素的消除能够带来发病率的下降，即符合 Mill 法则中的"排除法"，这是病因关系中的一个强有力的流行病学证据。

（6）剂量——反应关系：当暴露因素可以定量或分为等级时，如果发病率与其剂量之间存在明显的正比关系，则有很强的说服力。

（7）合理性：如果有充分的临床资料、病理学或动物试验结果等生物学上的证据，即在生物学上能得到支持，则可以增强结论的可信性。

（8）特异性：指特定的暴露总是与特定的疾病相联系，这一条件原是针对传染性疾病而提出的，对于多病因的非传染性疾病，则是非必需的条件之一。

形成假设和验证假设的过程往往是一个螺旋上升的过程。在这个过程中，我们应该本着实事求是的原则，不断地去证实和修正我们的假设，甚至推翻我们原来的假设，建立并继续验证新的假设，直至其符合客观事实。必须从病人的既往暴露史找出可能致病的因子。如果病人和非病人既往暴露史无明显差异，则要建立另一种新的假设。这就要求具有想象力、耐力，有时还要反复调查多次后才能得到比较准确的结论。

8. 采取控制措施和效果评估 根据疾病的传染源或危害源、传播或危害途径以及疾病特征，确定应采取的相应的预防控制措施，包括消除传染源或危害源、减少与暴露因素的接触、防止进一步暴露、保护易感或高危人群，最终达到控制、终止暴发或流行的目的。

必须明确的是，整个调查工作过程中，调查与控制措施应紧密配合进行，不能偏废任何一个方面，更不应只管治疗病人，既不调查暴发原因，又不实施预防控制措施。采取控制措施过程中还要督导现场控制措施落实，检查控制效果。

现场流行病学调查和控制处理应同时进行，尤其在现场调查初期可以根据经验或常规知识先提出简单的控制和预防措施。因为开展现场流行病学调查的目的是为了查明原因，采取措施控制和解决公共卫生和健康问题；如果在现场只顾调查寻找致病原因而不采取控制措施，会引起社会公众的误解甚至引起法律诉讼。

在现场流行病学调查中，查明病因，对控制暴发或流行非常重要。不过病因有病原病因，也有流行病学病因，但查明流行病学病因更重要。因为对于许多突发事件、不明原因疾病流行，即使暂时不清楚其病原，弄清流行病学病因也能有效控制控制疾病发展，预防疾病再次发生；而且要弄清不明原因疾病的病原需要时间，比如霍乱病原体是霍乱弧菌，不过在这之前很久人们就已经知道病人粪便污染水源、食物，可导致霍乱流行，采取针对性措施可以控制霍乱；嗜肺军团菌是在"退伍军人病"流行后 1 年多才确定为该病的病原体；HIV 则是在发现艾滋病病人后 2 年多才发现其是艾滋病的病原体。

在实施预防控制措施后，要对措施实施的效果进行评估，如经过一个最长潜伏期，无新病例发生，即可认为所采取的措施是正确的。否则，应再深入调查分析，重新修订、实施预防控制措施，继续观察、评价。

确认暴发终止一般有以下几种情况：

（1）人与人直接传播的疾病：病原携带者全部治愈，度过一个最长潜伏期后，没有新病例发生，就可宣告暴发终止。

（2）共同来源的疾病：污染源得到有效控制，病例不再增多，则认为暴发终止。

（3）节肢动物传播的疾病：经过昆虫媒介的潜伏期和人类潜伏期总和后，无病例发生，表明暴发终止。

9. 完善现场调查 完善现场调查是为了提高调查质量，提高病例鉴别的敏感性和特异性而采取的补充调查，包括对病例的复访，以及得到更准确及真实的受累及的人数，即提高有关分子和分母的质量等，最终达到使现场调查更加系统和完善的目的。例如血清学调查和较完整的临床资料结合在起，通常能提高病例数的准确度以及较准确的定位高危人群。另外，对确诊病例的再次面谈可能获得有关接触暴露因子的程度或剂量反应等粗略的量化数据，这是认识某种疾病病原学有用的信息。

10. 建议、书面报告和交换资讯 根据全部调查材料及防治措施的效果观察，对发病原因、传播方式、流行特点、流行趋势、预防控制措施的评价及暴发流行的经验教训做出初步结论和建议，并形成书面报告，及时上报，并同事件涉及的有关部门进行信息的交换和传递。现场调查工作的书面报告是一般应包括初步报告、进程报告及总结报告。书面报告要求简单、明了和有序。

初步报告是第一次现场调查后的报告，应包括调查方法，初步流行病学调查及实验室检测结果、初步的病因假设以及下一步工作建议等。随调查的深入和疫情的进展，还需及时向上级汇报疫情发展趋势、疫情调查处理的进展、调查处理中存在的问题等，应及时撰写书面进程报告。在调查结束后一定时间内，应及时写出调查总结报告，要求全面反映整个事件概况和现场调查和处理的全过程。

一个完整的现场流行病学调查报告，通常包括如下十个要素，不过这不是调查报告的固定提纲，调查报告的提纲，可以上述内容要素为依据，进行调整或修改；应根据调查目的及过程的不同，重点突出地展示调查成果。具体报告格式可以参照第四章第七节关于结案报告的基本框架。

（1）标题："标题"是现场调查报告内容的高度概括，必须简明扼要地向报告人展示所做工作的主要成果。标题应该简练、准确，可包括时间、地点及主要调查内容等要素。

（2）前言（事件经过）："前言"部分主要对事件的发现、报告、调查经过进行简单概括。一般篇幅不宜太长，200~500字即可。"前言"部分可包括以下内容：本次现场调查的由来与背景、目的和意义，引出调查所要探讨和解决的问题；简述发现事件的信息来源，包括接报及上报情况等；交代事件发生经过，以及调查工作的任务来源（如下级请求或上级要求等）；简述现场工作经过，包括调查的地点和时间、参加单位与人员、调查方法、调查工作经过、调查处理结论等。

（3）基本情况（背景）："基本情况"是对事件发生地的背景信息进行描述；描述的内容应对调查和分析结论起到支持作用，避免提供与主体内容无关联信息。一般来说，基本情况可包括如下内容：事件发生地的地理位置、环境、气候条件、人口构成状况、社会经济状况、卫生服务机构、平时疾病流行情况或历史上该疾病在该地区流行状况、该地区有关的预防接种情况等。应重点说明与事件性质和原因有关的本底情况，如虫媒传染病应说明媒介种群、密度与变化情况，肠道传染病重点说明当地卫生状况等。

（4）核实诊断：针对传染病群体性事件的调查，首先要对疾病进行核实诊断，证实暴发或流行的存在。因此，该部分主要对疾病的临床信息进行汇总、分析并展示。主要内容：临床体征、分型和特点，辅助检查结果，注意展示的辅助检查结果应有侧重，如呼吸道传染病（如 SARS）可重点展示肺部 X 线检查及肺部通气指标，胃肠道传染病应重点展示大便标本检查结果等；主要诊断依据，一般参考各法定传染病的国家诊断标准。如果疾病无公认的诊断标准（如新发传染病和不明原因的疾病），应列出病例定义和分级定义；如果是新发传染病，则临床资料的统计分析应为调查工作重点，以便弄清疾病的特征，为诊断、治疗及防控工作提供参考资料。

（5）流行特征（描述流行病学）：针对一起群体性传染病事件，应将事件的真实面貌完整呈现，即描述流行病学方法的应用。主要内容：疾病流行强度（总发病数目、发病率、死亡率和死亡率等信息，以及事件的波及范围及人群等信息），疾病流行特征（即"三间"分布），流行特点的描述（如不能为分析流行病学服务，不必详细描述），这一部分内容应尽可能地用图表来表示，以求简单明了，而且图表制作应从实际需要出发，忌形式主义；图表制作时要简明扼要，应有序号、标题；制表要求重点突出、结构完整，表内的标目排列要合理。

（6）病因或流行因素的推断与验证（分析流行病学）：并非每一项调查均可以做分析

流行病学的总结。如果调查设计与信息资料足以支持这一部分的分析，则该部分将是调查报告中最重要的内容。主要内容包括：

1）提出病因或流行因素假设：综合临床信息、流行病学特征等内容，提出病因或流行因素的假设。

2）验证假设：根据分析流行病学调查结果（病例对照研究和队列研究），以及关联强度、剂量-反应关系等指标，对病因假设进行验证。

3）传染来源与相关因素调查结果的分析结论：除了流行病学方法的应用以外，逻辑推理思维也必不可少。

4）标本采集和实验室检测：病原学、免疫学检测结果，是确定病因的强有力的支持资料。

5）干预效应：如落实了干预措施，则干预效应可为病因推断提供进一步的支持。

6）病因判断：病因判断的结论；支持本病因结论的理由；排除其他可能原因的理由。

（7）防制措施与效果评价：流行病学调查是为了控制疾病而服务的，因此完整的现场流行病学调查报告，应包括防制措施与效果评价内容。内容包括：描述各种技术措施的落实情况，包括采取措施的时间、范围和对象等；选择过程性指标进行描述，如疫苗接种率、传染源的隔离率等；防制措施实施后，应对其防控效果做出评价，同时也是验证调查分析是否正确；如果效果不佳或发生续发病例，应说明原因，分析指出需要修正的控制措施；已采取防制措施和即将采取防制措施分开描述。

（8）问题与建议：发现问题、总结经验与教训，是提升调查工作意义的必需步骤。同时应提出针对性的工作建议，旨在减少今后类似事件的发生，或为今后类似事件的调查提供指导意见。内容包括：存在问题及教训，对调查过程中发现的卫生工作中存在问题进行阐述；对处理不当或效果有限的措施以及存在的问题进行分析；总结经验，对疫情处理过程中所采取的成功或关键措施进行介绍；提出建议，综合调查结果、流行因素分析及控制实践经验等内容，分析预测事件可能发展趋势，提出下一步工作建议。包括开展进一步调查研究、尚需采取的对策方法等建议，以及预防今后类似事件再次发生的建议。建议要符合客观实际情况，具有较强的可操作性和可行性。

（9）调查小结：现场调查报告，是最为全面的一种业务总结形式。如果整个调查控制工作比较复杂，则报告内容可能冗长难读，因此可将主要结果与结论进行摘要小结，以方便参考。调查小结不一定是报告的必要组成部分，篇幅宜短，可为几行文字或一个段落。调查小结的内容可包括：调查报告的主要观点、最终结论、针对性建议等。

（10）落款：报告的最后为"落款"，包括署名及日期。署名通常为直接负责本次调查的单位和主要流调、实验室检测、防制措施实施人员。调查报告的末尾还应署上调查报告撰写的日期。

（三）现场流行病学调查的一些注意事项

1. 考虑调查影响因素 现场调查要遵循其科学性，但同时也要考虑现场限制条件、社会压力和工作责任对调查人员的影响。在任何情况下，调查人员必须正确面对各种复杂问题，协调各种利益冲突，科学地提出合理的研究设计、调查结论和建议。常见的调查影响因素有：

（1）资料来源问题：现场资料往往来源不同部门（如医院的记录、监测系统、新闻线索），其资料完整性和准确性存在差异，质量低于采用标准的、经过预试验的问卷调查获得的信息。

（2）小样本问题：因疫情累及人群数量可能不大，样本通常较小，不可能通过公式计算获得足够大的样本量，调查结果可能会影响到推论和结论。

（3）标本收集问题：由于公共卫生事件可能发生在社会的各个角落，而信息流的传播过程千差万别，当公共卫生部门获得信息时可能已经偏晚，即使立即赶到现场，环境和生物学标本可能已用完或丢弃，不可能有计划地采集样本，因此失去了最佳勘察和采样的机会。

（4）大众传媒问题：在事实不清的情况下，由于向群众公示了错误判断，或者新闻传媒的提前曝光，可能错误地引导了群众和病人，为调查和处理制造了难以克服的困难或导致调查产生偏倚。

（5）不合作问题：事件当事人的不合作，不利于资料收集，不能保证资料质量，可能会产生偏倚；同样，现场流行病学还需要取得当地行政（街道）、卫生、食品药品管理、工商、农业等多部门的合作，可能由于各种原因，不能得到支持和配合，使得调查不能深入或草草结束。

（6）调查结果和控制措施的矛盾问题：流行范围看起来不大，但其实很大；或调查结果可能会得出当地无疾病流行，或找不到流行证据等。而且边调查，边采取控制措施过程中，政府更关注控制效果，造成卫生应急队员不可能根据资料对要解决的全部问题做出判断后再采取措施，导致调查初期的解释可能与最后结论有所不同等。

2. 现场调查的十个步骤不是必不可少的　开展现场调查的步骤也可以不完全按照上述顺序进行，这些步骤可以同时进行，也可以根据现场实际情况进行适当调整。调查人员应当注重现场观察，始终保持开放的思维方式，必要时可以请教相关专业领域的专家。

3. 注意现场流行病学调查的法律的制约和限制　现场流行病学工作者在调查过程中必须遵守法律法规的要求：医学和公共卫生档案未获得当事人许可不得公开；病人的病案记录非授权不得披露；被调查者有隐私权，可拒绝提供个人资料；在食物中毒、职业中毒等暴露因素的调查中，某种商业产品的商业秘密必须保密；我国对重大疾病和传染病疫情的公布有严格规定，未经同意，不得向媒体提供；而且流行病学调查具有探索性，结论有夸张和误解的可能，因此，现场流行病学工作者需要承担自己的法律责任。

4. 注意上下级间、地区间或国际间合作　许多突发公共卫生事件的波及范围广泛，需要建立地区间和部门间的信息沟通和技术支持，无论上下级之间、地区之间或者国际合作之间，现场流行病学调查人员必须摆在自己位置，充分依靠当地力量，建立融洽的工作关系，确保调查顺利进行。

5. 现场调查所用表格尽可能标准化　采用标准化的表格，可以减少现场调查内容的遗漏或疏忽。包括个案调查表、一览表、采样记录表、信息整理表等，不过现场的情况千变万化，调查人员还可以根据现场具体情况对表格进行补充修订。

三、现场流行病学调查资料分析

资料分析是现场流行病学调查的重要环节，是控制突发公共卫生事件的关键步骤。其目的是查明事件的性质及原因，为控制提供依据。用于分析的现场资料，主要有临床资料（病例的自然史）、描述性流行病学资料（病例的三间分布资料、背景资料）、分析性流行病学研究资料（队列研究、病例对照研究等资料）三类。

由于现场资料的收集和分析常常是一个渐次推进的过程，进行资料分析时要综合上述三类资料全面分析，不同类型变量和不同分布资料按照不同统计方法分析，应用分层分析和配比等方法控制、消除混杂和偏倚，最后结合专业知识分析资料和解释结果。要注重对临床资料的分析，有时候临床特征对判明疾病的性质可以提供重要或决定性的线索，如某些传染病、食物中毒和职业中毒的诊断依据特异的临床症状和流行病学证据就可以一锤定音。

同样，在流行病学调查现场也不能忽略背景资料的分析，包括历史人文资料、社会经济资料、环境卫生学资料等，如居民饮用河水和饮食习惯，城市自来水管网情况，食品制作工艺和制作现场卫生状况，流动人口情况等，对寻求病因也具有重要作用。

病例的"三间分布"资料分析时流行病学资料分析必不可少的过程，通过不同的流行曲线、地区分布等可以分析疾病传播类型、传播方式和模式、推断暴露时间和环境病因、疾病流行强度等信息。如果需要分析测量暴露因素和事件结果的关联性，则需要采用病例对照研究和队列研究这类分析性研究，具体见本节第六点介绍。

四、流行病学现场调查与流行病学调查（或科研调查）的区别

现场流行病学调查是主要针对疾病流行、暴发等突发性公共卫生事件展开的调查，是一个特定的概念；而流行病学现场调查，涉及描述、分析和实验流行病学等方面，多是根据某种卫生问题，预先设计好调查方案和调查内容等，是一个更广泛的概念。两者存在以下几方面的区别：

1. **资料来源** 现场流行病学调查的资料来源主要是医院门诊病历、学校保健卡以及患者的回忆等；而流行病学现场调查多是预调查后设计问卷获得资料、数据。

2. **样本大小** 现场流行病学调查的样本来自事件发生涉及的伤、病患者或疑似病例等，样本数量通常较少；而流行病学现场调查的样本大小通常是由公式计算，样本数量足够大。

3. **实验标本** 现场流行病学调查由于针对的是疾病流行、暴发等突发公共卫生事件，样本存在环境和生物学标本可能已用完或丢弃的问题，不可能有计划地采集样本，经常会失去了最佳勘察和采样的机会；而流行病学现场调查都是预先设计好，有计划地采样收集所需的样本。

4. **公众传媒** 现场流行病学调查已受到公众传媒的关注，受各种因素影响，易产生偏倚，同样公众传播的关注也有利于病例的发现和控制措施的落实；而流行病学现场调查较少受到公众传媒的影响。

5. **合作程度** 现场流行病学的合作对象常与突发公共卫生事件有关，受当事人或地方政府及部门的配合程度影响，调查易产生偏倚，甚至出现调查结果与预期相矛盾的结果；而流行病学现场调查在设计时考虑了合作程度问题，一般会采取一些增加合作的手段，因此调查对象的合作程度较好。

6. **控制措施** 现场流行病学调查的目的之一是控制事件的发展和终止事件，因此更关注控制措施的效果；而流行病学现场调查更关注调查结果和结论。

7. **假设** 现场流行病学调查在调查之初没有明确的假设，一般需要通过对调查资料进行描述分析等之后，再提出假设；而流行病学现场调查一般都在调查前有明确的假设。

8. **调查控制** 现场流行病学调查一般是边调查、边采取控制措施，有效的控制措施会

在掌握充分资料时，立即采取控制措施；而流行病学调查调查往往是根据资料对要解决的全部问题作出判断后再采取相应的措施。

五、常见现场流行病学分析指标

现场流行病学调查的分析指标同流行病学调查研究的分析指标相同，常涉及到一些同疾病的健康状况相关的定量分析指标：

（一）疾病发生和频率的测量指标

1. **发病率**　表示在一定期间内、一定人群中某病新病例出现的频率。

$$发病率 = \frac{一定期间内某人群中某病新病例数}{同期暴露人口数} \times k$$

（k=100%，1000/千，或 10 000/万等）

观察的时间单位可根据所研究的事件的特点决定，通常以年为单位。

分子与分母的确定：分子是一定期间内的新发病人数。若在观察期间内一个人多次发病，则应多次计为新发病例数，如流感、腹泻等，对发病时间难以确定的疾病可将初诊的时间作为发病时间。分母中所规定的暴露人口是指可能会发生该病的人群，对那些不可能患该病的人，如传染的非易感者，已接种疫苗的有效者，不应计入分母内，例如已患麻疹者或有效接种麻疹疫苗者。但实际工作中不易做到，故当描述某些地区某人群的某病发病率时，分母多用该人群时间内的平均人口。

发病率可按不同特征（如年龄、性别、职业、民族、种族、婚姻状况、病因等）分别计算，此称为发病专率。由于发病率的准确度可受很多因素的影响，所以在对比不同资料时，应考虑年龄、性别等的构成，进行发病率的标化。

2. **罹患率**　该指标也是描述人群新病例数的指标，是现场流行病学描述性分析中最常用的指标之一。通常多指在某一局限范围，短时间内的发病率。观察时间可以日、周、旬、月或一个观察期为单位。适用于局部地区疾病的暴发或食物中毒、传染病及职业中毒等情况。它可以根据暴露来精确地测量发病几率。

$$罹患率 = \frac{某特定期间内某人群中某病新病例}{同期暴露人口数} \times 100\%$$

3. **患病率**　患病率也称现患率，是指某特定时间内总人口中，曾患有某病（包括新和旧病例）所占的比例。患病率可按观察时间的不同分为期间患病率和时点患病率两种，以时点患病率较常用。时点在理论上应是无长度的，但实际上常以不超过一个月为度。而期间患病率的时间范围较长，特指一段时间，通常超过一个月。

$$时点患病率 = \frac{某一时刻某人群中患某病新旧病例数}{该时刻人口数} \times k$$

$$期间患病率 = \frac{某观察期间某人群中患某病新旧病例数}{同期暴露人口数} \times k$$

（k=100%，1000/千，或 10 000/万等）

期间患病率实际上等于某一特定期间开始时刻的患病率加上该期间内的发病率。如果某病在相当长时期内发病率（I）、患病率（P）及病程（D）都相当稳定，则三者关系为：患病率=发病率×病程，即：$P=ID$。

影响患病率变化的因素包括：

（1）影响患病率升高的因素：包括①病程延长；②未治愈者的寿命延长；③新病例增加（发病率增高）；④病例迁入；⑤健康者迁出；⑥诊断水平提高；⑦报告率提高等。

（2）影响患病率降低的因素：包括①病死率高；②新病例减少（发病率下降）；③健康者迁入；④病例迁出等。

4. **感染率** 是指在某个时间内所检查的人群中，某病现有感染者数所占的比例。感染率的性质与患病率相似。常用于研究某些传染病感染状况描述和防治工作的效果评价，估计某病的流行势态，也可以制定防制措施提供依据。它是评价人群健康状况常用的指标之一，特别是对那些隐性感染、病原携带及轻型和不典型病例的调查较为有用，如艾滋病、乙型肝炎、乙型脑炎、脊髓灰质炎、结核、寄生虫病等。

$$感染率 = \frac{某人群中受检者中感染人数}{该人群受检人数} \times 100\%$$

5. **续发率** 指在某些传染病最短潜伏期至最长潜伏期之间易感接触者中发病的人数占所有易感接触者总数的百分率。在一个家庭、病房、集体宿舍、托儿所、幼儿园班组中第一个病例发生后，在该病最短与最长潜伏期之间出现的病例称续发病例，有时也称为二代病例。

$$续发率 = \frac{一个潜伏期内易感接触者中发病人数}{易感接触中人数} \times 100\%$$

在进行续发率的计算时，必须将原发病例从分子及分母中去除。续发率可以用于比较传染病传染力的强弱，分析传染病流行因素，包括不同条件对传染病传播的影响（如年龄、性别、家庭中儿童数、家庭人口数、经济条件等）及评价疾病预防控制措施的效果（如对免疫接种、隔离、家庭人口数、经济条件等）及评价疾病预防控制措施的效果（如对免疫接种、隔离、消毒等措施的评价）。

6. **引入率** 是指在一定期间内，带病人家的第1例成员占其同等身份成员的比率。根据不同身份的成员的引入率，可以研究何种成员最容易将传染病带入家庭，及从何处带入家庭。

$$引入率 = \frac{带病入家的第一例成员}{家庭成员数} \times 100\%$$

7. **病残率** 某一人群中，在一定期间内每百（或千、万、十万）人中实际存在的病残人数，是指通过调查询问或健康调查，确诊的病残人数与调查人数之比。病残率可以说明病残在人群中发生的频率，是作为人群健康状况的评价指标之一。

$$病残率 = \frac{病残人数}{调查人数} \times k \quad （k=100\%，1000/千，或10000/万等）$$

8. **其他** 阳性率、病原体携带率，均为百分率，指检测出阳性或病原体的数量与总调查或总检测数之比。

（二）死亡指标

1. **死亡率** 在一定期间内，在某人群中，死于某病（或死于所有原因）的比率。它是测量人群死亡危险最常用的指标。其分子为死亡人数，分母为可能发生死亡事件的总人口（通常为年中人口数）。常以年为单位，多用千分率、10万分率表示。死亡率可提供某病死亡在人群、时间、地区上变化的信息，常用于探讨病因和评价防制措施。

$$死亡率 = \frac{某期间某人群中（因某病）死亡总数}{同期该人群平均人口数} \times k$$

（$k=100\%$，$1000/千$，$10000/万$，$100000/10万$）

死于所有原因的死亡率是一种未经过调整的率，也称粗死亡率（crude death rate）。死亡率也可按不同特征分别计算死亡率。计算时应注意分母必须是与分子相应的人口。比较不同地区死亡率时因人口构成不同，也需要先死亡率进行标化。

2. 病死率　表示一定时期内（通常为 1 年），患某病的全部病人中因该病而死亡的比例。病死率表示确诊疾病的死亡概率，它可以表明疾病的严重程度，也可反映医疗水平和诊断能力，通常多用于急性传染病。一种疾病的病死率在不同流行中可因病原体、宿主和环境之间的平衡发生改变而变化。用病死率作为评价不同医院的医疗水平时，要注意可比性。

$$病死率 = \frac{某时期内因某病死亡人数}{同期患某病的患者人数} \times 100\%$$

3. 超额死亡率　是指在某传染病（常指流感之类传染病）流行期间的死亡率与非流行年同期的平均死亡率的差值。它常用于反映某些病死率不很高、发病率不易计算传染病的流行程度及严重性。

（三）暴露因素与疾病联系的测量

1. 相对危险度（RR）　是暴露组发病率（死亡率）与非暴露组发病率（死亡率）之比。它是反映队列研究中发病和暴露联系强度的指标，其含义是暴露于某因素的发病危险是不暴露于该因素的多少倍（或多少分之一）。在急性疫情暴发中，也可用罹患率之比来表示。当 RR>1 时，说明暴露组发病危险性大于非暴露组，暴露因素成为危险因素，RR 值越大，其危险因素的意义越大；但 RR < 1 时，说明暴露组的发病危险小于非暴露组，暴露因素就是一种保护因素。

$$RR = \frac{暴露组发病率（死亡率）}{非暴露组发病率}$$

2. 比值比（OR）　指病例组与对照组中的暴露与非暴露比值的比。由于在病例对照研究中无法得到暴露组和非暴露组的发病率，不能计算 RR 值，故以 OR 值替代，在发病率很低的情况下，OR 值与 RR 值相近。OR 数值大小的意义同 RR 相似，即 OR 值越大，危险因素与疾病关联性越大。

$$OR = \frac{病例组暴露人数 \div 病例组非暴露人数}{对照组暴露人数 \div 对照组费暴露人数}$$

（四）疾病流行强度

某种疾病在某地区一定时期内、某人群中发病数量的变化及其病例间的联系程度，通常用散发、暴发及流行等表示。

1. 散发　发病率呈历年的一般水平，各病例间在发病时间和地点方面无明显联系，表现为散在发生，这样的发病强度叫做散发。确定散发应参照当地前三年该病的发病率水平而定，在未明显越过既往的一般水平时即可称为散发。由于散发是某病在同一地区历年发病率之间的比较，一般不能用于人口较少的人群，只适用于范围较大的地区。对于较小的人群（如居民区、村庄或托幼机构）可用发病的病例数表示。疾病分布出现散发的原因是：

（1）该病因在当地常年流行或因预防接种的结果使人群维持一定的免疫水平，如麻疹流行后，易感人数减少或因接种麻疹疫苗后人群中具有一定的免疫力，出现散发。

（2）有些以隐性感染为主的疾病，可出现散发，如脊髓灰质炎。

（3）有些传播机制不容易实现的一些传染病也可出现散发，如斑疹伤寒。

（4）某些长潜伏期传染病，如炭疽，也易出现散发。

2. 暴发　暴发是指在一个局部地区或集体单位中，短时间内突然有很多相同的病人出现，这些人多有相同的传染源和传播途径。大多数病人同时出现在该病的最长潜伏期内，如食物中毒、托幼机构的麻疹、流行性脑脊髓膜炎等暴发。疾病暴发的特点：①时间短，多在几天或一周内；②地区分布相对集中，具有时间、空间和（或）人群的聚集性；③病人相对较多；④临床症状相似；⑤致病因子相同等。

3. 流行和大流行　某病在某地区显著超过该病历年散发发病率水平时，称流行。流行期间，通常病例在短时期内涌现，流行的判定应根据不同病种、不同时期、不同历史情况进行。如果某地某病达到流行水平，则意味着有某种促使发病率升高的危险因素发挥作用，应引起关注。

有时疾病迅速蔓延可跨越一省、一国或一洲，其发病水平超过该地一定历史条件下的流行水平且跨越国界、洲界时，称为大流行。其特点是传播迅速，波及范围广泛，如流感、霍乱的世界大流行。

4. 地方性　它是指某些疾病经常地存在于某一地区或某一人群，无需从外地输入传染源时称为疾病的地方性，但它不不表示流行的强度的大小。

（五）其他重要的概念

1. 率　是某事物在总体中发生的频率或强度，分子包含于分母之中，两者单位相同，反映了发生某现象的概率。

$$率 = \frac{发生某现象的观察单位数}{可能发生某现象的观察单位总数} \times 100\%$$

2. 比　表示不同事物之间的相对比值，设某事物为A，另一事物为B，则比=A：B，比值以小数或分数表示，而且分子与分母的单位可以相同或不同。如男女之比，优势比，

3. 构成比　表示同一事物局部与总体之间数量上的比值，亦称百分比。常表达为百分数，无量纲，取值范围0~1。如患病率、感染率等。

$$构成比 = \frac{某一事物部分观察单位数}{同一事物各组成部分的观察单位总数} \times 100\%$$

4. 漏报率 $= \frac{某时期内某病漏报病例数}{已报告病例数+漏报数-重复报告数} \times 100\%$

漏报数=某病当年发病数×漏报率

六、现场流行病学调查的分析性研究介绍

时间的紧迫性是现场流行病学调查的特点之一。调查过程中，描述性现场调查方法在大多数情况下能提出病因或危险因素的假设，并能较快地做出初步分析或判断。但是，当

疾病临床表现不明显或病原体难以确定或不明原因时，则需要按分析性现场调查方法，分析可疑危险因素与疾病或突发事件之间的关系，并对各种假设进行统计学检验，从而做出病因或原因的判断。

分析性现场调查方法基本分为两大类，一类是对有病和无病者过去暴露情况进行比较，即病例对照研究；另一类是对暴露和非暴露于危险因素的人群的发病情况进行比较，即队列研究；相对来说，病例对照研究是较为方便的研究方法。分析性现场调查会涉及到暴露这个概念，暴露是指研究对象曾经接触过某些因素或某些特征或处于某种状态，这些因素、特征或状态即为暴露因素。暴露因素可以是机体的特征，也可以是体外的；可以是先天的、人体固有的，也可以是后天获得的。

（一）病例对照研究

1. 基本概念和原理　病例对照研究是分析流行病学方法中的一种基本类型，它是以现在被确认为患有某种疾病的人（病例）和不患该病的人（对照）为研究对象，采用各种方法确定研究对象过去对某些或某个因素的暴露情况，然后将两组的暴露情况加以比较，如果两组中暴露者比例有显著性差异，说明这种暴露与患该种疾病之间存在统计学上的关联。病例对照研究是一种由果及因的回顾性研究方式，方向总是向后（疾病在开始研究时已经发生了，既暴露←疾病），时间总是回顾的。

2. 病例对照研究目的　目的是比较患病与未患病人群的暴露状态，从而测量可疑危险因素。主要用于以下两个方面：

（1）探索性研究：在病因研究的最初阶段，将各种可能的病因线索纳入研究内容之列，从中筛选出最有可能成为病因的危险因素，概括疾病的疾因假说。

（2）验证假说性研究：当调查研究已有相当数量的流行病学或其他方面的事实依据，已形成一种或若干种各自独立的病因假说，则以验证假说为研究目的，以便为接受或者推翻这一假说提供新的证据。在实践中，这一目标还往往为其他要求所补充，最常见的有：对若干病因学假说的评价；因果关联强度等。需强调指出的是，病例对照研究的着要目的不在于研究结论的普遍适用性，关键是它的真实可信程度。

3. 病例对照研究调查方法的优缺点

优点：①适合于难以确定固定人口（分母）的调查 （如处于危险的人群是未知的）；②特别适用于罕见疾病；③花费少，时间短；④可以回顾性进行多种潜在暴露因素的比较。

缺点：①不能计算特定暴露因素的疾病危险度；②易产生偏倚。

4. 病例对照研究调查方法　病例对照研究可以有两种不同的设计方法，即成组（不匹配）比较的病例对照研究和匹配（配对或配比）比较的病例对照研究，这两种设计方法在对照选择、样本估算、资料收集及统计分析方面都有较大区别，故应在研究设计时明确考虑选择哪种方法。

匹配的好处在于通过限制对照在某些混杂变量上与病例保持一致，以期在设计阶段控制混杂因素对研究结果的影响。另外，匹配还可以提高资料的统计效率，所需的样本要比成组比较时少；同时，匹配的方法通常也是保证病例组和对照组之间可比性的一种手段。

如果选择匹配的病例对照研究，应注意：①匹配因素一般不超过 5 个；②匹配的比例一般不超过 1∶4；③确定匹配因素时要注意防止发生匹配过头。

病例对照研究是回顾性的观察法，不足以确定病因，所以通过病例对照研究发现的联系，经常还需进一步采用队列研究和实验流行病学方法进一步检验证实。

（二）队列研究

1. **基本概念、原理和目的**　队列研究是选定暴露于及未暴露于某因素的两组人群，比较两组人群某种疾病的结果（一般指发病率（罹患率）或死亡率），从而判断该因素与发病或死亡有无关联及关联大小的一种观察性研究方法，从而达到检验病因假设的目的。

队列研究是由因到果的研究。它所研究的暴露因素在研究开始前就已经存在，而且研究者也知道每个研究对象的暴露情况。

队列研究的目的是在于比较暴露于某危险因素的人群与不暴露于某危险因素的人群的罹患率差异，从而测量可疑危险因素。

2. **队列研究调查的优缺点**

优点：①可直接计算某病的罹患率或相对危险度，对暴露与疾病的 联系强度可以直接做出评价；②可研究疾病的自然史和暴露之后产生多种疾病的结局；③偏倚相对较少；④对许多食源性疾病暴发，回顾性队列研究非常合适。

缺点：①成本高，收集资料难度大；②不适于发病率很低的疾病的病因研究；③随访过程可能引入未知变量，导致分析复杂化。

3. **队列研究的方法**　队列研究可分为前瞻性队列研究与回顾性队列研究。在现场流行病学研究中，更通常选用回顾性队列研究。回顾性队列研究是现在开始的，研究对象是过去某个时间进入队列的，即研究的起点是过去某个时间，研究对象的确定与分组是根据进入队列时的暴露情况进行的。研究的结局在研究开始时已经发生，暴露到结局的方向是前瞻性的；而研究工作的性质是回顾性，这种设计又称非即时性队列研究。

回顾性队列研究节省时间、人力、物力，出结果快，因而经常用于具有特殊暴露的职业人群的研究。但是这种研究完全依赖于有关暴露、疾病和生死状况的历史记录，所以历史资料的完整性和真实性将直接影响研究的可行性和研究结果的可靠性。需要指出的是回顾性队列研究常常缺乏影响暴露与疾病关系的混杂因素的资料，以至影响暴露组与未暴露组的可比性，影响研究结果。

（三）分析性流行病学研究的资料 RR 和 OR 值计算分析方法介绍

1. **相对危险度（RR）值的计算**　相对危险度（RR）多用于队列研究资料，分析有暴露史和无暴露史之间的罹患率是否存在统计学的差异，反映队列研究中发病和暴露联系强度的指标，其含义是暴露于某因素的发病危险是不暴露于该因素的多少倍（或多少分之一）。一般采用四格表计算暴露的 RR 值和 95%的可信区间（CI），其计算方法和数据整理的表格如表 7-2 所示。

表 7-2　队列研究资料整理表（2×2）

暴露史	发病人数	未发病人数	合计	发生率或罹患率
有	A	b	N_1	a_i/N_1
无	C	d	N_0	c_i/N_0
合计	M_1	M_0	T	M_i/T

$$RR = \frac{暴露组发生率(罹患率)}{非暴露组发生率(罹患率)}$$

2. 比值比（OR）值计算　比值比（OR）一般用于病例对照研究的资料分析，因为在病例对照研究中无法得到暴露组和非暴露组的发病率，不能计算 RR 值，故以 OR 值替代。比值表示事物发生的可能性与不发生的可能性之比，即表示疾病与暴露之间联系强度的指标。这类资料的一般模式归纳表见表 7-3。

表 7-3　病例对照研究资料的一般模式归纳表

组别	有暴露史	无暴露史	合计
病例	a	c	$a+c$
对照	b	d	$b+d$
合计	$a+b$	$c+d$	$a+b+c+d$

$$OR = \frac{ad}{bc}$$

3. 结果判断　如果 RR 或 OR>1 且 95%CI 不包含 1 时，可认为该暴露因素与发病的关联性具有统计学意义。如出现 2 个及以上暴露因素，可采用分层分析、多因素分析方法控制混杂因素的影响。简单地说 RR 或 OR>1，表示疾病的危险度增加；RR 或 OR<1，表示疾病的危险度减少。对确定的暴露因素可进一步做剂量反应关系的分析。当 RR 或 OR 值较大，统计学检验差异显著是，在做出关联为因果关系的结论前，应有以下两种考虑：①要排除机遇偏倚、信息偏倚、混杂作用和研究者误差对结论的影响，事先应加以避免；②要满足关联强度、生物合理性与其他研究的一致性、暴露与结果的时间顺序合理性、剂量反应关系等准则。

由于篇幅限制，分成分析、多因素分析方法和剂量反应关系分析就不在本书介绍。RR 值和 OR 值得 95%CI 计算方法有许多，建议使用 WHO 免费软件 EPIinfo 来计算和获得。

第二节　食品安全事故知识和食物中毒流行病学调查技术

食品是指经口摄入的任何一种可食用的物资，它是人类生存和发展的物质基础，也是人类创造物资财富和精神财富的基本前提，食品不仅包括经过加工制作的各种食物，还包括未经加工作制作的原料、涵盖了从农田到餐桌的整个食物链。食品还包括食药同源物品如山楂等。

食品具有三种基本属性：一是食品的安全性，即食品应该是对人体无毒无害的；二是食品的营养性，即食品是能提供基本营养的物资；三是食品的享受观，即食品应具有良好的色、香、味、形等感官，其中食品的安全性是食品的最低要求，不管食品的其他特征如何不同，在基本属性尤其安全性的要求是一致的。

一、食品安全有关概念和理解

（一）食品安全事故概念

我国 2009 年 2 月 28 日颁布的《中华人民共和国食品安全法》中给出了食品安全、食源性疾病、食物中毒和食品安全事故等几个与食品安全相关的概念。其中食品安全指食品无毒、无害，符合应当有的营养要求，对人体健康不造成任何急性、亚急性或者慢性危害。食品安全事故则是指食物中毒、食源性疾病、食品污染等源于食品，对人体健康有危害或者可能有危害的事故。在我国近些年来，食品安全事故频发，如因非法添加造成健康损害的"三鹿奶粉事件"、因食品中寄生虫感染造成的"北京福寿螺事件"、认为故意添加但尚未对消费者造成健康影响的"苏丹红事件"、"塑化剂污染食品事件"、"上海多宝鱼使用药物残留事件"，以及"肯德基速成鸡事件"、"四川省海螺沟亚硝酸盐食物中毒事故"等。

绝对的食品安全是一个理想状态，它反映了消费者的意愿和要求，但是在目前的科技水平和条件下，一些对食品安全有重要影响的因素，目前还难以被发现或无法控制，而且要实现食品安全的"零风险"成本过于高昂，对国家和消费者也难以承受。因此，食品安全是一个相对概念，食品安全不是绝对不含有任何有害物质，也不是食品达到"零风险"。如食品中不超标的农药残留，只要不是违禁农药，且在标准限定范围内，可以认为是安全的。

因此，判断一起事件是否为食品安全事故应考虑三方面的要素：

（1）事故要源于食品，或以食品作为媒介。

（2）应成为事故，即要满足事故的"突发性"，以及需要紧急控制的基本特点和属性。

（3）带来了一定的社会影响。

（二）食品安全事故的分类和相互关系

如果按照致病因素来分类，食品安全事故可以分成六类：细菌导致的、病毒导致的、寄生虫导致的、有毒动植物导致的、化学致病因子导致的和非食用物质导致的食品安全事故。在《食品安全法》中，食品安全事故按性质可以分为食物中毒、食源性疾病和食品污染三种情况。

1. 食品污染 是指在各种条件下，导致有毒有害物质进入食物，造成食品安全性、营养性和或感官性质发生改变的过程，具体地来说是在食品种植（养殖）、生产（加工）、储存和运输、销售直至餐桌的过程中，可能对人体健康产生危害的物质介入食品的现象，它造成食品的安全性、营养性、感官性状的变化，改变或降低食品的原有营养价值或卫生质量，并对人体产生危害。

2. 食源性疾病 是指食品中致病因素进入人体引起的感染性、中毒性等疾病。包括常见的生物性致病因子或化学性有毒有害物质所引起的疾病。在《食品安全法》中，食源性疾病指食品中致病因素进入人体引起的感染性、中毒性等疾病。

食源性疾病暴发是指由于食用相同食品而引起的 2 例或 2 例以上有类似临床表现的食源性疾病病例。

3. 食物中毒 指食用了被有毒有害物质污染的食品或者食用了含有毒有害物质的食品后出现的急性、亚急性疾病。

实际上，食品污染、食源性疾病、食物中毒三类食品安全事故并非截然不同，而是有共性又有区别，三者之间可能有所交叉甚至相互包含。食物中毒、食源性疾病和食物污染这三种食品安全事故的关系见图 7-8 所示。

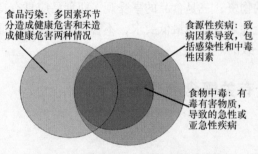

图 7-8 各类食品安全事故的相互关系

值得注意的是，科学技术的发展可以引发部分新型食品安全事故。如 1989 年，日本某公司在生产 L-色氨基酸的工艺中使用了基因工程技术，导致产生吲哚和杆菌肽物质，美国 3 名患者服用该新型 L-色氨基酸而出现外周血嗜酸粒细胞真多、全身肌肉疼痛等症状，导致不能从事日常活动。

从上图我们也可以看到，上述三种食品安全事故并非截然不同，既有共性也有不同点，即他们之间并非独立，而是可能有说交叉甚至相互包含的。

（三）食源性疾病与食物中毒的异同

相对来说，卫生应急更多关注的是食源性疾病和食物中毒造成的食品安全事故，因为这两类食品安全事故与人体健康直接相关，而且均是食品安全事故的组成部分，是国家食品安全风险监测制度的监测内容。从食源性疾病的定义来看，食源性疾病包括食物中毒和食源性传染病这两类疾病。也就是说食物中毒不包括已经列入《中华人民共和国传染病防治法》管理的食源性疾病。

食物中毒与食源性传染病两者之间从发病特点来看，既有共同点又有不同点，相同点在于：两者都是与食物相关，病人在近期内食用过相同食物；发病集中，短时间内有多人发病；病人有相似的临床表现。不同点在于食源性传染病病有人与人之间的传染过程，如甲肝、痢疾、伤寒、霍乱；且一般食源性传染病的潜伏期较长，患者不一定出现明显的消化道症状。

食源性疾病是最常见的内科疾病之一，食源性疾病暴发是最常见的突发公共卫生事件之一，根据世界卫生组织的估计，发达国家食源性疾病的漏报率在 90%以上，而发展中国家则为 95%以上，个别国家超过 99%。因此，食源性疾病暴发应急处置是卫生应急工作的重点之一，也是社区卫生应急工作重点关注的突发公共卫生事件之一。

（四）新时期食品安全事故的特点

食品安全事故的特点既有突发公共卫生事件的一般特征，如突发性、群体性、严重性、紧急性和不确定性等，也有自己的特点。一般具有渐进性和突发性（量变到质变的转变）、散发和群发性，以及严重性和复杂性等特点。

尤其随着人类工业化水平的提高，交通运输技术的发展，食品生产呈现集约化生产和跨地域销售，和食品商品保质期的延长等特点，因此食品安全事故在不同的阶段呈现不同的特点：

1. **早期**　隐匿性、散发性。当前的食品安全事故存在早期隐匿性较强，一方面许多食品安全事故引起的健康危害早期是隐藏或渐进发展的，另一方面食品安全事故常常突破地域限制，而且无明显聚集性，难早期预警；有些食品安全事故呈现分散的暴发，跨区域、跨时间，事件的关联性往往被人忽视，例如美国 2007 年多个州暴发的田纳西沙门菌暴发事件，就是从散在分布到呈现群发性的事件。

2. **发展**　特殊性、复杂性。造成食品安全事故的环节众多，从生产到消费都有可能涉及；且致病因子种类复杂，症状多样/有不明原因症候群，包括肠道症状、神经系统症状、泌尿系统症状、呼吸系统症状等。而且食品安全事故发生的原因不仅有食品本身的原因、更多的是管理方面的原因，各种人为因素如以次充好、以假乱真、滥用食品添加剂、违法使用非食用物质、企业自律性差、政府监管效率等混在一起，造成了我国食品安全的各种乱象的特殊性和复杂性。

3. **结局**　群发性、破坏性大。食品安全事故往往涉及大范围人群，并事件随时发展变化，需要综合分析考虑。如 2008 年的三鹿奶粉事件涉及多个省市，病例数逾 29 万。而且食品安全事故不仅可能影响公众健康和生命安全，还影响到政府公信力，还产生影响行业经济发展，影响中国的饮食文化等社会焦虑放大的效应，涉及到社会生活的方方面面。

（五）食品安全事故应急处置的目标和原则

1. 食品安全事故应急处置的目标 食品安全关系到千家万户，而且食品安全事故受媒体的关注程度也高，因此食品安全事故应急处置的目标是："无急可应、有急能应"。要实现这一目标，可通过早期预警和事故发生后快速应急响应来实现：

（1）早期预警：通过食品安全风险评估，监测预警体系达到"无急可应"的预防目的。主要通过食品安全事故主动监测、食品安全事故报告系统、食品安全风险监测等技术来实现。

（2）及时响应：通过分级响应，现场调查确证，正确溯源和开展应急处置措施达到"有急能应"的目的。包括采用科学规范的现场调查技术、病因快速筛查及确证技术、溯源技术、应急评估技术、和有效的现场控制措施等实现。核心在于快速响应和高效处置。

2. 食品安全事故应急处置原则

（1）以人为本，减少危害：把保障公众健康和生命安全作为应急处置的首要任务，最大限度减少食品安全事故造成的人员伤亡和健康损害。

（2）统一领导，分级负责：按照"统一领导、综合协调、分类管理、分级负责、属地管理为主"的应急管理体制，建立快速反应、协同应对的食品安全事故应急机制。

（3）科学评估，依法处置：有效使用食品安全风险监测、评估和预警等科学手段；充分发挥专业队伍的作用，提高应对食品安全事故的水平和能力。

（4）居安思危，预防为主：坚持预防与应急相结合，常态与非常态相结合，做好应急准备，落实各项防范措施，防患于未然。建立健全日常管理制度，加强食品安全风险监测、评估和预警；加强宣教培训，提高公众自我防范和应对食品安全事故的意识和能力。

（六）有关法律法规和国家食品安全事故应急预案介绍

我国目前食品安全事故应急处置相关的法律法规包括除了《突发事件应对法》和《突发公共卫生事件应急条例》，还有《食品安全法》（2009 年）、《食品安全法实施条例》（2009）、《农业产品质量安全法》（2006）、《国家食品安全事故应急预案》（2011 年 10 月 5 日修订）、《食品安全事故调查处理办法》、《食品安全预警和应急处置制度》（2009）、《食品安全风险评估管理规定（试行）》（2010），以及《卫生部食品安全事故应急预案（试行）》（2013 年）、《食品安全事故流行病学调查工作规范》（2011 年）、《食品安全事故流行病学调查技术指南》（2012 年）等。

其中《中华人民共和国食品安全法》第七十四条规定："县级以上疾病预防控制机构应当协助卫生行政部门和有关部门对事故现场进行卫生处理，并对与食品安全事故有关的因素开展流行病学调查"，即疾病预防控制机构是食品安全事故流行病学调查的主体。而社区卫生服务中心根据《国家基本公共卫生服务包》的规定，具有协助当地疾控机构调查食品安全事故的职责。

2011 年卫生部印发了《食品安全事故流行病学调查工作规范》（卫监督发〔2011〕86 号），目的至于规范食品安全事故的流行病学调查工作，《规范》明确了事故流行病学调查包括人群流行病学调查、危害因素调查和实验室检测；人群流行病学调查包括：制定病例定义、开展病例搜索、开展个案调查、采集有关标本和样品、描述发病人群、时间和地区（三间）分布特征、初步判断事故可疑致病因素、可疑餐次和可疑食品、根据调查需要开展病例对照或队列研究等内容。

2012年卫生部又颁发了《食品安全事故流行病学调查技术指南（2012版）》（卫办监督发〔2012〕74号），该指南是推荐性文件，目的在于指导基层单位开展食品安全事故流行病学调查工作。

二、食物中毒有关知识介绍

由于食源性传染病在卫生应急防控属于传染病突发公共事件范畴，本节重点介绍食物中毒的有关知识和卫生应急处置方面的内容。

（一）食物中毒的特征

食物中毒是我国最常见的突发公共卫生事件之一，食物中毒通常具有以下特征：①中毒病人在相近时间内均食用过某种共同可疑食品，未食用者不发病；②同起中毒病人的临床表现基本相似；③大多数食物中毒潜伏期一般较短，来势急剧，集体暴发性食物中毒时很多人短时间内同时或相继发病，在短时间内达到高峰；病程依致病病原的种类和中毒个体差异而不同；④一般无人与人之间的直接传染；⑤从中毒食品和中毒病人的生物样品中检出能引起与中毒临床表现一致的病原；⑥未获取足够的实验室诊断资料前，可判定为原因不明食物中毒；⑦发病范围局限在食用该种中毒食物的人群，停止食用中毒食品后，发病很快停止；⑧发病曲线呈突然上升，又迅速下降趋势，一般无传染病流行尾端（余波）。

必须明确的是，因暴饮暴食而引起的急性胃肠炎，个别人因吃了某种食品（如鱼、虾、牛奶、鸡等）引起的变态反应性疾病，以及投毒、自杀行为引起中毒等不属于食物中毒的范围。

（二）中毒食品的种类

中毒食品是指含有有毒有害物质引起食物中毒的食品。中毒食品主要有以下几类：

1. **细菌性中毒食品** 指含有被细菌或细菌毒素污染的食品。

2. **真菌性中毒食品** 指被真菌及其毒素污染的食品。

3. **动物性中毒食品** 又包括①天然含有有毒成分的动物或动物的某一部分当作食品（如河豚、猪甲状腺等）；②在一定条件下，动物性食品产生了大量的有毒成分而被食用（如鲐巴鱼）。

4. **植物性中毒食品** 主要有以下几种：

（1）将天然含有有毒成分的植物或其加工产品作为食品食用（如桐油、蓖麻油、蓖麻籽、大麻油、毒蘑菇等）。

（2）天然的植物食品在加工制作时其有毒成分未被有效破坏或除去而食用（如苦杏仁、木薯）。

（3）一定条件下，可食用的植物性食品产生了大量的有毒成分（如发芽马铃薯）。

5. **化学性中毒食品** 主要有四类：

（1）食品被有毒有害的化学物质污染而被食用（如被农药、灭鼠药污染）。

（2）添加非食用级，或禁止使用，或伪造，或超量使用或误用食品添加剂，营养强化剂加工食品被食用（吊白块加入面粉增白、甲醛加入水产品防腐、三邻甲苯磷酸酯用于食品机械润滑油）。

（3）被误认为食品、食品添加剂、营养强化剂的有毒有害化学物质（如工业酒精当做食用酒精、亚硝酸盐当做盐）。

（4）食品在储存或被加工过程发生化学变化该食品被食用（如酸败油脂）。

（三）常见食物中毒类型

按病原物质（中毒食品）分类方法将食物中毒分为五类：

1. 细菌性食物中毒　食入细菌性中毒食品引起的食物中毒。常见细菌性食物中毒致病因子有沙门氏菌、变形杆菌、副溶血性弧菌、金黄色葡萄球菌（肠毒素）、肉毒梭菌（毒素）、蜡样芽孢杆菌毒、韦氏梭菌、致病性大肠杆菌、椰毒假单胞菌酵米面亚种、结肠炎耶儿森氏菌、链球菌、志贺氏菌、单增李斯特菌、河弧菌、创伤弧菌、空肠弯曲菌、气单胞菌、产气荚膜梭菌等。

细菌性食物中毒因中毒机制不同分为两个类型：①感染型（外毒素），病原菌污染食品并在其中大量繁殖，随同食品进入机体直接作用于肠道而引起食物中毒。如沙门氏菌食物中毒、肠道侵袭性大肠埃希氏菌食物中毒等；②毒素型（内毒素），又分为食物内毒素型和机体内毒素型。食物内毒素型是指病原菌污染食品繁殖并在食品中产生毒素，该毒素被食入引起食物中毒。如葡萄球菌肠毒素食物中毒、肉毒梭菌毒素食物中毒等。机体内毒素型：病原菌随同食物进入机体肠道，在肠道环境产生的毒素而引起食物中毒。如产气夹膜梭菌食物中毒、产肠毒素大肠埃希氏菌。如婴儿肉毒梭菌食物中毒是属于机体内毒素型。

细菌性食物中毒发生的特点：①与不同区域人群的饮食习惯有密切关系，如沿海地区副溶血弧菌食物中毒多见，内地沙门氏菌食物中毒多见；②多发生在夏秋气候炎热的季节，其原因是气温高适合细菌的生长繁殖，而且在炎热季节，人体肠道的防御机能下降，易感性增强；③细菌性食物中毒发病率高，但一般病死率低，恢复快，预后良好。

2. 真菌性食物中毒　指食入的中毒食品含有真菌毒素引起食物中毒。常见真菌性食物中毒有霉变甘蔗食物中毒、变质银耳食物中毒、赤霉病麦食物中毒、黑斑病甘薯中毒等，常见致病因子如黄曲霉菌、镰刀霉菌、岛青霉菌、桔青霉菌、纯绿青霉菌、半裸镰刀霉菌、黑色葡萄穗状霉菌、棒曲霉菌，米曲霉菌、毛曲霉菌、串珠镰刀霉菌和节菱孢霉菌等霉菌的毒素。

真菌性食物中毒的发生特点：①用一般的烹调方法加工处理不能破坏食品中的真菌毒素；②没有传染性和免疫性，对机体不产生抗体；③真菌生长繁殖及产生毒素要一定的温度，因此中断具有明显的地区性、季节性和波动性等流行特点。

3. 动物性食物中毒　因食入动物性中毒食品而引起食物中毒。常见动物性食物中毒有：河豚食物中毒、有毒鱼贝类食物中毒、动物甲状腺、肾上腺、鱼胆、毒蛙、野生动物肝脏等，其致病因子包括河豚毒素、鱼类组胺、维生素 A、贝类毒素。动物性食物中毒的特点是多以家庭为主的散发，而且除高组胺鱼类中毒外，动物性食物中毒一般无解毒治疗方法，仅仅是对症治疗和支持疗法。

4. 植物性食物中毒　食入植物性中毒食品引起食物中毒。常见植物性食物中毒有（毒蘑菇）食物中毒、含氰甙果仁食物中毒、粗制棉籽油棉酚中毒、木薯食物中毒、豆浆中毒、四季豆食物中毒、发芽马铃薯食物中毒、桐油中毒、植物日光性皮炎（灰菜、苋菜、刺菜、马齿苋、荠菜、扬树叶、榆叶、洋槐叶、柳树叶）等，其致病因子常见的有曼陀罗、毒蕈、龙葵碱、皂苷、红细胞凝集素等。植物性中毒多数没有特效疗法，对一些能引起死亡的严重中毒，尽早排除毒物（催吐、洗胃）对中毒者的预后非常重要。

5. 化学性食物中毒　食入含有化学性中毒物质的食品而引起的食物中毒。常见化学性食物中毒有亚硝酸盐食物中毒、砷中毒、有机磷农药食物中毒、锌中毒、鼠药（毒鼠强）中毒等，致病因子包括有机磷、有机氯、有机锡、氟乙酰胺、氨基甲酸酯、砷化合物、钡盐、铅及其化合物、亚硝酸盐、毒鼠强、甲醛、甲醇等。

化学性食物中毒发病特点：①发病与进食时间、食用量有关。一般进食后不久发病、进食量大者，发病时间短，病情重；个别毒物病死率高，如处理不及时，往往造成死亡，造成重大食物中毒事故；②发病中常无地域性、季节性、亦无传染性；③剩余食物、呕吐物、血和尿等材料可测出有关化学毒物。

（四）食物中毒的流行病学特点

1. 病因及其构成特点　食物中毒统计资料证明，在各种原因的食物中毒事件中细菌性食物中毒最为多发、常见，发病起数占到食物中毒总数的 50%~70%，中毒人数占到食物中毒总人数的 60%~80%。其次为化学性食物中毒。微生物性食物中毒主要是以沙门氏菌、变形杆菌、葡萄球菌肠毒素中毒为主，上述三种致病菌引起的食物中毒发生占微生物性食物中毒的 80%，化学性食物中毒发生以鼠药、亚硝酸盐、有机磷农药等引发食物中毒为主。

2. 中毒食品种类及其构成特点　在引起食物中毒的各类食品中，由于被污染的，有毒有害的动物性食品（肉与肉制品、变质肉禽、病死牲畜肉）食入造成食物中毒占 60% 以上，中毒总人数占到 70% 以上。

3. 发生的季节性和地区性特点　食物中毒全年皆可发生，由于气候的原因，适宜的温度和营养条件病原微生物在污染食品中大量繁殖，每年第二、三季度是食物中毒的高发季节。不同类型的食物中毒发病有地区性差别。例如肉毒梭菌毒素中毒以新疆、青海最为高发。河豚中毒和副溶血性弧菌食物中毒多发在沿海地区；霉变甘蔗中毒多发生在冬季春节前后；酵米面食物中毒多发生在北方有食用发酵玉米面习惯地区。城市常发生发生重大集体食物中毒，尤其在学校、幼儿园等集体单位，由于中毒人数多，如发生死亡则社会影响大，危害严重，应给予高度重视。

4. 发生行业特点　食物中毒发生以婚丧、嫁娶（家庭聚餐），集体食堂，餐饮业饭店和个体摊贩销售直接入口食品为主。个体摊贩引起食物中毒发生起数明显高于公共饮食业。

5. 分散式食物中毒暴发呈上升趋势特点　随着食品工业化发展，食品销售出现跨区域甚至全球化，问题食品造成跨区域或跨时间类型的分散式暴发，这类食物中毒之间往往有共同的源头，但通过传统的公共卫生监测难于发现和识别，因为这类食物中毒事件经常只涉及少数患者或相关联的事件间隔时间长等，造成没有达到突发公共卫生事件网络直报的最低标准，或因时间间隔，易认为是多个不同的食物中毒暴发事件。要识别这类食物中毒暴发往往要通过实验室为基础的监测才能发现。

（五）食物中毒的诊断标准和技术处理总则

食物中毒诊断标准主要依据卫生部颁布的《食物中毒诊断标准及技术处理总则》（GB14938-1994），以及卫生部在 1996 年颁布的 18 个行业标准，其中细菌性中毒诊断标准及处理原则 9 个，植物性中毒 4 个，真菌毒素中毒 2 个，化学性中毒 2 个。食物中毒诊断的总则是主要以流行病学调查资料及病人的潜伏期、中毒的特有表现为依据；实验室诊断是为了确定中毒的病因而进行。

三、食品安全事故流行病学调查技术

食品安全事故的应急处置同其他突发公共卫生事件的应急处置一样，都高度重视现场流行病学调查，通过流行病学调查，查找危险因素，采取措施减轻或消除这种因素。

（一）食品安全事故调查工作内容

根据《食品安全事故流行病学调查工作规范》的要求，食品安全事故调查在我国实行属地管理、分级负责，调查组至少要有 3 名以上调查人员参与。在调查中，一般采用"三边"原则开展调查，即①边调查边分析：食品安全事故调查应当优先采集样本，流调、卫生学调查和实验室检验也应尽早开展；②边调查边控制：及时提出控制措施和卫生学处理措施建议，及时调整调查重点；③边调查边报告：对事故的规模、范围、影响等变化，以及可能涉及事故升级或行动措施应该随时报告，对调查中存在的困难也应及时报告，如出现可疑进食场所与发病场所不一致，如异地旅游、回住地发病，或者病例分布范围超出本辖区的情况，就及时报请上级卫生行政部门，开展多辖区联合调查。食品安全事故调查一般分三方面的工作内容：现场流行病学调查、现场采抽样和实验室检测、食品卫生学调查。调查的工作流程见图 7-9 所示。

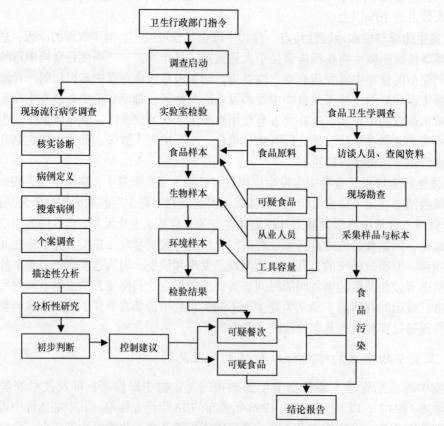

图 7-9　食品安全事故流行病学调查工作流程图

从图 7-9 可以看到，食品安全事故流行病学调查工作同传染病暴发现场流行病学调查有所不同，尤其食物中毒事故的调查无论是现场流行病学调查、实验室检验，还是食品卫生学调查，最终都是为了确定"可疑餐次"和"可疑食品"，目的是为了控制问题食品和问题食品的加工场所，即针对性采取有效措施；而传染病暴发的现场流行病学调查更注重确定传染源（病因）、传播途径和易感人群等传染病三个传播环节的研究，目的在于控制传染源，切断传播途径和保护易感人群；当然，食源性传染病同样也注重病因的调查。食品安全事故传播途径是明确的，因此更多研究的是暴露的特征，如点源暴露、持续同源暴露、间歇同源暴露；食品卫生学调查则是应针对可疑食品污染来源、途径及其影响因素，对相关食品种植、养殖、生产、加工、储存、运输、销售各环节开展卫生学调查，以验证现场流行病学调查结果，为查明事故原因、采取预防控制措施提供依据。

（二）食源性疾病暴发调查

虽然食源性疾病是我国常见突发公共卫生事件之一，但在实际生活中，还有更多的没有达到报告标准的食源性疾病事件发生，这是因为食源性疾病常常发生在家庭聚餐范围，涉及人数不多，经常只有 2~5 人发病，呈现聚集性。如 2007 年美国多州发生的田纳西沙门氏菌暴发事件，就是美国 CDC 的 PluseNet 管理员监控发现多州食源性病例有一个共同的特定 PFGE 图谱，最后确认为田纳西沙门氏菌暴发事件。

1. 食源性疾病暴发调查目的　主要是查因究果，控制事态发展和指导临床救治。

2. 调查方法　通过现场流行病学调查、实验室检验和现场食品卫生学调查。暴发的现场流行病学调查方法同第一节，分十个步骤。实验室检验和现场食品卫生学调查是为了给现场流行病学调查的假设提供依据，验证假设。不过，要注意的是，不是每次实验室检测都能发现致病因素（致病微生物或毒素等），如一次痢疾食物型暴发，传染源可能是炊事员，也可能是没有临床症状的病原携带者，对这些可疑传染源应多次进行细菌学检查。若从可疑传染源查到与这次暴发菌型一致的病菌，则对此暴发原因可更明确，但是培养阴性不能否定其作为传染源的作用。

3. 暴发形式　分以下两种形式。

（1）点源暴发（或集中暴发）：同一地区或同一地点，为食源性疾病的主要形式，容易识别，通常这类暴发可以通过常规的公共卫生监测来实现。

（2）分散式暴发：跨地域散在暴发，传统的监测方式难以发现和识别，跨地区、跨时间的暴发只有通过实验室为基础的监测才能发现，实验室确诊病例以及菌株亚型分型的及时上报，快速识别暴发。

4. 食源性疾病暴发（食物中毒）调查报告撰写要求　一般食源性疾病暴发调查报告要求包括以下内容：

（1）背景：通常介绍调查任务来源，如何时接报或接到上级行政部门调查指示；对事故简单描述，如事故发生的时间、地点、波及范围、基本经过等；以及参与事故调查的机构与人员。

（2）基本情况：简单介绍与事件相关的气候、风俗习惯、人口数；社区的社会经济状况；涉事学校、工厂、企业规模；涉事人群住宿、非住宿情况；涉事食品企业的日常活动和操作等。

（3）调查过程：描述调查目的、调查方法。调查目的要简明扼要，明确开展调查要达到的目的。调查方法包括流行病学调查和实验室检测，其中流行病学调查对调查人群、病例定义、如何开展病例搜索、如何选择病例和对照、资料收集方法、资料分析方法等进行描述；实验室检测对样本采集与运送方法、采用的实验室检测技术和数据分析方法进行说明。

（4）调查结果：列出调查的主要结果，包括临床特征、现场流行病学调查、食品卫生学调查、实验室检验的结果，在描述调查结果中不需要解释或讨论数据。

1）临床特征可以描述发病概况，如总发病数、计算罹患率；疾病临床信息，如症状体征、住院转归、临床检验结果等；疾病潜伏期，如最短、最长、平均潜伏期等。

2）现场流行病学调查结果主要是三间分布的描述，绘制流行曲线；饮食史和危险因素（可疑餐次、可疑食品）推断，包括近三天食谱、共同进餐食谱、不同进餐食谱等；如果有分析性流行病学调查，描述调查对象选择，调查问卷内容，病例对照或队列研究数据计算的 OR 或 RR 值等。

3）食品卫生学调查结果：包括调查对象的环境卫生状况、可疑食品流向、加工制作过程、污染环节分析、从业人员调查等内容。

4）实验室检测结果：包括采集的样本类型与数量，实验室检测项目与结果等内容，最好通过列表展示采样数量和结果，一目了然。

（5）分析和讨论：对结果数据和卫生学调查存在的污染环节进行逻辑分析。

（6）采取的措施：已经采取的防控措施。在食品安全事故调查过程中采取的控制措施根据实际需要通常包括救治病例、应急监测、封存或追回可疑食品、对肇事场所包括工用具、设备进行清洗消毒、健康教育、媒体应对等方面的内容。

（7）调查结论：概括调查的主要发现，做出结论的依据、理由。事故定性：包括事故范围、发病人数、致病因子、污染食品及原因；如果不能做出调查结论的事项应当说明原因。

（8）建议：根据调查结论，需要进一步采取的控制措施，如消费预警，食品召回，污染食品无害化处理；针对加工制作环节采取的措施，如清洗消毒加工场所，改进加工工艺，维修或更换生产设备；针对从业人员监督与卫生知识培训；开展公众宣传教育等。

第三节　突发急性职业中毒知识和应急处置技术

一、突发急性职业中毒基本知识介绍

（一）有关概念

1. 职业病危害因素　职业危害因素是指对从事职业活动的劳动者可能导致职业病的各种危害因素。职业危害因素主要包括在职业活动中存在的各种有害的化学、物理、生物等因素以及在作业过程中产生的其他职业有害因素。

2. 职业病　职业病是指企业、事业单位和个体经济组织的劳动者在职业活动中，因接触粉尘、放射性物质和其他有毒、有害物质等因素而引起的疾病。目前我国职业病的分类分为职业性尘肺病及其他呼吸系统疾病、职业性皮肤病、职业性眼病、职业性耳鼻喉口腔疾病、职业性化学中毒、物理因素所致职业病、职业性放射性疾病、职业性传染病、职业性肿瘤、其他职业病 10 类 132 种。

3. 毒物　毒物是能对机体产生化学或物理化学作用，因其功能障碍、疾病甚至死亡的物质。毒物是一个相对概念，从某种意义上说，世界上没有绝对有毒或绝对无毒的物质。

4. 中毒和职业中毒

（1）中毒是由毒物所引起的疾病，即毒物以不同方式进入人体后所造成的一系列中毒症状。

（2）职业中毒是指劳动者在职业活动中，因接触各种有毒物质等因素而引起的急、亚急性和慢性疾病。

慢性职业中毒：因接触各种有毒物质等因素而引起的慢性疾病。毒物小剂量逐渐进入机体，约 30 天后在机体蓄积达到一定量后才出现中毒症状。慢性中毒发病具有缓慢、变化慢、病情一般较轻。不过慢性职业中毒一旦发生，很难康复，但采取合理的预防措施，是可以避免发生的。慢性职业中毒与毒物性质、存在形式、接触时限、个人防护关系密切。

急性职业中毒：因接触各种有毒物质等因素而引起的急性疾病。急性职业中毒通常是短时间内吸收大量毒物后很快出现中毒症状，一般为 24 小时，急性中毒具有发病急、变化快、病情重，可危及生命。急性职业中毒属于突发性公共卫生事件之一。

（二）当前我国职业中毒特点

（1）我国 30 多年的改革开放过程中，职业中毒呈现传统的职业危害尚未得到控制，新危害不断产生特点。在引进经济和技术的同时，同时也引进了许多具有职业中毒风险性的新产品。

（2）急性职业中毒明显多发，恶性事件有增无减，且危害具有群体性，致死、致残率高，侵害劳动者健康权益问题突出。

（3）中小企业和个体作坊的职业中毒呈上升趋势。随着我国经济建设发展，民工大量涌入城市，职业防护权益尤其在中小企业和个体作坊难以得到保障，健康影响难以估计和控制。

（4）职业中毒危害发生转移。随着《职业病防治法》的实施，职业中毒出现从城市向农村转移、从发达地区向欠发达地区转移、从大企业向小企业转移的趋势。

（5）职业病疾病谱发生变化，新化学物中毒层出不穷，有机溶剂中毒问题尤其突出，出现如正己烷、二氯乙烯、三氯乙烯、三氯甲烷中毒和变态反应等新发职业病。

（三）急性职业中毒的原因和途径

急性职业中毒事件往往是由于违章操作、防护不当或设备故障引起的。中毒途径主要通过呼吸道或皮肤、消化道途径，其中经呼吸道进入人体是最常见、最主要的途径，而经消化道造成职业中毒的事例较少。凡是气体、蒸气和气溶胶形态的毒物，均可由完整的皮肤吸收进入人体，当皮肤损伤或患有皮肤病时，大量原本不能经皮肤吸收的毒物也可进入人体，有些腐蚀性化学物可通过灼伤的皮肤吸收；由呼吸道进入的毒物黏附在鼻咽部，可被吞咽经消化道进入人体。

（四）常见的引起急性职业中毒的毒物

1. 窒息性气体 窒息性气体是指那些以气态形式存在，使机体摄取、运输和利用氧的任一环节障碍，引起机体缺氧的物质。可分为单纯窒息性气体和化学窒息性气体两类。前者包括氮气、二氧化碳、氩气、氖气、甲烷、乙烷、乙烯、水蒸气等，后者有一氧化碳、硫化氢、氰化物、硫化物、一氧化氮、苯的氨基或硝基化合物蒸气、火灾烟雾等。

2. 刺激性气体 刺激性气体是指对眼、呼吸道黏膜和皮肤具有刺激作用的一类有害气体，在化学工业生产中最常见，此类气体多具有腐蚀性。常见的刺激性气体有：氯、氟、溴、碘、氟化物、三氯化砷、光气、二氯亚砜、溴甲烷、氯化苦、二氧化氯、二氧化氮、三氧化硫、铬酐、氯化氢、氟化氢、硫酸、盐酸、硝酸、铬酸、甲酸、乙酸、丙烯醛、硫酸二甲酯、甲酸甲酯、乙酸甲酯、二异氰酸甲苯酯、臭氧等。

3. 金属和类金属 金属、类金属及其化合物在生产活动中主要通过呼吸道进入人体，可引起急性中毒。主要包括铅、锌、汞、砷、磷、镉、铬、镍、锰、铍、锡及其化合物、金属烟热等。正常皮肤可阻碍金属吸收，但有机金属如四乙基铅、有机汞、有机锡等可通过皮肤吸收导致急性中毒。

4. 高分子化合物生产中的有害物质 高分子化合物本身化学性质稳定，对人体基本无毒害。但某些聚合物中的游离单体，或聚合物在加热、燃烧或反应过程中，以及生产中使用的某些添加剂或助剂会引起急性中毒。例如，聚氯乙烯塑料加热至 160~170℃可分解出氯化氢气体；聚四氟乙烯塑料加热至 250℃，开始有热解物逸出，420℃以上将分解出四氟乙烯、六氟丙稀、八氟异丁烯等，其他还有氯乙烯、氯丁二烯、丙烯腈、甲苯二异氰酸酯、苯乙烯、丙烯酰胺等。

5. 有机溶剂及其他有机化合物 常见的有苯、甲苯、三氯甲烷、丙烷、丁烷、正己烷、乙烯、三氯乙烯、氯乙烯、二氯乙烷、丙烯、丁烯、天然气、石油醚、汽油、煤油等，在生产活动中都可经过呼吸道、皮肤吸收导致急性职业中毒。

6. 农药类 常见的有：有机磷类杀虫剂（如对硫磷、乐果）、氨基甲酸酯类杀虫剂、拟除虫菊酯类杀虫剂（如溴氰菊酯、氯氰菊酯）、沙蚕毒类杀虫剂、有机氮类、有机氯类杀虫剂（如毒杀芬、氯丹）。

二、急性职业中毒突发公共卫生事件应急处置技术

（一）急性职业中毒事件报告

发生和发现急性职业中毒的单位应当及时报告。急性职业中毒事件报告内容包括中毒事件发生单位的名称及其地址、中毒事件发生的地点、时间、可能引起中毒的毒物及其数量、中毒的主要临床表现、接触人员及数量、中毒人数及死亡人数、事件发生时的气象情况、中毒事件处理情况、中毒单位基本情况等内容，还包括报告单位、报告人员及其联系方式等。

（二）应急响应和现场调查

接报单位应当立即对报告事项进行核实，确认中毒事件的规模，为现场控制处理和中毒人员的救治措施提供适当的建议。接报单位对中毒事件核实确证后，应立即向卫生行政部门报告，并按规定进行网络直报。卫生行政部门应及时启动应急预案，组织医疗卫生专业机构进行现场应急处置，抢救病人。各应急处置单位应随时报告中毒事件的事态进展。对可能造成重大社会影响的突发急性职业中毒事件，省级以下地方人民政府卫生行政部门可直接上报国务院卫生行政部门。

卫生应急处置专业机构的应急队员到达中毒现场后，应与事件处理现场负责人联系，获取配合。若现场未得到控制，应根据获悉的资料和调查到的资料，立即就事件现场控制

措施、中毒患者人数统计、检伤以及急救处理、救援人员的个体防护、现场隔离带设置、人员疏散等提出建议，并在确保安全的情况下开展调查。必须明确的是调查人员要在正确的个体防护下在相应的防护区域开展工作。若中毒事件已经得到控制，应先了解中毒事件概况（时间、地点、中毒人数、救治情况），再进行现场勘查。

现场勘查包括了解现场环境状况、生产工艺流程及相关资料，现场对可疑毒物进行浓度检测并采集样品留实验室分析（现场空气或其他样品的毒物浓度即便已被稀释也应测定，并记录具体时间，留做评估使用）。如果中毒现场遭到破坏，有时也可事后模拟现场进行检测作为参考。

调查中毒者及其他相关人员，了解中毒事件发生经过，中毒人员接触毒物时间、地点、方式，中毒人员姓名、性别、工种，中毒的主要症状、体征、实验室检查及抢救经过。同时向临床救治单位进一步了解相关资料（事件发生过程、抢救经过、实验室检查结果等），并采集患者的生物样品留待检测。

现场调查时应注意：仔细观察倾听各方面意见，做好记录；进行现场拍照和录音。在保证现场安全和正确的自我保护条件下开展现场调查工作；急性职业中毒个体防护具体内容见第八章。

（三）调查报告的内容

负责急性职业中毒事件处置的部门，应在完成现场初步调查和处理后 24 小时内，将事件的基本调查和处理情况以书面形式向同级卫生行政部门和上级职业卫生监督部门进行初步报告。主要内容应包括①事件简要情况：接报时间、发生单位及地址、事件发生经过；②中毒患者情况：发病时间、接触人数、中毒人数及死亡人数、中毒主要表现及严重程度、患者就诊地点及救治情况；③可疑毒物情况：毒物名称、种类、数量、存在方式；④事件发生地地理环境及气象情况以及周围居民居住地情况；⑤样品采集情况：包括患者的血液、尿液、空气、水源等样品；⑥已采取的控制措施及效果：隔离区、防护区、人员疏散、中毒人员救治、毒物；⑦中毒事件初步结论。

在对中毒事件调查处理结束（结案）后 24 小时内，应对本起事件的发生、发展、处置、后果等进行全面的汇总和评价，以书面形式向同级卫生行政部门和上级卫生监督部门进行最终报告。内容包括：①中毒事件概况、接报过程、中毒事件发生的时间、地点、中毒人数、主要中毒表现、大致经过以及报告等情况；②调查人员的组成、调查对象的确定与选择、调查的样本数、调查的内容、方法及数据处理等；③中毒事件发生单位的基本情况、事件发生时中毒现场的各个生产活动状况；④中毒患者的临床表现，包括症状、体征及潜伏期；⑤现场和实验室的检验方法和检测结果；⑥中毒事件的结论，包括中毒事件发生单位、中毒人数、毒物种类、名称等。

第四节　标本和样本的采集

一、突发公共卫生事件标本和样本采集的意义

（一）实验室检测在突发公共卫生事件应急处置中的作用

1. **协助临床诊断**　在突发公共卫生事件的现场流行病学调查，尤其传染病暴发事件，

不仅要调查有典型临床症状的病例，也要搜索那些不典型和轻型的病例，甚至隐性感染及病原携带者，所以实验室检查方法就显得必要和重要。如病原体的分离培养法及各种血清学方法等来确定诊断。不过，需要明确的是，实验室检测阳性结果，不一定就能做出最后确诊，常常需要与临床专家、流行病学专家合作，才能做出正确诊断。因此实验室检测只是起到协助诊断的作用。

2. 调查传播因素　从被怀疑的传播因素查到病原体或有毒有害物质，对于判断它在疾病传播中的作用很有价值。如从水中分离病毒、细菌或检查大肠菌群值来判断水被粪便污染的程度；应用荧光抗体法、噬菌体分离或增殖反应等来判断环境中是否存在有病原体等。

应注意的是，实验室检测阴性结果也不能排除其传播作用。因为影响实验室检测结果因素非常多，包括没有及时采集到针对性样品，或样品干扰因素过多等。所以无论从环境样品中检测出或没有检测出病原体，仍需要根据流行病学调查、分析的结果综合判断该传播因素在整个流行过程中所起的传播作用。而不能仅根据分离到病原体即认为该环境样品是引起一次流行或暴发的主要传播因素。

3. 查明传染源　传染源包括患者、病原携带者及患病动物。在突发公共卫生事件传染源调查时，可以通过实验室检测来协助查明传染源。不过阳性结果只能判断为可疑的传染源，因为它既可能是本次暴发或流行病例的传染源，也可能是本次的受染者。最终传染源判断结果还要根据临床及流行病学调查来解释。

在一次流行或暴发中，传染源和被感染者的病原体特性常常一致。可用血清学分型、噬菌体分型、抗药性及基因分型等实验室方法检查由病人或可疑传染源分离出的病原体。如果二者的这些特性都相同，则支持传染关系的确定。

4. 确定人群易感性　可应用各种血清学方法及皮肤试验等来测定人群易感性。一般用阳性率、几何平均效价等来表示。

5. 确定应急防控措施效果　通过实验室检测，确定疫源地是否被控制或消灭，传染源（或感染人群）是否得到控制，如病人不再排出或携带病原体，环境消毒效果检测等。

6. 用于疾病监测　突发公共卫生事件的预警预测，常常应用实验室检测作为疾病监测的一种手段之一，即按照一定的规范收集和上报传染病实验室检测数据和资料（如血清学、分子标志物、病原体分离、分型等）。数据接收单位负责实验室检测数据和资料的整理、分析，从中发现异常。

（二）社区卫生服务中心参与突发公共卫生事件样本和样品采集的意义

疾病暴发和突发公共卫生事件的现场流行病学调查研究和预警预测离不开实验室支持，生物性致病因子（病原体、媒介昆虫等）、非生物性致病因子的鉴定、暴露因子、传播机制等的最终判定，各种类型的患者（有明显临床症状的患者、隐形患者、病原携带者等）的判断、中毒现场有毒有害物质鉴定、各种疾病监测和干预措施的评价等都需要采集生物标本或样本送实验室检测。准确的实验室结果可以为现场流行病学调查提供更多更充分的诊断、进一步分析、参考依据。突发性公共卫生事件。

社区卫生服务中心参与突发公共卫生事件的标本和样本的采集，一方面是因为现场的标本和样本随时可能被破坏或丢失，社区若及时采集有针对性的临床标本和样本，可以提高实验室检测出正确率；另一方面社区卫生服务中心医务人员可能会对病患采取急救措施，所用药物可能干扰实验室检测，导致阴性结果，因此在用药前采集标本和样本，也有助于提高实验室检测率；第三，及时的实验室检测结果，对病人的急救治疗也有重要指导意义。

二、采样原则和采样前准备

实验室检测工作需要有严格的质量控制规范，只有这样，才能保证实验室结果的准确性和可靠性。社区卫生服务中心应急队员在采样前，必须明确采样的目的和意义，熟悉和掌握"采集什么标本或样本、采集多少量、如何采集、怎样保存和运送"等技能，因为检测结果与收集的标本质量密切相关。

（一）采样原则

1. 及时性原则　及时性是实验室采样非常重要的原则，采样越早，实验室检出致病因子的机会就越高。如环境标本或样本要在消毒或处理之前采样；病人标本在发病初期使用抗生药物或治疗之前采取；有些检测物质会随着时间发生变化如硝酸盐、亚硝酸盐。

2. 针对性原则　根据病人的临床表现和现场流行病学初步调查结果（流行病学特征），采集最可能检出致病因子（含有病原体或化学性毒物等）的样本。如临床标本要根据临床诊断的病种、病型和症状采样，或在病人发热时采血、咳嗽采痰、腹泻采便、有中枢神经症状采脊髓液等。应急采样一般不要求样品的代表性（如随机性、均匀性、同一性）。

3. 适量性原则　采集种类应有针对性，采集数量尽可能满足实验室检验和留样需求，但无法判断致病因子范围时，尽可能多采集样本。

4. 不污染原则　采集的样本或样品应尽可能保持其原有的品质，并注意在采集和保存、运送过程中避免微生物、化学毒物或其他干扰检验物质的污染，同时还要防止样本之间的交叉污染，防止样本污染环境。

5. 生物安全原则　在采集病源生物标本或样品时，采样人员应根据防护要求，采用正确的个体防护装备，注意安全操作、避免采样中造成人员感染、标本和环境的污染。

（二）采样前准备

1. 采样方法准备　根据采样标本或样品的检测目标，根据采样原则和实验室质量管理要求，制定现场采样的操作过程、细则或手册，标本和样品保存的注意事项等。并通过操作、演练等方式熟悉掌握采样操作方法和保存运送的要求。

2. 采样物品准备　现场采样物品应注重及时、快速、稳定、安全，而及时、快速是保证准确诊断和追查发病根源的基础。现场采样物品包括采样工具、样品容器、运送保存包装器材、采样个人防护物品、采样记录表格及其他，以及现场快速诊断用的仪器、药品、试剂和采样箱等。

由于社区卫生服务中心参与突发公共卫生事件应急处置的定位，和社区卫生服务中心的实验室条件限制等，目前只要求社区参与事件病人标本采集和协助专业机构采集环境样品，并保存和运送样品等，现场快速诊断由专业机构进行。因此，社区卫生服务中心的采样物品准备通常包括表 7-4 所示的采样物品，具体数量各地可根据实际需求或上级要求进行配备。

表 7-4 社区卫生服务中心采样物品种类

类型	常用物品
个人防护	医用工作服、医用 N95 口罩、一次性医用防护服、一次性医用口罩、防护眼镜、医用乳胶手套、防水鞋套、雨靴、洗手消毒液
采样工具和药品	剪刀、镊子、长柄勺子、采样铲、匙、手术刀、钳子、铝饭盒、一次性注射器、温度计、酒精灯、一次性吸管、移液管和吸球、采血针、压脉带、医用无菌棉球（脱脂棉）和纱布、医用无菌棉签、75%乙醇溶液、碘酊或碘伏、试管架、量筒、医用压舌板、采样折叠不锈钢推车、无菌无纺布桌垫、特殊生物标本采样包（如骨髓、脊髓穿刺液样本）、无菌生理盐水、蒸馏水
标本和样品容器	无菌呕吐物样本采集容器、血样本采集容器（抗凝、不抗凝）、血清螺旋管、无菌尿和粪便采集容器、肛/咽拭子及专用采样棉签、通用 250ml\500ml 无菌玻璃广口瓶或耐高温塑料密封罐、10~30ml 带盖无菌螺旋试管
运送保存工具	肛/咽拭子运送密封容器、样本运输箱、冰排、采样容器防撞击缓冲材料、不同规格密实袋、液体吸附材料
采样记录工具	采样记录表格和采样操作细则、签字笔、防水记号笔、不同规格的不干贴标签、胶带纸
其他	黄色医疗垃圾袋、手电筒、打火机

3. 采样人员准备 采样人员要经过相应的采样和微生物技术培训，熟悉了解采样时有关的注意事项和操作规程，尤其在采集微生物指标检验的样品是，采样人员应有无菌操作的观念，防止样品污染；现场至少 2 名人员参与采样。

三、现场标本和样品的采集

（一）采集标本和样品的范围

突发公共卫生事件根据事件的类型和调查的目的等，常采集病患的临床标本、环境样品、食品样品、虫媒生物标本等。

社区卫生服务中心主要采集标本和样品的范围包括：①临床标本，如病人末梢血、血液、呕吐物、排泄物（粪便、尿液）、洗胃液、肛拭子、咽拭子、尸体解剖标本等；②协助疾控机构采集的样品，如可疑食品、剩余食品、环境样品、相关从业人员生物标本（肛拭子、咽拭子、皮肤化脓性病灶标本）、虫媒生物标本、杀虫剂、杀鼠剂或其他可能涉及的毒物等。

（二）生物标本或样品的采集方法和采集数量

因为实验室检测成本和人力物力等原因，采样数量并不是越多越好，除了采集的样品有针对性以外，数量应当满足临床检验和疾控等专业机构进行卫生检测和留样的要求。

1. 用于微生物分离培养或抗原检测的生物性样品

（1）鼻咽拭子、洗漱液或痰液标本采样：鼻咽拭子采样培养是呼吸道传染病常用的采样方法。咽拭子采样时，令受检者仰头张口，用压舌板压舌，用无菌棉拭子深入扁桃腺和咽后壁涂抹数次，避免接触口腔内其他部位的唾液，在咽部涂抹，放入含 3~5ml 保存液（含 5%牛血清维持液或生理盐水，推荐使用维持液）的 15ml 外螺旋盖采样管中，棉拭子接触手的部分应及时折断或剪断去掉，然后盖紧试管立即送检。若运输超过 2 小时，则必须在现场接种平板。鼻拭子采样时，可将棉拭子自前鼻孔进入，沿下鼻道底部向后缓缓伸入，到鼻腔咽后壁，将棉拭子停留片刻，带反射性咳嗽后，轻轻旋转一周，取出放无菌试管送检。

洗漱液的采集：用生理盐水或自配淡盐水约 15ml 作为洗漱液，让患者咳嗽后，倒入灭菌生理盐水或自配淡盐水约 15ml，反复洗漱咽部 1 分钟，直接将洗漱液吐入灭菌容器内。

痰液标本：肺部感染应采取痰标本，以清晨第一口痰为最佳。采取标本的时间一般在发病的第一日采集，最迟不得超过 3 日，最好选择体温在 38℃以上时采集。

（2）粪便标本采样：对黏液脓血便应挑取黏液或脓血部分，液状粪便采集水样便或含絮状物的液状粪便 5~10ml；成形粪便至少取蚕豆大小粪便 1 块（约 5g）放于灭菌容器内，最好加有保存液或增菌液。若无法获得粪便时，可用保存液或增菌液湿润过的专用棉拭子插入肛门 4~5cm 深处（小儿 2~3cm），适度用力弧形左右擦拭数下，取直肠表面的黏液后取出，盛入运送培养基或保存液中送检，为保证多个检验项目的开展，同一患者应至少采集 2 支肛拭。采样时注意勿将尿液或水混入粪便或容器内，采样后尽快塞紧或旋紧容器，并密封，防止干燥。所采取的粪便标本应尽快送检，运送时间不得超过 2 小时，否则应保存在 4~8℃条件下送检，也可直接放入运送培养基试管内，一般可保存 72 小时。集体腹泻或食源性疾病暴发患者粪便采集，应根据患者人数决定采取标本的数量；尽量在急性腹泻期及用药前采集，否则需在停药后两天才能取样，以免病原菌被药物抑制。

（3）血液标本采集：作血液病原培养时，严格无菌采静脉血，一般成人采全血 10~15ml，儿童 2~5ml，婴儿 0.5~2ml，放入无菌的加入抗凝剂的有螺口真空无菌采血管中心或培养瓶中充分摇匀后送检。做血片、暗视野检查可采耳垂血或指尖血。

（4）尿液标本采集：主要采用晨尿的中段尿采集法。先用清水或 0.1%汞水清洗消毒尿道口及其局部，再以无菌水洗净，先排尿 20~30ml 后，用灭菌器皿接 10~20ml 送检。不能自主排尿者可用导尿管导尿，无菌导尿至灭菌容器内（大试管也可以）立即送检。注意无菌操作并在用药前采集，最好在 2~3 小时内送到实验室检测，否则应在 4~8℃条件下保存运送样品。

（5）脑脊液采集：在无菌条件下由腰椎穿刺抽取 3~5ml，放于无菌试管或厌氧瓶内（需厌氧培养时）。用于细菌培养时标本采集后应立即送检；用于病毒培养时在 4~8℃最多可维持 48 小时，否则需在-70℃保存；本操作最好在医院内由有经验的医生按腰椎穿刺术进行。

（6）皮肤标本采集：有时需要采集皮疹或皮肤病变标本帮助诊断。如怀疑皮肤炭疽或淋巴腺鼠疫时可从病变皮肤（焦痂和腹股沟淋巴结）取样做细菌学培养。出现囊疱疹或脓疱疹时可直接从囊疱或脓疱采集液体用于镜检或培养，采集疱疹标本时要注意无菌操作，先用75%的酒精对疱疹周围的皮肤进行消毒，然后用消毒针将疱疹挑破用棉签蘸取疱疹液，迅速将棉签放入内装有 3~5ml 保存液（含 5%牛血清维持液或生理盐水，推荐使用维持液）的采样管中，在靠近顶端处折断棉签杆，旋紧管盖并密封，采样管外表贴上带有唯一识别号码的标签。所采集标本 4℃暂存立即（12 小时内）送达实验室，－20℃以下低温冷冻保藏。

（7）尸体标本采集：常进行脑、肺、淋巴结等重要器官的解剖和取样。解剖前观察并记录外观状态，如新鲜程度、皮肤黏膜、淋巴结、尸僵程度和自然孔有无血性渗出物等。剖开后应观察皮下有无出血，胶样水肿，淋巴结、肝、脾是否大和有无其他病变，肺部有无充血，肝样实变、化脓和结节性病灶等。如需要采血则需进行心脏穿刺。

采脑组织样本时，如不开颅，可用穿刺长针由鼻孔插入，一直刺到脑干和间脑部位吸出脑组织少许。剖检森林脑炎尸体时，可采取丘脑和小脑部分，其他型别脑炎可采海马回部位的脑组织块。如取脏器组织，先用灼热的金属压舌板接触一下采样部位，瞬时烙焦表面，清除杂菌，用剪刀剪取深部组织块。供分离病毒的组织要在死后 5 小时内取样。尸体如已腐烂，可锯一段带骨髓的股骨送检。至少取 1~2g 感染部位标本，放入单独的装有相应液体或培养基的无菌容器中（注意贴牢标签和拧紧螺口），这些液体如：用于组织病理学切片的固定液，用于制备免疫荧光显微技术所需的冷冻切片的无菌盐溶液，用于分离细菌或病毒所需的各种转运培养基。装样本的容器封口后，表面用碘酒涂擦消毒后送检。

2. 用于病原体抗体检测的标本 通常包括血清和脑脊液。采集血清样本时用一次性注射器无菌操作取静脉血 10ml 静脉血，移入无抗凝剂的真空无菌采血管，室温中斜放静置 30 分钟使之凝集后送检；不能当日送检时，则须离心分离血清，将血清移到 2ml 外螺旋的血清保存管中，然后置 4~8℃至少 1~2 小时（在此温度下可存放 48~72 小时）。如用于微量法试验，可用三棱针刺手指或耳垂部，再用毛细管采集，一般不少于 0.3ml。用于检测 IgM 的血清一般采于发病 1 个月内；用于检测 IgG 的血液应于发病初期（1~3 天）和恢复期（第一次采血后 3~4 周）各采集 1 次。

脑脊液采集方法同前所述，一般于出现神经症状时采集，采集后立即装入无菌带垫圈的冻存管中，4℃暂存立即（12 小时内）送达实验室，–20℃以下低温冷冻保藏。查 IgM 需采 1 份脑脊液，而查 IgG 则需收集 2 次，采集时间如前所述。

3. 环境样品

（1）空气样品采集：一般需要用空气采样器采集，用于检测微生物或化学因子，包括毒物。空气中细菌和真菌还可使用平板沉降法。空气采样器有不同的分类方法，种类繁多，可按流量、吸附介质性质（吸附溶液或活性炭等）或采样器工作原理（沉降、撞击、过滤）分类。空气中的有毒物质采样根据检测容许浓度类型设置采样器的时间和流量。

（2）水样采集：水样来源主要是河水、湖水、地下水和自来水，在疫区还包括稻田、塘水、井水和邻近畜舍、厕所的积水点。采样器具有用于手工采样的采样瓶和自动采样器。手工采样是将水样瓶用铁架固定，塞住瓶口，待瓶沉入到一定深度时拉开瓶塞，让水样进入。自动采样是用自动采样器在一定间隔时间中或连续采集样品，分别放入样品瓶或合并于一个样品瓶中成为混合样。疫区传染病病原污染的上述水体，采集时最好采非日光直射处的表层水。采集自来水样品时，先用酒精灯将水龙头烧灼消毒，然后将龙头打开，放水 5~10 分钟，再采集水样。采样量因工作条件和样品处理方法不同而不同，如直接用于增菌可采 250~1000ml；先作絮凝或离心浓缩处理时，以每个采样点取 100~200ml 为宜。生活饮用水样微生物检验的采集和盛装容器均须无菌，如水中有余氯，在容器灭菌前应向内加入硫代硫酸钠以还原余氯。用于化学因子检测的水样盛装容器可以不灭菌，但应彻底清洗干净。

（3）土壤样本采集：根据检测目的选择有代表性的土壤，确定采样地点。按对角交叉（五点法）取样；用灭菌工具先除去地表枯枝落叶，再铲除 1cm 左右表层土，以避免地面微生物与土样混杂；用烧灼过的勺或铲取土样 200~300g，装于灭菌容器内，并注意保留适当空间。

4. 用于中毒调查的样品 中毒的因子可分为化学性、生物性和物理性三类，中毒的途径主要有消化道和呼吸道，而中毒的表现也各种各样，如急性胃肠炎、呼吸道症状、神经系统症状或者全身多器官损坏等，因此调查中毒的样品既包括食品、水、空气和食品接触的相关人员的样品，又包括中毒者的呕吐物、排泄物、血液等临床标本。

（1）胃内容物采集：胃内容物是确定中毒的最好样本之一。可以通过收集患者呕吐物、洗胃液、胃内抽取液和尸体解剖获得。注意避免污染，洗胃液最好采集最初抽出的，用高锰酸钾洗胃后的胃液意义要小些。在收集尸检材料中的胃内容物时，要注意胃的底部胃液的收集，因为比重大、溶解度低的物质往往沉淀于底部，如毒鼠强。采集的胃内容物量较大时，可取出后倾倒入一较大的玻璃漏斗内，漏斗的出口先塞住，混杂在胃内容物中的结晶和粉末将沉淀在漏斗底部，然后将上层液体和下层固体分别收集。在尸检中，对中毒迁延一段时间后才死亡的患者或生前已经进行洗胃的患者，要注意收集肠内容物。胃内容物的收集时效性强，错过了时机不能弥补。所采集的样本可用玻璃、聚乙烯或聚四氟乙烯器皿盛装，避免使用金属器皿。采集量最好达到100g（ml）以上。

（2）血液：中毒患者的血液是确诊中毒最主要的样本，因为某些经常可能服用的药物，如镇静催眠药剂在胃内容物中查到不能确诊，只有从血中检测到超过中毒量及死亡量时才能够确定。血液采集方法同前，并根据不同毒物在血液中的半减期决定采样时机；如果疑为一氧化碳中毒者应尽早抽血5~15ml装满玻璃试管，必须用密封玻璃塞塞紧，避免瓶中残留空气，血液是分析一氧化碳中毒的惟一检材；对于其他易从样本中逸出的毒物也要密封保存，尽快检测，如氰化物；血液尽量不加防腐剂和抗凝剂。

（3）尿液：毒物常以原形或其代谢物的形式通过尿液排泄，因此尿液也是毒物检测的重要样品。尿液可直接收集、导出或注射器抽取，无尿者也可取膀胱冲洗液。尿液一般每次采集100ml，用玻璃或塑料瓶盛装，不加防腐剂；注意采集时间，一些毒物在中毒初期尿检阴性，如百草枯一般要在口服后2小时采集。

（4）食物中毒的标本：中毒人员临床标本采集方法同微生物分离培养部分。其他食物中毒标本有可疑食品和水样，采样时将残余食物或水样用灭菌镊子或匙采取后置于灭菌容器中；体积较大的鱼、肉应在表面消毒后取内部检样；要注意取样量，通常50~200g。如鱼类标本可用灭菌镊子先将鱼的腮盖骨掀起，用棉花拭子在腮上反复涂擦后，置于灭菌试管中；鱼肠或腮用灭菌剪刀剪碎、研碎后，按1∶5或1∶10比例加入灭菌生理盐水，放无菌试管送检。贝壳类标本可先将贝类外壳用毛刷充分洗刷干净，用钝刀将贝壳打开，用灭菌镊子夹取壳内全部或胃肠道置于灭菌钵中研碎，加少量灭菌生理盐水，放在灭菌试管中送检。半成品食品用的容器要灭菌、有盖，用灭菌刀切取内部食品部分放在容器中，注意一件食品一个容器，分别盛装。采集成品食品必须用灭菌器具在无菌操作下进行，根据食品种类取样。如袋、罐、瓶装者应取完整的未开封的。样品是固体粉末，应边取边混合，液体食品则通过振摇混匀。

从业人员相关标本可采集从业人员以及直接或间接接触食品有关人员的肛拭子，或化脓性疾病的病灶，方法同前，相关人员的手用棉拭涂擦采样。

食物中毒环境的标本：炊事用具如锅、碗、刀等用棉拭涂擦采样，抹布剪小片放入稀释液，菜墩用刀刮取表面后，将刮取物放入灭菌容器中送检。

其他：可疑有毒动植物样本要保持完整，最好能够收集到完整的个体或整株植物，可疑有毒的部位（如种子、花等）采集的量要充分；可疑的蘑菇在采集时要注意不要碰掉容易脱落的菌环等，尽量保持其完整形态，以利种类鉴定。

5. 昆虫采集法

（1）蚤：密集的蚤类，可用绒布或毛布覆盖后，从一边翻转，用镊子夹棉球贴取，并连同棉球放入加塞玻璃管中，加塞塞紧。室内游离蚤可用粘蚤纸粘捕。也可夜间在地上放一盛水浅盘，中间点一小油灯诱捕。鼠洞蚤可用掏蚤勺掏出洞土，捕捉随土出洞的蚤。

啮齿动物的寄生蚤，动物死后很快游离，故应捕捉活动物，如鼠类可装在布袋内送化验室，检蚤前放密闭容器中用乙醚和鼠一同熏死。蚤死前自然脱落，或梳下死蚤，供当时检验，或保存于1/20万龙胆紫2%盐水中，在三日内检验。

（2）蜱：可用布旗轻拂草尖，或将约1平方米的白布一边缝成筒状穿一横木，以绳系两端，平放在草上拖行，走一段距离，用镊子夹下附着的蜱，装入玻璃管中。寄生蜱多在家畜或野生动物的软组织，如尾根内面、腋下、颈下等。叮咬吸血时，口器下唇有倒齿固定在皮内不动，可用镊子夹虫体拔出采集。

（3）蚊：飞翔的蚊子可用捕虫网捕捉。无捕虫网时，可用涂有肥皂的脸盆粘捕。落着的蚊子可用吸蚊管或吸蚊器捕捉。蚊蛹或幼虫可用吸管在水中吸取。

（4）蝇：用捕虫网或诱捕法捕捉。家蝇可用米汤、腐烂水果、糖浆等为诱饵，绿蝇和金蝇等可用烂肉、臭鱼等为诱饵。

6. 啮齿动物采集法 将自毙小动物夹入布制鼠袋或塑料袋内。洞居啮齿类用捕鼠笼、钢轧或掘灌等方法捕捉，装鼠袋后送。如个体大，不便后送的，条件许可时，也可剖取脾、肝、腿骨等送检。

（三）样品采集的注意事项

1. 采样人员进入采样点前应做好个人防护 采样中尽可能穿防护服，根据所估计的疫情级别，选择不同的防护服；采样过程中一般禁止直接用手接触采集的标本，离开污染区后，要在消毒点对防护服装消毒处理。根据情况需要，进行更换服装和做个人卫生处理。采取可疑有传染性标本或化学毒物标本时，往容器内注入时要防止形成有害的气溶胶。

2. 采集的标本要按地区和品种分别装入不同的容器，不得混淆 注意对样品的详细标记，所有采得的标本，均应贴上标签，详细填写标本送检单，注明样品唯一编号、采集的地点、时间、数量、采样人姓名及单位等。

3. 临床标本和用于病原微生物检测的样品采集要用无菌操作采集 避免采样引入新的污染或者对微生物的杀灭因子，使用的标本容器要清洁、无菌，用过的容器要灭菌。除使用特定的保存液外，容器中不能有抗生素和消毒剂。接触不同患者时不能重复使用一副手套，以免交叉感染，并注意手套是否有小的破损。

4. 尸体标本采集后要进行处理 为了避免尸体和解剖时的污染物成为传染源，解剖后尸体最好火化；不能火化则应离村庄和交通要道 1km 以外，深挖 2m 以上土坑，坑内和尸体周围撒生石灰，先填入可能被污染的土，后用净土填平；所用器材和隔离衣，凡耐热者均煮沸消毒 40 分钟，橡胶和塑料制品用 1%~5% 含氯消毒剂浸泡 6 小时以上。

5. 昆虫和动物标本，除自毙鼠外，尽量采集活的，并保持原形，便于鉴定 啮齿动物一般装在鼠袋内，昆虫的容器可塞松棉塞，使能透气，又要防止昆虫跑掉。

6. 为防止标本变质、变化，采样后应立即送检 若暂不能送检，要放在阴冷处或用保存液保存。病理标本浸泡在福尔马林液中。临床标本在运输和贮存过程中要避免反复冻融。

7. 有些标本或样品要注意采集时间 一般原则是根据不同疾病的特点和临床表现，确定采样时间和标本种类。以分离培养细菌为目的的，则应尽量在急性发病期和使用抗生素之前采集标本。作病毒分离和病毒抗原检测的标本，应在发病初期和急性期采样，最好在发病 1~2 天内采取，此时病毒在体内大量繁殖，检出率高。

8. 中毒类事件的样品要足量采集 因为这类样品往往只能一次性提供。另一方面要选择合适的容器，容器一定要坚固、有盖，容器包装好后可防渗漏，能承受空中或地面运送过程中可能发生的温度和压力变化，不含消毒剂（如作病原体分离的标本）。容器内有无毒橡皮的螺旋盖较好，特别是装有传染性或有毒害标本，因为用塞子塞容器，在拔开时可能形成有害的气溶胶。

9. 样品的保存、运送条件要符合相关要 24 小时内，防污染，注意寄生虫和细菌不能冷冻。临床标本和疫区现场标本的采集，应做保存和运送方法的记录。

10. 恰当处理污染废弃物　污染的可废弃设备和材料应先消毒后废弃；用过的针头妥善收集消毒，并按规定销毁或损毁；在暴发疫点使用过的防护服、设备、材料等使用化学消毒剂消毒后再清洗，特殊情况也可在现场建简易焚烧炉焚烧。

采样后对疫点疫区的消毒要穿戴防护服和厚橡胶手套，对污染区表面和溢出物进行消毒；如怀疑有高度传染力的病原，需使用护目镜、呼吸面罩等；为了防止意外，确保安全，采样应备有急救包，供意外泄露时应急使用。

四、标本和样品的保存和运送

（一）标本和样品的保存

采样结束后应尽快（2 小时内）将样品送往实验室检验，如果无法在 2 小时内送检，就需要进行样品保存。标本保存的目的是保存标本的原态，减少或避免外界污染等不利于或影响检测目标的检测干扰因素，同时也要防止样品变质、泄漏、污染外界环境等。根据不同的检测目标，样品的保存方法不同。

1. 检测病原体样品的保存　原则是尽量保护待检微生物和注意生物安全。保护待检微生物可以从温度、湿度、营养、pH 和抑制杂菌等方面考虑，可通过温度调节、加入保护剂和去除其他不利于待测微生物生存的因素来实现。

一般低温可增加微生物的存活和抑制杂菌的过度生长，但某些微生物如淋病奈瑟菌等检验的样品，应放置在适宜的温度条件下运送。有的样品要使用运送培养基。分离鼠疫菌等革兰染色阴性菌多用卡-布半固体培养基运送，用经 1/15mol/L，pH8.1 磷酸盐缓冲液处理过的棉棒采样后，插入培养基的底部，拧紧管口螺旋盖运送；在此培养基中保存 1 周，不影响细菌的检出。怀疑厌氧菌感染或需要进行厌氧菌检验的检样，必要时应使用运送培养基，保持在厌氧条件下运送。

分离病毒的组织块可放于 50%甘油缓冲液中（pH8.0），在 5℃条件下保存数周，也可用由 0.5%水解蛋白，2%小牛血清，青、链霉素各 500U/ml，制霉菌素 50U/ml 组成的溶液保存。分离培养病毒的标本，若在 48 小时内检测，保存于 4℃；若在 48 小时后检测，保存于-70℃或存放于 VTM（病毒保存液）中，但原则是尽快检测。

寄生虫样本的保存，每份粪便中加入 10%福尔马林和 PVA 存于 4℃。如作霉菌检验的样本，要保持湿润，可放在 1%甲醛溶液中保存，也可储存在 5%乙醇溶液或稀乙酸溶液里。

2. 化学因子或毒物样品的保存　各类样本要分别盛装于容器中，包装固定，及时冷藏保存。多数毒物检验样本对保存的条件不是特别严格，需要特殊条件保存的样本要在标签上和清单中标明，同时将保存条件要求告知具体承办人员，并注意防止外泄。样本不要加防腐剂，若为防止腐败必须加用时，可加乙醇（化学纯），并附一瓶所用乙醇样品作对照。福尔马林是用于固定样本以便病理检查，不能用于毒物鉴定分析的样本中。

（二）标本和样品的运送

根据标本或样品的性质，有的可耐常温，有的需冷藏，有的可久存，有的必须快送。标本容器上应贴牢明确、清晰而不含糊的标签。在运送时多个标本应分别包装，以减少运送时破碎的机会。送标本时应附有详细的送检单，但不要放入容器内。运送有传染性、放射性或剧毒标本时应标明标记。在社区卫生服务中心比较常用的是冷藏运送，把冷冻冰袋

（冰包、冰排）放在送检容器（样品运输箱）底部，标本放在中间，上面再加冰袋（冰包、冰排）。这种三明治式的包装可在低温下保存小时。

1. 含病原体样品的运送　除了按照上述条件注意保护待检微生物外，样品运送应符合生物安全要求。必须遵循 WHO 对传染性物质和诊断性标本的安全运送指南（WHO, 1997）。标准的包装方法和材料应能确保即使在运送中包装意外受损时也能保护人员的安全及标本的完整。因此运送标本时最安全的方式是用由三个包装层对包装物进行三层包装。原始的容器要求能防漏，可盛容量不大于 500ml，在原始容器与第二层包装之间应放置足以吸附可能的漏液的吸附材料，并辅以第二层防漏包装。如果在一个第二层包装中安放了几个易碎的原始容器，那么，这些容器应该进行独立包装或分开以防互相碰撞。第三层外包装必须符合标准。

如果要空运，一个完整的包装其整个外部最小尺寸不能小于 10cm，每个包装中标本量不超过 4kg 或 4L（每个原始容器最大 500ml）。每个包装标本中所含的感染物不应超过 50g 或 50ml，运输标本的外包装必须有明确的标签，标明寄送人和接收人的详细联系方式、包装日期和运输日期等。附带的文件包含标本的详细资料（材料的种类、性质、数量、采样日期），相应的生物危害标签及所需的保存温度。地面运送标本时注意将装有标本的箱子牢牢固定在交通工具上，车上还应备有吸水材料、消毒剂、手套、口罩、护目镜、密封防水的废弃物容器等防护用品。为避免路途颠簸引起标本溶血，可在运送前分离血清。在国际、国家、商业的有关规定允许情况下，诊断标本也可空运，应注意规范包装。

2. 化学因子或毒物样品的运送　用密封性良好材料进行包装，送检的样本要根据对温度、湿度的要求分类处理。大多数样本都可以常温下运送，对需要特殊条件运送的样本要专门标出，需要冷藏的可以根据冷藏温度和运送所需时间决定用冷藏箱、车载冷柜等方式。在运送过程中，要保证条件能够持续保障。运送毒性高的环境样本，除在保障运送途中完整外，要严防泄漏，污染环境，并应严格按照化学品管理的有关规定及时到公安部门备案。为防止在运输过程中的意外情况，要制定应急预案，对剧毒化学品要专人押运。

第五节　消毒知识和疫源地卫生消毒处理技术介绍

社区卫生服务中心在诊疗过程中可能发现或诊治传染病病人，或在突发公共卫生事件应急处置过程中，对病例的密切接触者实行医学观察，这个过程中病人或感染的密切接触者可能通过各种途径排除病原体污染环境。为了防止发生传染病传播，就需要对病人或密切接触者停留的环境采取消毒处理，或对病人或密切接触者采取隔离的控制措施。因此，国家基本公共卫生服务包中对社区卫生服务中心参与传染病突发公共卫生事件应急处置过程中，要求其参与"疫点疫区处理"，即社区卫生服务中心应做好医疗机构内现场控制、消毒隔离、个人防护、医疗垃圾和污水的处理工作。协助对被污染的场所进行卫生处理，开展杀虫、灭鼠等工作。这其中涉及到消毒处理技术的应用。

隔离是指将传染病人及带菌者在传染期间安置在制定的地点与健康人群分开，便于治疗或护理。同时，便于污染物的消毒、缩小污染范围，减少传染病传播的机会，目的在于防止传染病人的蔓延和有利于病人的康复。不过，社区卫生服务中心本身不具备收治传染病患者的条件，在实施传染源或带菌者隔离措施上有一定的困难，一般应及时转诊到传染病医院或具有传染病医治条件的综合性医院。而密切接触者的医学观察可以根据情况采取居家观察或到指定地点隔离。因此本节主要介绍疫源地消毒知识。

一、基本概念理解

（一）疫源地

疫源地是指现在存在或曾经存在传染源的场所或传染源可能播散病原体的范围，亦即易感者可能受到感染的范围[疫源地消毒总则（GB19193-2003）]。一般把范围较小的疫源地或单个疫源地称为疫点。较大范围的疫源地或若干疫源地连成片时称为疫区。

对于城市来讲，疫点是指发生病人、高度可疑病人或发现带菌者的地方，一般指 1 户；疫区是根据疫点的地理位置、交通及流行病学调查在疫点周围划定的地区，一般以居委会、单位大院、楼群等为范围。

（二）消毒及相关概念

消毒是杀灭或清除传播媒介上病原微生物，使其达到无害化的处理，并非杀死所有的包括芽孢的微生物。灭菌是指杀灭一切微生物（包括细菌芽孢）使其达到灭菌要求。注意消毒是相对的，不一定达到无菌的要求，而灭菌一定是达到无菌要求的。

消毒剂是指用于杀灭传播媒介上的微生物使其达到消毒或灭菌要求的制剂。化学消毒剂一般可以分成高、中、低效三种消毒剂。高效消毒剂可杀灭一切微生物，包括芽孢，如碘酊、福尔马林等，因此，高效消毒剂也可以称为灭菌剂；中效消毒剂可杀灭细菌繁殖体，不能杀灭芽孢，如乙醇、碘伏等；低效消毒剂可杀灭细菌繁殖体，不能杀灭结核杆菌、亲水性病毒或芽孢，如苯扎溴铵、氯己定等。

（三）疫源地消毒及相关概念

疫源地消毒是指对存在或曾经存在传染源的场所进行的消毒。其目的是杀灭或清除传染源排出的病原体。终末消毒为传染源离开疫源地后进行的彻底消毒。随时消毒则是在疫源地内有传染源存在时进行的消毒，目的是及时杀灭或清除病人排出的病原微生物。

（四）消毒法

1. **物理消毒灭菌法**　是指利用热力或光照等物理作用，使微生物的蛋白质及酶变性或凝固，以达到消毒灭菌的目的。

2. **化学消毒灭菌法**　是利用化学药物渗透细菌体内，使菌体蛋白凝固变性，干扰细菌酶的活性，抑制细菌代谢和生长或损害细菌膜的结构，改变其渗透性，破坏其生理机能等，从而达到消毒灭菌目的。

上述两种消毒方法又可以分成：

高水平消毒法：可以杀灭各种微生物，对细菌芽孢杀灭达到消毒保证水平的方法。这类消毒方法应能杀灭一切细菌繁殖体（包括结核分枝杆菌）、病毒、真菌及其孢子和绝大多数细菌芽孢。

中水平消毒法：是可以杀灭和去除细菌芽孢以外的各种病原微生物的消毒方法。

低水平消毒法：只能杀灭细菌繁殖体（分枝杆菌除外）和亲脂病毒的化学消毒剂和通风换气、冲洗等机械除菌法。

二、消毒的作用和消毒方法选择的基本原则

（一）消毒在预防传染病的作用

在预防传染病上，消毒的作用在于切断传播途径，阻止病原体的传播，从而保护人和动物免受病原体的危害。对不同的传染病消毒的意义不同，消毒措施往往需要与传染病其他防控措施如隔离、杀虫、灭鼠等措施配合，才能起到更好预防传染病的作用。

（二）选择消毒灭菌方法的基本原则

卫生消杀人员必须使用经卫生行政部门批准的消毒药品、器械，并按照批准使用的范围和方法使用，才能保证消毒灭菌效果。

（1）不同的物品被病原体污染后，消杀人员必须根据病原体的危害程度选择消毒、灭菌方法：高度危险性物品，必须选用灭菌方法处理；中度危险性物品，一般情况下达到消毒条件即可，可选用中水平或高水平消毒法。但中度危险物品的消毒要求并不相同，有些要求严格，例如内镜、体温表等必须达到高水平消毒，需采用高水平消毒法消毒。低度危险性物品，可用低水平消毒法，或只作一般的清洁处理即可，仅在特殊情况下，才作特殊的消毒要求。例如，在有病原微生物污染时，必须针对所污染病原微生物的种类选用有效的消毒方法。

（2）卫生消杀人员还要根据物品上污染微生物的种类、数量和危害性选择消毒、灭菌的方法：但物品受到细菌芽孢、真菌孢子、分枝杆菌和经血传播病原体（乙型肝炎病毒、丙型肝炎病毒、艾滋病病毒等）等病原体污染时，必须选用高水平消毒法或灭菌法。如果物品受到真菌、亲水病毒、螺旋体、支原体、衣原体等病原微生物污染时，可以选用中水平以上的消毒方法。而物品只受到一般细菌繁殖体和亲脂病毒污染时，可选用中水平或低水平消毒法。对存在较多有机物的物品的消毒，应加大消毒剂的使用剂量和/或延长消毒作用时间。消毒物品上微生物污染特别严重时，也应加大消毒药剂的使用剂量和/或延长消毒作用时间。

（3）根据消毒物品的性质选择消毒方法：通常在选择消毒方法时需考虑保护消毒物品不受损坏，同时使用的化学消毒剂尽可能地少残留与物品上。一般应遵循以下基本原则：

1）耐高温、耐湿的物品和器材，应首选压力蒸汽灭菌；耐高温的玻璃器材、油漆类和干粉类等可选用干热灭菌。

2）不耐热、不耐湿，以及贵重物品，可选择环氧乙烷或低温蒸汽甲醛气体消毒、灭菌。

3）金属器械的浸泡灭菌，应选择对金属基本无腐蚀性的消毒剂。

4）选择表面消毒方法，应考虑表面性质，光滑表面可选择紫外线消毒器近距离照射，或液体消毒剂擦拭；多孔材料表面可采用喷雾消毒法。

三、常用的物理法和化学法消毒灭菌方法介绍

（一）物理消毒灭菌法

常用物理消毒灭菌方法包括机械消毒法（如过滤除菌）、热消毒法（包括干热空气消毒法、湿热消毒法、压力蒸汽消毒法、煮沸消毒法）、焚烧、电离辐射消毒法、电磁波辐

射消毒法（紫外线、红外线、微波、超声波、等离子体）、光照消毒法（日光照射、强光照射），以及丙种射线与高能电子束消毒法。在传染病防控消毒措施上，比较常用的是热消毒法（干热、湿热、压力蒸汽）、焚烧、紫外线照射消毒法。

1. 干热消毒灭菌法　是指采用相对湿度在20%以下的高热进行消毒，多用于用于高温下不损坏、不变质、不蒸发物品的灭菌或用于不耐湿热的器械的灭菌或用于蒸汽或气体不能穿透物品的灭菌，如玻璃、油脂、粉剂和金属等制品的消毒灭菌。湿热消毒灭菌法是由空气和水蒸气导热，具有传热快，穿透力强，适用于耐高温、耐高湿的医疗器械和物品的灭菌，但不能用于凡士林等油类和粉剂的灭菌，包括煮沸消毒法、高压蒸汽灭菌法，一般高压蒸汽灭菌的压力为102.97~137.30kPa，温度为121~126℃，经15~30分钟可达到灭菌目的。

2. 紫外线照射消毒法　主要利用紫外线照射，紫外线属电磁波辐射，最大杀灭微生物波长为253.7nm，其释放的能量较低，穿透能力较弱。杀灭微生物的机理是使DNA形成胸腺嘧啶二聚体，使微生物DNA失去转化能力而死亡。常用于空气消毒、物品表面和水及其他液体的消毒。

使用紫外线消毒的应注意：① 保持紫外线灯表面的清洁（75%乙醇溶液擦拭），定期监测紫外线强度（30W>70μW/cm^2）；②消毒室内空气时，房间内应保持清洁干燥，减少尘埃和水雾，温度低于20℃或高于40℃，相对湿度大于60%时，应适当延长照射时间；③用于消毒物体表面时，应便于紫外线直接照射于被消毒物体表面；④不得使紫外线光源直接照射到人体，以免引起损伤。

（二）化学消毒灭菌法

化学消毒灭菌法是利用化学消毒剂，化学消毒剂发展到今天，有代表性的消毒剂已经发展到第四代，第一代为甲醛，第二代为环氧乙烷，第三代为戊二醛，第四代为二氧化氯。常用化学消毒剂：碘酊、过氧乙酸、福尔马林（37%~40%的甲醛溶液）、戊二醛、环氧乙烷、含氯消毒剂、乙醇、碘伏等。

1. 化学消毒剂分类　根据消毒剂的化学特性，化学消毒剂可分为七大类，它们的杀菌机理和特点如下：

（1）氧化类消毒剂：杀菌机制是释放出新生态原子氧、氧化菌体中的活性基团；杀菌特点是作用快而强，能杀死所有微生物，包括细菌芽孢、病毒。以表面消毒为主，如二氧化氯、双氧水、臭氧等，该类消毒剂为灭菌剂。

（2）醛类消毒剂：杀菌机制是使蛋白变性或烷基化；杀菌特点是对细菌、芽孢、真菌、病毒均有效，但温度影响较大。如甲醛、戊二醛等。该类消毒剂可做灭菌剂使用。

（3）酚类消毒剂：杀菌机制是使蛋白变性、沉淀或使酶系统失活；杀菌特点是对真菌和部分病毒有效。

（4）醇类消毒剂：杀菌机制是使蛋白变性，干扰代谢；杀菌特点是对细菌有效，对芽孢、真菌、病毒无效，如乙醇、乙丙醇等。该类消毒剂为中效消毒剂，只能用于一般性消毒。

（5）酸、碱、盐类消毒剂：杀菌机理是使蛋白变性、沉淀或溶解；杀菌特点是能杀死细菌繁殖体，但不能杀死细菌芽孢、病毒和一些难杀死的微生物。杀菌作用弱，有强腐蚀性，如醋、硝酸、火碱、食盐等，只能作为一般性预防消毒剂。

（6）卤素类消毒剂：杀菌机制是氧化菌体中的活性基因，与氨基结合使蛋白变性。特点是能杀死大部分微生物，以表面消毒为主，性质不稳定，杀菌效果受环境条件影响大，如次氯酸钠、"84"消毒液、优氯净等。该类消毒剂为中效消毒剂，可以作为一般消毒剂使用。

（7）表面活性剂类消毒剂：杀菌机制是改变细胞膜透性，使细胞质外漏，妨碍呼吸或使蛋白酶变性。杀菌特点是能杀死细菌繁殖体，但对芽孢、真菌、病毒、结核病菌作用差，在碱性、中性条件下效果好，如新洁尔灭、百毒杀等。该类消毒剂为中低效消毒剂，可以作为一般消毒剂使用。

2. 化学消毒剂的使用方法

（1）浸泡法：将物品洗净、擦干后，浸没在消毒液中进行消毒灭菌的方法。

（2）擦拭法：用消毒剂直接擦拭人体或物品表面，如皮肤、桌椅等，达到消毒灭菌的方法。

（3）喷雾法：利用喷雾器将消毒剂变成微粒气雾弥散在空气中，对空气和物品表面进行消毒灭菌的方法；有可分常量喷雾法和超低容量喷雾法。常量喷雾法多用于地面、墙壁、耐水的物体表面的消毒；超低容量喷雾法多用于室内空间的消毒。

（4）熏蒸法：将消毒剂加热或加入氧化剂，使其产生气体来进行消毒灭菌的方法。

（5）搅拌法：将消毒剂同粪便、尿液、呕吐物、污水等搅拌混合的消毒方法。

3. 化学消毒剂的使用注意事项

（1）化学消毒剂的选用，要根据物品的性能及微生物的特性，选择合适的消毒剂，使用前认真阅读使用说明，严格按照使用说明操作使用。

（2）在使用过程中应当严格掌握消毒剂的有效浓度、消毒时间及使用方法；配制消毒剂时，消毒剂和水的分量要准确，配制的消毒剂最好当天使用。

（3）消毒剂应定期更换使用，对易挥发的消毒剂要加盖密闭，并定期检测，调整其浓度。

（4）使用浸泡法时，在浸泡前要将物品除去脏污后洗净擦干，再消毒。浸没在消毒液内的物品应注意打开轴节或套盖，管腔内应注满消毒液。

（5）不要将消毒液作为保存液，将器械储存在消毒液中。也不要随便将两种消毒液混合后使用。

（6）绝大多数消毒剂并不是灭菌剂，不要认为使用消毒剂后，被消毒物品已达到灭菌、可靠和安全。

4. 消毒剂浓度和配制方法　消毒剂浓度是配制所需浓度消毒液时作为计算稀释倍数的依据，以有效成分的含量为准。消毒剂固体制剂常用百分浓度表示（%：即每一百份消毒剂中含有效成分的份数）；气体中消毒剂含量，以消毒剂有效成分在气体中的含量为准，一般以 mg/L 或 g/m^3 为单位表达；消毒剂溶液浓度常用百分浓度（%）和百万分浓度（ppm）表示。ppm 浓度可以换算为百分比浓度，如 3ppm 换算成百分浓度为：$3/1\,000\,000 \times 100\% = 0.000\,3\%$。

化学消毒剂的配制要根据消毒剂的性质和用途考虑，常用以下几种配制方法：

（1）以原药为百分之百基数配制：含氯消毒制剂（漂白粉、优氯净、次氯酸钠等）氯制剂均属于可用这种方法配制的消毒药物。配制时用下列公式：

欲配制浓度×欲配制数量=所需原药量，欲配制数量-所需原药量=加水量

例如配制 0.1%优氯净水溶液 1000ml，则所需原药量=0.% × 1000=1g，加水量=1000-1=999ml。

（2）以实际所含有效成分配制：这种配制方法应用于如过氧乙酸、戊二醛、过氧化氢、

乙醇、碘伏、洗必泰等消毒剂。配置时用下列计算公式：

$$所需原药量 = \frac{欲配制药液浓度 \times 欲配制药液数量}{原药含量}，加水量 = 欲配制数量 - 所需原药量$$

如用含量25%酸性戊二醛配制成2%的碱性戊二醛的水溶液1000ml，则所需原药量=2%×1000/25%=80ml，加新鲜蒸馏水量=1000-80=920ml，再用 0.3%碳酸氢钠把 pH 调至7.5~8.5，即配制成 2%碱性戊二醛溶液。

（3）消毒剂蒸汽的配制：采用消毒剂（如过氧乙酸、甲醛等）蒸汽消毒方法时，应根据所要消毒空间的容积大小和药物浓度计算消毒剂的用来，即房间容积×消毒剂使用浓度÷消毒剂原液浓度。例如：用 $0.75g/m^3$ 的过氧乙酸要对容积 $72m^3$ 的房间进行熏蒸消毒，需用 20%的过氧乙酸溶液（市售浓度一般≥18%）72 × 0.75 ÷ 20%=270ml。

四、疫源地消毒基本要求

对疫源地消毒的原则和技术要求等，在卫生部颁发的《消毒技术规范》（2002 版）和《疫源地消毒总则》（GB19193-2003）中具有详细和具体的描述。对社区卫生服务中心来说，对疫源地的消毒处理主要是做好本机构的随时消毒和终末消毒措施，和协助专业机构开展卫生消毒处理。

（一）组织执行与人员

（1）按照卫生部《消毒技术规范》等的要求，社区卫生服务中心应当组建一支 2~3人组成的负责卫生消毒处理的队伍，接受当地疾控机构的培训合格后方能开展卫生消毒处理工作，并以后每年定期接受复训。

（2）社区卫生服务中心卫生消毒队伍，在各类传染病（包括非法定传染病）暴发流行时，在当地疾控机构的指导下，负责辖区内传染病疫点（疫区）的现场消毒、指导疫情波及的单位和家庭的消毒、开展院内日常消毒以及传染病门诊消毒隔离、病人及家属消毒宣教。协助当地疾控机构完成对甲类和参照甲类疫点消毒。

（二）时限要求

接到甲类传染病疫情报告和乙类传染病中的肺炭疽和艾滋病的疫情报告后，城市应在6 小时内，农村应在 12 小时内采取消毒措施，其他传染病按病种不同应在 24~48 小时内采取消毒措施。

（三）装备要求

承担疫源地消毒任务的社区卫生服务中心，应根据工作需要和条件配备消毒工具、防护用品，和消毒剂。包括①消毒工具：背负式手动喷雾器、电动/燃油常量或超低容量喷雾器、配药桶（10L）、刻度量杯（筒）、工具箱等；②防护用品：工作服、隔离服、防护眼镜、口罩、帽子、乳胶手套、橡胶手套、长筒胶靴、毛巾、污物袋、雨衣、长柄毛刷、酒精棉球、肥皂盒、皮肤消毒液等；③消毒剂：储备一定量的消毒剂，一般来说储备的环境消毒剂首选三氯异氰尿酸泡腾消毒片，饮水消毒首选漂精片（最好是泡腾型），手消毒首选乙醇类快速手消毒液和碘伏制剂，空气消毒首选物理方法；④其他：手电筒、皮卷尺、工作记录表和效果检测记录表、浓度测试卡、操作规程和细则等。

（四）技术要求

1. 疫区消毒 疫区消毒的范围和对象、消毒持续时间和消毒方法的选择等要根据以传染源排出病原体可能污染的范围、传染病流行情况和病原体监测结果、消毒因子的性能、消毒对象、病原体种类等为依据来考虑或确定。同时还要考虑消毒方法对消毒对象的使用价值破坏和造成环境的污染等因素。消毒完成后填报消毒工作记录，必要时进行消毒效果评价。

对不明传染病疫源地的消毒或疑似传染病疫源地的消毒，可以根据流行病学指征确定消毒范围和对象，采取最严格的消毒方法进行处理。

消毒措施注意与其他传染病控制措施配合：搞好传染源的管理，疫区的封锁、隔离，杀蝇、防蝇，灭鼠、防鼠，灭蚤，搞好饮用水、污水、食品的消毒及卫生管理，搞好环境卫生。加强易感人群的保护等。

2. 疫点的随时消毒 对病人应根据病情做到"三分开"与"六消毒"

（1）三分开：①分住室（至少要分床）；②分饮食；③分生活用具。

（2）六消毒：①消毒分泌或排泄物；②消毒生活用具；③消毒双手；④消毒衣服、被单；⑤消毒患者居室；⑥消毒生活污水、污物。

病人陪伴和护理人员，除做好病人的随时消毒外，应做好本人的卫生防护，护理病人后，应消毒双手。

3. 疫点的终末消毒程序

（1）在出发前，应检查所需消毒用具、消毒剂和防护用品，做好准备工作。

（2）消毒人员到达疫点，首先查对门牌号和病人姓名，并向有关人员说明来意，出示当地卫生行政部门批准进行消毒的书面通知，做好防疫知识宣传，禁止无关人员进入消毒区域内。

（3）对脱掉外衣应放在自带的布袋中（不要放在污染或可能受到污染的地方）。穿隔离服、胶鞋，戴上口罩、帽子。用过氧乙酸或含氯制剂时，须戴防护眼镜。

（4）仔细了解病员患病前和患病期间居住的房间、活动场所，用过的物品、家具，吐泻物、污染物倾倒或存放地点，以及污水排放处等，据此确定消毒范围和消毒对象。根据消毒对象及其污染情况，选择适宜的消毒方法。进入疫点时，应先用喷雾消毒的方法在地面消毒出一条 1.5 米左右宽通的通道，供消毒前的测量、采样和其他处理用。

（5）测量房屋、家具及地面需消毒的面积和体积，估算需消毒的污水量。取卷尺，一人牵卷尺一端，固定在墙壁一角，另一人拉动卷尺测出室内墙壁的长和宽（米）。在测算高度时需量到屋顶。必要时，由检验人员对不同消毒对象进行消毒前采样。

（6）消毒前应关闭门窗，将水缸盖好，将未被污染的贵重衣物、饮食类物品、名贵字画及陈列物品收藏好。

（7）如系呼吸道传染病，应对室内空气进行消毒；如系肠道传染病，应先于室内灭蝇，再进行消毒。

（8）对室内地面、墙壁、家具和陈设物品消毒时，应按照先上后下，先左后右的方法，依次进行消毒。病人用过的餐（饮）具、污染的衣物若不能集中在消毒站消毒时，可在疫点进行煮沸、浸泡或擦拭消毒。做浸泡消毒时，必须使消毒液浸透被消毒物品。做擦拭消毒时，必须反复擦拭 2~3 次。对污染重、经济价值不大的物品和废弃物，在征得病家同意后焚烧。室内消毒后，必要时对厕所、垃圾、下水道口、自来水龙头、缸水和井水等进行消毒。并对传染源密切接触者进行人员卫生处理。

（9）疫点消毒工作完毕，对消毒人员穿着的工作服、胶靴等进行喷洒消毒后脱下。将衣物污染面向内卷在一起，放在布袋中带回消毒。所用消毒工具表面清洗后用消毒剂进行擦洗消毒。必要时，到达规定的消毒作用时间后，由检验人员对不同消毒对象进行消毒后采样。

（10）填写疫点终末消毒工作记录。离开病家前，让病家开窗通风，擦拭打扫。

（五）疫源地消毒的注意事项

（1）出发前，要检查应携带的消毒工具是否齐全，消毒器械是否安全无故障，消毒剂是否足够。

（2）消毒剂选择时应注意对人、畜安全，对物品损害轻，对环境影响小的消毒剂。

1）含氯消毒剂因可生成三氯甲烷类物质污染环境不宜大范围、大剂量、高浓度使用。

2）酚类或醛类消毒剂不宜在非医疗单位大量使用。

3）紫外线因其穿透性弱，主张用于空气消毒。而且紫外线灯不适于家庭消毒。

4）有回风的中央空调系统，在呼吸道传染病流行期间不宜使用。

5）有人存在情况下，室内不宜使用气溶胶喷雾器喷雾消毒。同样室外使用气溶胶喷雾器喷雾消毒效果差，也不推荐使用。

6）戊二醛对人有较大的毒性，不能用于人停留的环境及物体表面的消毒。

7）环氧乙烷易燃易爆，不能用于室内物体表面熏蒸消毒，也不能用于飞机、船舱等消毒。

（3）在消毒过程中，消毒人员不得随便走出消毒区域，禁止无关人员进入消毒区内。

（4）消毒应突出重点，凡应消毒的物品，不得遗漏，严格区分已消毒和未消毒的物品，勿使已消毒的物品被再次消毒或污染。

（5）有些现场不宜或无法消毒的物品携带回后应立即分类做最终消毒。

（6）清点说消耗的药品器械，加以整修和补充。

（7）填好消毒记录应及时上报。

五、常见污染对象的消毒方法

（一）室内空气

室内空气污染应尽可能采取自然通风或无人条件下用紫外线对空气消毒方法。病家、托幼机构和小学以开窗自然通风为主：每日通风2~3次，每次不少于30分钟。无法自然通风的可采用空调等机械通风措施。医疗机构应加强通风，可采取通风（包括自然通风和机械通风），也可采用循环风式空气消毒机进行空气消毒。

如果需要采用熏蒸或喷洒消毒剂的方法对室内进行消毒时，要注意将房屋门窗密闭。对存在细菌繁殖体和病毒的污染，可每立方米体积用15%过氧乙酸溶液7ml（$1g/m^3$）的量，对细菌芽孢的污染用20ml（$3g/m^3$）的量计算总使用量，放置瓷或玻璃器皿中加热蒸发、熏蒸2小时，即可开门窗通风，或以2%过氧乙酸溶液（$8ml/m^3$）气溶胶喷雾消毒，作用30~60分钟。

（二）地面、墙壁

对污染地面、墙壁用含有效氯（溴）1000mg/L消毒剂溶液喷洒消毒，作用15分钟。

泥土墙吸液量为150~300ml/m²，水泥墙、木板墙、石灰墙为100ml/m²。对上述各种墙壁的喷洒消毒剂溶液不宜超过其吸液量。地面消毒先由外向内喷雾一次，喷药量为200~300ml/m²，待室内消毒完毕后，再由内向外重复喷雾一次。以上消毒处理，作用时间应不少于15分钟。

（三）物体表面

门把手、楼梯扶手、床围栏、桌椅台面、水龙头等物体表面消毒，对细菌繁殖体和病毒的污染，用0.2%~0.5%过氧乙酸溶液或500~1000mg/L二溴海因溶液或1000~2000mg/L有效氯含氯消毒剂溶液喷雾，作用时间不少于60分钟。有芽孢污染时应用0.5%~1.0%过氧乙酸溶液或30000mg/L有效氯含氯消毒剂进行喷洒。喷洒量与繁殖体污染时相同，作用时间不少于120分钟。必要时用清水擦拭干净以免腐蚀损坏。

（四）病人排泄等污染物

患者的排泄物、呕吐物等最好用固定容器盛放，稀薄的排泄物、呕吐物，每1000ml可加漂白粉50g或含有效氯20 000mg/L消毒剂溶液2000ml，搅匀放置2小时。成形粪便不能用干漂白粉消毒，可用20%漂白粉乳剂（含有效氯5%），或含有效氯50 000mg/L含氯消毒剂溶液2份加于1份粪便中，混匀后，作用2小时。无粪的尿液每1000ml加入干漂白粉5g或次氯酸钙1.5g或10 000mg/L有效氯含氯消毒剂溶液100ml混匀放置2小时。被排泄物、呕吐物等污染的地面，用漂白粉或生石灰覆盖，作用60分钟后清理。盛排泄物或呕吐物的容器可用含有效氯（溴）5000mg/L消毒剂溶液浸泡15分钟，浸泡时，消毒液要漫过容器。

（五）衣物、被褥等织物

患儿的衣服、被褥需要单独清洗，用70℃以上热水浸泡30分钟，患儿所用毛巾、擦手巾、尿布等每次清洗后煮沸5分钟。被细菌繁殖体或病毒污染时，耐热、耐湿的纺织品可煮沸消毒30分钟，或用流通蒸汽消毒30分钟，或用250~500mg/L有效氯的含氯消毒剂浸泡30分钟。

不耐热的毛衣、毛毯、被褥、化纤尼龙制品等，可采取过氧乙酸熏蒸消毒。熏蒸消毒时，将欲消毒衣物悬挂室内（勿堆集一处），密闭门窗，糊好缝隙，每立方米用15%过氧乙酸7ml（1g/m³），放置瓷或玻璃容器中，加热熏蒸1~2小时。

被细菌芽孢污染时，也可采用过氧乙酸熏蒸消毒。熏蒸消毒方法与被繁殖体污染时相同，用药量为每立方米15%过氧乙酸20ml（3g/m³）；或将被消毒物品置环氧乙烷消毒柜中，在温度为54℃，相对湿度为80%条件下，用环氧乙烷气体（800mg/L）消毒4~6小时；或用高压灭菌蒸汽进行消毒。

（六）奶瓶、食物和食饮具

首选煮沸消毒15~30分钟，或流通蒸汽消毒30分钟。患儿的奶瓶、奶嘴应充分清洗并煮沸消毒20分钟后使用。食饮具每天煮沸消毒20分钟或用消毒碗柜消毒，也可用含有效氯250mg/L的消毒液浸泡30分钟后再用清水冲洗干净。

瓜果、蔬菜类可用0.2%~0.5%过氧乙酸溶液浸泡10分钟，或用12mg/L臭氧水冲洗60~90分钟。病人的剩余饭菜不可再食用，煮沸30分钟，或用20%漂白粉乳剂、50000mg/L

有效氯含氯消毒剂溶液浸泡消毒 2 小时后处理，也可焚烧处理。

（七）家具、玩具、学习用品

病人接触过的玩具、学习用品用 0.2%~0.5%过氧乙酸溶液或含有效氯 1000~2000mg/L 的消毒液擦拭或浸泡，作用 15 分钟后用清水擦拭、冲洗干净。布制玩具尽量作焚烧处理。纸张和书报消毒：可采用过氧乙酸或环氧乙烷气体熏蒸，无应用价值的纸张、书报焚烧。

（八）手

卫生部在 2009 年出台了行业标准《医务人员手卫生规范》（WS/T-2009），对医务人员的手清洁和消毒方法与要求，以及手卫生效果的监测均做了具体规定。值得注意的是若洗手方法不当或选择不恰当的消毒剂，可能造成手的皮肤损伤，反而增加了感染的机会。因此采取正确的洗手方法，选择合适的手消毒剂非常重要。

常用的手部皮肤消毒剂有：75%乙醇溶液或 70%异丙醇溶液；有效碘含量 3000mg/L、5000mg/L 的碘伏消毒液；2%的碘酊；酸性氧化电位水（原液）；来素芬快速手消毒剂；0.5%的氯己定醇液；0.1%~0.5%的新洁尔灭等。例如手的消毒用 0.5%碘伏溶液（含有效碘 5000mg/L）或 0.5%氯己定醇溶液涂擦，作用 2~3 分钟后清水冲洗干净，也可用 75%乙醇或 0.1%苯扎溴铵溶液浸泡 1~3 分钟。看护人在给患儿换尿片、处理粪便，或直接接触患儿分泌物、皮肤疱疹前后要按正确方法洗手，或进行手消毒。特别需要注意常规的免洗手消毒液对肠道病毒无效。

图 7-10 和图 7-11 是 WHO 推荐的使用含酒精制剂和使用肥皂的两种洗手步骤。

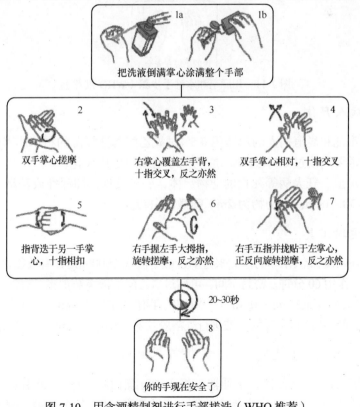

图 7-10　用含酒精制剂进行手部搓洗（WHO 推荐）

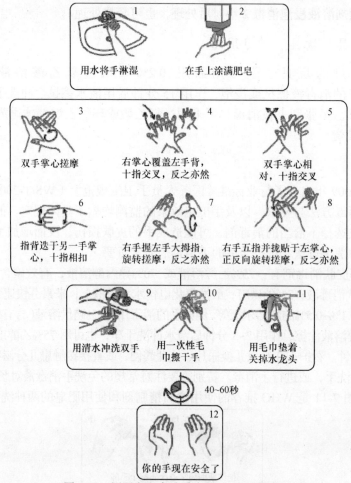

图 7-11　用肥皂和水洗手步骤（WHO 推荐）

（九）病人尸体

对鼠疫、霍乱和炭疽病人的尸体用 0.5%过氧乙酸溶液浸湿的布单严密包裹，口、鼻、耳、肛门、阴道要用浸过 0.5%过氧乙酸的棉球堵塞后尽快火化。

因鼠疫、炭疽、狂犬病等死亡的动物尸体，一经发现立即深埋或焚烧。并应向死亡动物周围（鼠为 30~50cm，大动物为 2m）喷撒漂白粉。

（十）运输工具

车、船内外表面和空间，可用 0.5%过氧乙酸溶液或 10000mg/L 有效氯含氯消毒剂溶液喷洒至表面湿润，作用 60 分钟。密封空间，可用过氧乙酸溶液薰蒸消毒。对细菌繁殖体的污染，每立方米用 15%过氧乙酸 7ml（$1g/m^3$），对细菌芽孢的污染用 20ml（$3g/m^3$）蒸发薰蒸消毒 2 小时。对密闭空间还可用 2%过氧乙酸进行气溶胶喷雾，用量为 $8ml/m^3$，作用 60 分钟。

（十一）厕所、卫生间

患儿使用后的便盆、便池、坐便器先投入 50g 漂白粉，作用 60 分钟后再冲水。坐便器表面用含有效氯 500mg/L 的消毒液喷雾、擦拭消毒，作用 15 分钟。厕所、卫生间使用的拖把采用 1000mg/L 含氯消毒液浸泡 15 分钟后再用清水清洗，厕所、卫生间的拖把应专用。厕所的四壁和地面的消毒，方法同物体表面消毒。粪坑内的粪便可按粪便量的 1/10 加漂白粉，或加其他含氯消毒剂干粉或溶液（使有效氯作用浓度为 20000mg/L），搅匀作用 12~24 小时。

（十二）污水

污水按每升加 4g 漂白粉或 2 片消毒泡腾片搅匀，作用 60 分钟。

1. 疫点内生活污水　尽量集中在缸、桶中进行消毒。每 10L 污水加入 10000mg/L 有效氯含氯消毒溶液 10ml，或加漂白粉 4g，混匀后作用 1.5~2 小时，余氯为 4~6mg/L 时即可排放。

2. 对疫区内污染的生活污水　可使用含氯消毒剂进行消毒。消毒静止的污水水体时，应先测定污水的容积，而后按有效氯 80~100mg/L 的量将消毒剂投入污水中搅拌均匀，作用 1~1.5 小时。检查余氯在 4~6mg/L 时，即可排放。

（十三）灭蚊蝇

首先要做好蚊蝇孳生地的清理工作。杀灭蚊蝇室外用 1%~2% 敌敌畏乳剂压缩喷雾器喷洒；室内用奋斗呐（15~25mg/m^2）滞留喷洒。

（十四）灭鼠

一般采用抗凝血灭鼠药如大隆、敌鼠钠、溴敌隆等慢性鼠药，鼠疫除外。

（十五）医疗机构门诊清洁消毒

医疗机构的消毒，应该严格按照《医疗机构消毒技术规范》（WS/T367-2012）要求进行。但考虑到环境污染等因素，不建议社区卫生服务中心在日常的诊疗过程中过渡消毒，只有明确诊治了或怀疑有传染病人污染的情况下采取终末消毒进行处理。

1. 一般清洁消毒　使用湿拖把，用普通肥皂和水进行清洁，不要使用干扫帚。在清洁完毕后，要清洁人员要彻底洗手。在没有人员存在的条件下，可以开启紫外线灯进行照射消毒。

2. 含有传染病患者分泌物或体液的喷溅物的清洁　清洁人员在清洁前应当穿工作衣、戴橡胶手套，必要时还应穿隔离衣或防护服（如果隔离衣或防护服不防水，则要再套一件塑料围裙），并进行面部防护（佩戴护眼装置和口罩或佩戴面罩）。在清洁物体表面之前，尽可能先将患者分泌物或体液清除，再用含有效氯（溴）1000mg/L 消毒剂溶液喷洒消毒，作用 15 分钟。物体表面（桌椅、床、门把手、扶梯把手等）可用 1000~2000mg/L 有效氯含氯消毒剂溶液喷雾，作用时间不少于 60 分钟。最后使用清水湿润过的湿拖把或湿布清洁。清洁人员在脱掉橡胶手套后应立即洗手消毒。

第八章　突发公共卫生事件现场个体防护

突发公共卫生事件应急现场工作是可能存在危害因素的救援行动，而且不可预知，所以参与人员应在充分防护的情况下开展工作，防止在进行应急处置活动时发生二次伤亡。因此，社区卫生服务中心突发公共卫生事件应急队伍在参与应急现场处理的过程中，应当加强个体卫生防护措施的落实。实施"个体防护"是为保护处置现场工作人员免受化学、物理、生物和放射污染危害而采取的措施，以防范现场环境中有毒有害物质对人体健康的影响，包括防护规程的制定、防护装置的选择和使用等，目的在于保护自身安全，防止被污染和防止污染的扩散。根据《突发公共卫生事件应急条例》规定参加救援工作人员应采取有效的个体防护措施，任何个人和组织不得违反防护规律，擅自或强令他人（或机构）在没有适当的个体防护情况下进入现场工作。

第一节　突发公共事件中的危害因素

在突发公共事件现场应急处理中，现场环境中存在的和接触者携带的有害因素都可能给现场救援人员带来健康危害，不同的现场存在不同种类的有害因素，常见的有害因素主要有：

（一）病原微生物

病原微生物是指可以侵犯人体，引起感染甚至传染病的微生物，或称病原体。在突发公共卫生事件应急处理过程中，应急队员可能接触到病患（传染源）的血液、分泌物、排泄呕吐物，病患个人用品以及被病原微生物污染的环境和物品，还有在现场空气中可能存在吸附病原微生物颗粒。应急队员暴露于这种环境下，如果防护措施不当或行为不当，极易发生呼吸道、皮肤、黏膜等暴露，造成感染等。

（二）颗粒物

颗粒物是悬浮在空气中的微小粒状物质，包括粉尘、烟、雾和微生物。粉尘和烟都是固体颗粒，粉尘一般产生于固体物料受力破碎过程中，烟却是物质燃烧气化后，在空气中冷凝所形成；雾为呈液态的颗粒物，多在液体喷洒或冷凝过程中形成；微生物包括各种细菌、病毒、真菌等，在空气中多以附着在其他颗粒物的形式存在。

在不同的突发公共卫生事件现场颗粒物往往有不同的特征出现，比如在职业中毒现场，可能存在一种或几种颗粒物：①挥发性颗粒物（某些溶剂性喷雾和酸雾以及某些生化毒剂等）；②有害气体（一氧化碳、氯气、氨气、硫化氢和光气等）；③有毒蒸气（各种有机溶剂蒸气、汞蒸气等）；辐射事故现场可能存在具有放射性颗粒物，吸入体内后可产生持续内照射危害健康。

有些气体具有特殊气味或刺激，能够很快的感知到，而有些则没有，部分有毒气体可对皮肤和眼睛产生刺激作用，有些还可通过皮肤吸收。

（三）有毒有害液体物质

现场的有害液体种类很多。传染病患者的部分分泌物具有传染性，酸或碱液对皮肤有腐蚀性，并能挥发出有刺激性的气体、蒸气或产生雾，一些有机溶剂不仅挥发出有毒蒸气，也会经皮肤吸收，并刺激或腐蚀皮肤；有些液体还具有可燃性等。

（四）缺氧环境

空气中氧气体积百分比浓度低于18%为缺氧环境，缺氧环境能现场人员产生生命危险。

（五）燃烧

燃烧常见于各种化学火灾，或事件二次灾害如地震引起的火灾，燃烧的现场具有高温、燃烧、塌方等安全危险因素，而且在燃烧过程中还会产生各种颗粒物和成分复杂的有毒有害气体。

（六）心理因素

突发公共卫生事件应急现场处置一般都处在高度精神紧张状态，造成身体或心理疲劳，可能导致操作失误等；或者突发公共事件的现场大量或严重的伤残者、死亡人员均会给应急队员带来巨大心理压力，形成心理负担或心理阴影，导致失眠、性格变化、精神异常等危害。

（七）其他

还有一些危害因素，如异常气象条件，噪声、高温、电磁辐射、电离辐射（放射性因素）、爆炸、坍塌等。

在突发公共事件现场，上述危害因素的浓度或强度一般都是远高于卫生或环保的标准，可以单一存在，也可以多重因素并存。应急队员在进入这一危险环境时，只能通过个体防护装备来保护应急人员的安全与健康。

对于生物、物理、化学、放射等危害因素防护条件和方式不同，如颗粒物或液体物质可以通过物理隔绝方式采取防护，缺氧环境也可以通过主动供输空气防护。不过也有些危害危害因素（如异常气象条件、高温、电磁辐射、电离辐射）无法采取有效的防护措施，只能尽可能远离危害因素源，或在足够的防护下短时间接触危害因素，才能保障救援人员或调查人员的人身安全。同样心理危害因素的防护是无法通过物理隔绝方式预防，只能通过心理健康教育和心理辅导等方式提高心理应激能力。

第二节　突发公共卫生事件风险区域和划分

突发公共卫生事件的风险区域是基于对事件危害性、危害水平、人员可能受到伤害的风险及天气条件等因素综合评判，原则上按照热区、温区和冷区分为三个风险区域。划分风险区域的目的在于用以确定医疗卫生应急人员的防护状态。

一、突发中毒事件的现场分区

根据突发公共卫生事件现场可能存在的危害因素以及与有害源的距离和危害程度，即突发中毒事件现场存在的风险可分为隔离区（热区或称污染区）、防护支援区（温区或称半污染区）和安全支援区（冷区或称清洁区）三个风险区域。不同类型的突发公共卫生事件分区医疗卫生应急人员只有在执行特定的处置活动（如样本采集、危害性评价等）方可进入隔离区，其余情况医疗卫生应急人员应避免进入。

（一）"隔离区"或"热区"

根据 GB/T18664-2002《呼吸防护用品的选择、使用与维护》中定义的立即威胁生命和健康浓度（IDLH）环境，一级和二级突发中毒事件现场的核心区域，区域大小与有毒物质的释放量、毒性、空间，以及气象条件有关，可通过实时监测或模型分析确定；隔离区半径可从数十米至数公里。

（二）"防护支援区"或"温区"

非 IDLH 环境，"热区"的周边区域，区域范围要远大于热区，并受多种因素影响；在该区域中处置作业时应考虑风向（上风向、下风向），并尽可能安排在上风向；防护支援区域的半径可至数公里范围。

（三）"安全支援区"或"冷区"

没有受到有毒物质沾染、或沾染浓度不能形成危害的区域，通常是"温区"的周边区域；要注意有毒物质扩散的影响，以及处置受害人员时可能产生的二次（次生）污染。

根据事件的严重性和影响范围，突发中毒事件通常分为三级。对一级和二级突发中毒事件应划定相应的风险区域边界，而三级突发中毒事件的风险区域通常不会形成"隔离区"。图 8-1 显示通常突发中毒事件时风险区域划分方法。

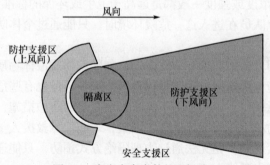

图 8-1　突发中毒事件的现场分区

位于热区的事件中伤亡人员一般应先由消防人员通过特定通道转移出热区（红线），再交给位于温区的医疗救护人员，医疗救护人员应避免自身被污染。被污染的伤亡人员应在洗消后才能转移出温区。最好能在温区边缘（黄线处）设立洗消区，洗消区分两种，一种是处理伤亡人员的，另一种是处理穿戴防护服的救援人员的。在转运至医疗救治机构前，伤员应进行分类，以使不同情况的伤员能及时得到最有效的救治。

二、现场分区的警示线和警示标识

为了让现场人员明确区域划分，突发中毒事件现场通常采用设立红线、黄线、绿线的警示线，来界定和分隔危险区域。在突发事件现场常用的现场标识有两类：警示线和警示标识。

（一）警示线（警戒线）

警示线（带）是界定和分隔危险区域的标识线，分为红色、黄色和绿色三种。按照需要，警示线（带）可喷涂在地面或制成色带设置。如图 8-2 所示，警示色带可以采用红（黄、绿）颜色同白色间隔，呈斜长方条纹状的色带。

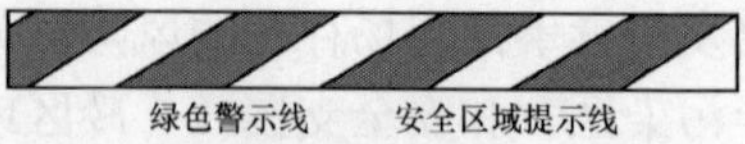

绿色警示线　　安全区域提示线

图 8-2　警示色带图形

1. 红色警戒线　用于热区边缘（紧邻事故污染现场的周边），将热区与其他区域分隔开来，越过红色警戒线的各类工作人员必须装备防护装置以避免被污染或受到物理损害。

2. 黄色警戒线　用于温区（围绕热区以外的区域），将温区与其他区域分隔，其内和外分别是温区和热区。进入此区域的人员要穿戴适当的防护装置避免二次污染的危害。此线也称为洗消线，所有出此区域的人必须在此线上进行洗消处理；黄色警示线设在危害区域的周边。

3. 绿色警戒线　用于冷区（洗消线外），一般患者的抢救治疗、支持指挥机构设在此区。同时也是为了控制进入事故现场的各类人员进出（包括公众、新闻记者、观光者和当地居民），预防对他们可能带来危险。

（二）警示标识

我国对警示标识制定有《安全标志及其使用导则》（GB2894-2008）、《工作场所职业病危害警示标识》（GBZ158-2003）等标准，标准对各类标识的颜色、规格、设置、制作要求等进行了规定。

1. 警示标识分类　警示标识分为图形标识和警示语句，既可分开使用，也可合并使用。图形标识主要包括禁止标识、警告标识、指令标识及提示标识四类。

（1）禁止标识为禁止不安全行为的图形，禁止标志的基本形式是带斜杠的红色圆边框，如图8-3的"禁止入内"标识。

（2）警告标识为提醒人们对周围环境引起注意，以避免可能发生危险的图形，警告标志的基本型式是黄底黑边的正三角形边框，如图8-4"当心中毒"标识。

图8-3　"禁止入内"标识　　　　　　　　图8-4　"当心中毒"标识

（3）指令标识为强制做出某种动作或采用防范措施的图形，指令标志的基本型式是蓝底白色图形的圆形边框。如图8-5"戴防毒面具"标识。

（4）提示标识为提供相关安全信息的图形，提示标志的基本型式是绿底的正方形边框。如图8-6"应急避难场所"标识。

2. 设置警示标识的注意事项

（1）警示标识固定方式分附着式、悬挂式和柱式三种。悬挂式和附着式固定应牢固、勿倾斜。柱式警示标识应与支架牢固地连接在一起。

（2）警示标识应设置在现场醒目、有良好照明的位置，并使观察者有足够时间来注视其显示的内容。

（3）警示标识不应设置在可移动物体上，警示标识前不得放置妨碍认读的障碍物。

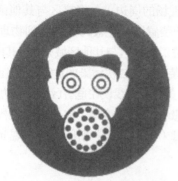

图 8-5 "戴防毒面具"标识

图 8-6 "应急避难场所"标识

（4）警示标识平面与视线夹角以接近 90° 为最佳，观察者位于最远点观察时，警示标识平面与视线的夹角不应小于 75° 。

（5）警示标识设置高度，应尽量与人眼的视平面一致。悬挂式和柱式警示标识的下缘距地面高度不宜小于 2m，局部信息警示标识设置高度应视具体情况确定。

（6）警示标识应采用坚固耐用的材料制作，一般不宜使用易变形、变质或易燃的材料。

三、传染病突发公共卫生事件的现场分区和隔离

传染病类突发公共事件由于传播途径、事件危害性（甲乙丙不同类别的传染病）、影响范围的不同，分区划分原则不同于突发中毒事件。一般分甲类或按照甲类传染病管理的传染病可分红色、黄色、绿色警戒线，而其他类别的传染病只需分隔离区和非隔离区。离开各区均需消洗处理，并注意将非医疗卫生救援人员控制在警戒线以外。

同样为了控制传染病扩散，对于传染病病人、疑似病例或医学观察者的管理可以采取隔离措施。甲类或按照甲类管理的传染病病例要到指定隔离地点隔离。乙、丙类传染病原则上可以居家隔离，对影响大、条件许可的乙、丙类传染病暴发疫情也可以集中隔离。确诊病例、疑似病例和医学观察者要严格分区隔离，禁止人员交叉流动。对参与例如鼠疫、SARS 等传染病防治的工作人员，也要隔离观察一个最长潜伏期。

社区卫生服务中心应落实预检分诊制度，引导有发热、腹泻等症状的患者到专用诊区就诊，专用诊区要布置合理，提供足够的防护条件，防止传染病在医院内扩散。

对于暴发疫情，通常还会划分疫点和疫区。进入疫点和疫区的个人防护应根据传染病的传播途径等不同而要求不同。

第三节 个人防护装备的分级分类和应用介绍

个人防护装备是指突发公共卫生事件应急处理人员在工作中为免遭突发公共卫生事件现场生物、化学、物理等对人体有害的因素的影响或直接危害，个人随身穿（佩）戴的用品。个人防护装备作为在突发公共卫生事件现场中不能消除或有效减轻各类有害因素和事故因素时的主要防护措施，对应急队员生命安全与健康起着不可忽视的作用。

可以这么说，个人防护装备是现场的最后一道防线，个人防护装备是保证应对突发公共卫生事件、维护应急队员和人民群众的安全与健康，实现经济社会可持续发展的重要物

质保障。不过个人防护装置是否有效取决于是否有足够的物资常规供应、人员培训是否充分、手卫生操作是否合理以及特别是人们是否采取正确的行为。

一、个体防护装备的分类

个人防护装备可分为呼吸防护器、防护头盔、防护服、防护眼罩、防护面罩、护耳器、皮肤防护用品七大类，近年来，随着防护技术发展，还研制出了一些多功能或复合防护用品。

在突发公共卫生事件的现场，主要危害因素如病原体、颗粒物、有毒化学物质主要通过呼吸道吸入和接触沾染，甚至皮肤吸收，所以个人防护的重点在防护重点是呼吸道、皮肤、眼和耳的防护。其中呼吸防护器更是重点。

（一）防护眼罩和防护面罩

防护眼镜根据用途可分为安全眼镜（防异物眼镜）、护目镜（如遮光眼镜）。防异物眼镜主要是对少量液体性喷洒物起到隔离作用，通常由透明有机材料制作，具有防高速粒子冲击和撞击的功能；镜片必须没有畸变，佩戴后感觉舒服，且与面部接触正好合适。遮光眼镜应根据现场实际情况选用不同程度的遮光镜。通常与口罩配合使用，若需要隔绝致病微生物等有害物通过眼睛黏膜侵入，应选择全面罩呼吸防护器。

防护面罩根据用途可分为防固体屑末和液体性喷洒或飞溅溶液面罩、防热面罩等。

（二）防护头盔

防护头盔在突发公共卫生事件现场，主要是为防止高空坠物击伤、各类不慎撞伤头部，或避免化学和生物危害物质飞溅至头部（头发）所造成的污染，应急队员应佩戴安全防护头盔。国家标准 GB2811-81 对安全头盔的形式、颜色、耐冲击、耐燃烧、耐低温、绝缘性等技术性能有专门规定。

（三）呼吸道防护器

呼吸防护器又分为过滤式（空气净化式）和隔绝式（供气式）两大类。

1. 过滤式呼吸防护器　是以佩带者自身呼吸为动力，将空气中有害物质予以过滤净化。适用于空气中各类有害物质浓度不高，且空气中氧含量不低于18%的场所，有机械过滤式和化学过滤式两种。按照形状大小分随弃式面罩（也称简易型，半面型）、可更换半面罩和全面罩。可更换半面罩和全面罩都使用可以更换的过滤元件，按防护对象分为防颗粒物（或称防尘）、防气体或蒸气及尘毒综合防护。

（1）机械过滤式主要为防御各种颗粒物等质点较大的固体有害物质防尘口罩和气溶胶、飞沫核的医用防护口罩。又可分为简式和复式两种。简式结构的防尘口罩简单但阻尘率低，滤料易湿，阻力大，现场颗粒物、气溶胶越细，防护效果越差。有测试显示，8~12层纱布口罩，在颗粒物浓度在 $7mg/m^3$ 以下时，防尘率仅为 60%~80%，防放射性气溶胶率仅为 6%~10%。复式将吸气与呼气分两个通路，通气性好，阻力小，气密性好。

在传染病突发公共卫生事件现场个人防护较常使用的防护口罩是医用防护口罩。医用防护口罩可分长方形和密合型，配有鼻夹，符合 GB19083-2003《医用防护口罩技术要求》或GB2626-2006《呼吸防护用品　自吸过滤式防颗粒物呼吸器》等标准的要求。应注意的是社区医务人员常见佩戴的一种长方形口罩，俗称外科口罩，它是平坦或有皱褶的口罩（有的为杯状），通过带子固定在头部的一种经过静电处理的合成无纺布材料；小于 5 μm 的呼吸性粉尘在穿过此种滤料的过程中，被静电吸引而吸附在滤料捕获到微细粉尘，起到阻尘作用。当处理感染了经飞沫传播病原体的患者，和/或进行有血液、体液、分泌物或排泄物溅出或喷出的医疗操作时，需佩戴外科口罩，作为面部保护措施。但是在处理感染经空气传播病原体的患者时，除非没有医用防护口罩，否则不应使用外科口罩，因为外科口罩并非密封设计，不能防止使用者吸气时口罩的边缘漏气，这是它防止飞沫核传播的主要局限性所在。

在传染病疫情处理还常用到一种"N95 口罩"，属于随弃式面罩之一，是美国 NIOSH（美国国家职业安全卫生研究所）呼吸防护用品标准认证（42CFR-84）分类中 N 系列口罩，这种口罩一般具有良好的表面抗湿性，对皮肤无刺激。N95 中的 N 表示可用来防护非油性颗粒，没有使用时间限制；95 表示过滤效率最低可达 95%，其过滤效率以空气流量为 85L/min，0.3 μm 氯化钠颗粒作测试的。

（2）化学过滤式有简易防毒口罩和防毒面具两种。化学过滤式呼吸防护器的吸入和呼出通路是分开的，根据毒物的不同而选用不同的滤料。化学过滤式呼吸器用于 C 级防护，考虑到现场有害物种类，配备时一般应考虑选择尘毒组合式过滤元件。防尘滤料根据效率高低有不同级别，每类滤毒罐、滤毒盒也会有适用的气体或蒸气种类，有些仅防某种气体，有些可综合防护，有些带滤烟层或颗粒物滤料（可拆卸或不可拆卸）。常用的防护对象包括有机化合物蒸气、酸雾、氨、一氧化碳等。

2. 隔离式呼吸防护器 此类呼吸防护器吸入的空气不是现场空气，而是另外供给。按供气方式不同分为隔绝式又分供气式和携气式两种，目的是将使用者呼吸器官与有害空气环境隔绝，靠本身携带的气源（如 SCBA）或导气管（长管供气式），引入作业环境以外的洁净空气。如 A 级和 B 级防护都使用正压全面罩 SCBA。呼吸器的选择应依据 GB/T18664-2002《呼吸防护用品的选择、使用与维护》进行，呼吸防护器的选用要与现场环境中有害物种类和浓度相匹配。主要用于意外事故时密不通风且有害物质浓度极高而又缺氧的应急环境。

（四）防护服

防护服通常由上衣、裤、帽等组成，可分为隔离衣、连体衣、医用一次性防护服、化学防护服等。从防护性能最高的正压气密防渗透防护服（化学防护服）到普通的隔离颗粒物防护服，各类防护服的性能有较大的差别，适用范围也不同。目前我国对防护服制定了 GB24539-2009《防护服装 化学防护服通用技术要求》和 GB19082-2003《医用一次性防护服技术要求》等标准。医用一次性防护服一般应用于传染病疫情处理，要求穿脱方便，结合部严密，袖口、脚踝口应为弹性收口，具有良好的防水性、抗静电性、过滤性效率和无皮肤刺激性。在式样上，防护服分连身式和分体式结构，根据材质的不同，防护服还可以分一次性的，或有限次使用的。

（五）手足防护用品

手足防护用品包括手套、鞋套、防护靴等。与防护服类似，各类防护手套和鞋靴适用的化学物对象不同，另外，配备时还需要考虑现场环境中是否存在高温、尖锐物、电线或电源等因素，而且要具有一定的耐磨性能。

（六）耳防护用品

耳防护用品通常分耳塞，耳罩、防噪声帽盔等，保护听力不受外界噪音的损害。耳塞一般隔高音效果好、隔低音效果差。这是因为声音的频率越低，越容易通过耳塞和外耳道壁的间隙。耳罩壳体的低限共振率越低，防声效果越好。防噪声帽盔能覆盖大部分头部，以防强烈噪声经骨导传导至内耳等。

二、个体防护装备的分级和选择

为了保障人员的安全，医疗救援人员和调查人员要明确责任，在相应的区域内开展救援工作，不要超越区域分界线，同时各区域工作人员要穿戴相应的防护装备。一般来说，个体防护可以分为 A、B、C、D 由高到低的四级防护。A 级防护和 B 级防护多用于热区，C 级防护一般用于温区，D 级防护一般用于冷区。

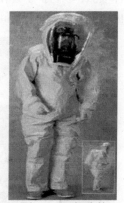

图 8-7　A 级防护

（一）A 级个体防护

一般出现以下情况时，要求现场工作人员必须采用 A 级个体防护：①接触可经皮肤吸收的气体、液体；②接触可致癌和高毒性化学物；③极有可能发生高浓度液体泼溅、接触、浸润和蒸气暴露的情况；④接触未知化学物；⑤有害物浓度达到可立即威胁生命和健康（IDLH）浓度（参见 GB/T18664-2002 附录 B）的、可经皮肤吸收的化学物；⑥缺氧环境。如图 8-7 所示 A 级个体防护服。

A 级个体防护可对周围环境中的气体与液体提供最完善保护。它是一套完全封闭的、防化学品的服装，手套及靴子，以及一套隔绝式呼吸防护装置装备。包括以下几点。

1. **呼吸防护**　全面罩正压空气呼吸器（SCBA），正压系统，要求确定防护时间。
2. **防护服**　全封闭气密化学防护服，防酸碱等各类物质，能够防止液体、气体的渗透。
3. **防护手套和防护靴**　能够抗化学物。
4. **头部防护**　安全帽。
5. **其他**　通讯器材、制冷背心、便携式毒物检测仪等。

A 级防护的主要限制在于作业时间一般不超过 40 分钟，主要是工作人员的严重热和体力负荷决定的。

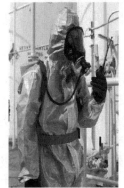

图 8-8　B 级防护

（二）B 级个体防护

出现以下情况时，现场工作人员需要采用 B 级个体防护：①种类确知的气态有毒化学物质，不经皮肤吸收；②达到 IDLH 浓度；③缺氧。如图 8-8 所示 B 级个体防护服。

B 级个体防护是在有毒气体对皮肤危害不严重时，仅用于呼吸防护。与 A 级不同，它包括一套不封闭的、防溅洒的、抗化学品的服装，它可以对液体提供如 A 级一样的保护，但不是密封的。B 级个体防护装备包括以下几点。

1. **呼吸防护**　SCBA，正压系统，要求确定防护时间。

2. **防护服**　头罩式化学防护服：非气密性，防化学液体渗透。

3. **防护手套和防护靴**　抗化学物。

4. **头部防护**　安全帽。

5. **其他**　通讯器材、制冷背心、便携式毒物检测仪等。

B 级防护主要限制同 A 级相同。

（三）C 级个体防护

在以下情况现场工作人员采用 C 级个体防护：①非皮肤吸收气态有毒物，毒物种类和浓度已知；②非 IDLH 浓度；③不缺氧。C 级个体防护装备包括一种防溅洒的服装、配有面部完全被覆盖过滤式防护装置。其中：①呼吸防护用品为空气过滤式呼吸防护用品（正压或负压系统），过滤元件适合特定的防护对象，防护水平适合毒物浓度水平；②防护服为隔离颗粒物，防少量液体喷溅；③防护手套和防护靴抗化学物；④其他，如通讯器材，便携式毒物检测仪等。C 级防护的主要限制是作业时间一般不超过 60 分钟。如图 8-9、图 8-10 所示的 C 级防护装备。

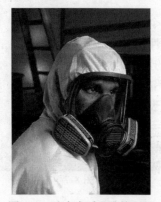
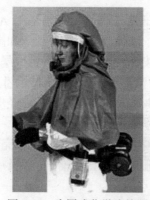
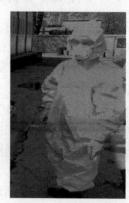

图 8-9　过滤式呼吸防护面具　　图 8-10　头罩式化学防护服　　图 8-11　D 级防护

（四）D 级个体防护

当现场有害因素为非挥发性固态或液态物质，毒性或传染性低时，无呼吸机皮肤危害，可以采取 D 级个体防护，一般多是安全区人员使用。D 级个体防护装备通常为与所接触物质相适应的连体的工作服（如医用一次性防护服）或其他普通工作服、靴子及手套。无需呼吸防护或使用随弃式颗粒物防护口罩，以及半面罩过滤式呼吸器、防护眼罩等。D 级防护一般无明显的限制（图 8-11）。

在选择个体防护时，按照以下原则进行选择：

（1）对生命有即刻危害的岗位（30 分钟内即产生不可修复或不可逆转损害的区域）按 A 级（窒息性或刺激性气态毒物等）或 B 级（非挥发性有毒固体或液体）防护。

（2）致病原因不明的现场按 A 级防护；初期如危害因素不明或浓度、存在方式不明时按最高级防护处理。防护服应是衣裤连体高效液体隔绝性能，过滤效果和防静电性能好。

一般来说，除非具有在非受控现场具有实地作业功能的部门人员外，一般以配备 D 级防护最为常见，如医院的院前急救人员，多需要拥有 D 级防护。不过，在社区卫生服务中心门诊较为常见的病患为传染病病人，在传染病疫情和救治中穿防护服目的是接触潜在感染环境物品时提供阻隔作用。不过社区卫生服务中心也可能接受化学中毒类事件中的伤患，不仅接收在现场已经除去污染的病人，也可能接收自行到医院就诊的病人，处理未消除污染的病人，应建立有专门的区域对其进行洗消，所以也要配备少量 B 级、C 级防护装置。

三、个人防护装备的使用

在突发公共卫生事件应急物资储备中，个人防护装备配置具有非常重要的地位。个人防护装备或用品配备除了要求种类、质量和数量上的正确配备，还要求使用者正确地使用个人防护装备和用品。如果应急队员不会正确使用各类防护用品，会导致防护用品的防护效能降低甚至失败，严重的可导致生命危险。

除了正确使用，个人防护用品在使用过程中，要求做到发现存在问题或超过有效期个人防护用品要及时报废，及时补充，以保证个人防护用品的有效防护功能，满足应急队员防护安全的需要。

因此，社区卫生服务中心加强个人防护用品知识的宣传和岗位培训，提高应急队员的自我防护意识，并学会正确使用、维护和保养个人防护用品也是非常重要的。以下将介绍医用防护服和 N95 口罩的正确使用方法。

（一）医用防护装备的穿戴和脱除方法

由于个体防护装备在现场使用过程中会沾染上现场的有害物质，穿戴错误有可能造成新的污染和健康危害，所以社区医务人员必须掌握正确的防护装备穿戴和脱除方法。

1.医用防护装备穿戴和脱除的原则　每类及每种产品的穿戴顺序有所不同，原则是：一般应先佩戴呼吸器，然后是防护服、眼面护具、手套和鞋靴等，摘除顺序则相反。工作结束后，更换防护用品的顺序原则上是先脱污染较重和体积较大的物品，后脱呼吸道、眼部等最关键防护部位的防护用品；穿脱时动作要轻，避免污染物扬起，尽量减少污染面在环境中暴露的面积和时间，脱去的污染装备应装入双层塑料包装袋，并将口扎紧。

选择个体防护关键不在多，而在每个隔离区内，都要有相应的一层隔离防护服装，保证隔离防护到位。穿隔离服时要按要求穿戴，里外层顺序不乱，脱隔离服时也要按要求顺序脱，外面朝里，慢脱轻放。

2.个人防护穿戴顺序　对于常见的医用防护服，一般可按下列顺序穿脱防护用品。

（1）穿戴防护用品顺序

步骤 1：戴帽子，戴帽子时注意双手不接触面部。

步骤 2：戴口罩，一只手托着口罩，扣于面部适当的部位，另一只手将口罩带戴在合适的部位，压紧鼻夹，紧贴于鼻梁处。在此过程中，双手不接触面部任何部位。

步骤 3：穿防护服。

步骤 4：戴上防护眼镜，注意双手不接触面部。

步骤 5：穿上鞋套或胶鞋。

步骤 6：戴上手套，将手套套在防护服袖口外面。

（2）脱掉防护用品顺序

步骤 1：摘下防护镜，放入消毒液中。

步骤 2：解防护服。

步骤 3：摘掉手套，一次性手套应将里面朝外，放入黄色医用塑料袋中，橡胶手套放入消毒液中。

步骤 4：脱掉防护服，将里面朝外，放入黄色医用塑料袋中。

步骤 5：脱下鞋套或胶鞋，将鞋套反面朝外，放入黄色塑料袋中，将胶鞋放入消毒液中。

步骤 6：摘口罩，一手按住口罩，另一只手将口罩带摘下，放入黄色医用塑料袋中，注意双手不接触面部。

步骤 7：将手指反掏进帽子，将帽子摘下，里面朝外，放入黄色医用塑料袋中。

步骤 8：洗手、消毒。

（二）N95 口罩的正确戴法

N95 口罩是美国指定用于防范结核杆菌的口罩，可以有效滤除结核杆菌（直径为 0.3~0.6μm，长 1~4μm）。N95 口罩用 0.3μm 氯化钠微粒进行测试，阻隔效率须达 95% 以上，并经带用者脸庞紧密度测试，确保在密贴脸部边缘状况下，空气能透过口罩进出。正确佩戴口罩可以有效阻隔病原体，防止传染病诸如 SARS、流感的接触传播。它的正确戴法：

（1）将口罩呈杯状握在手中，鼻梁夹位于指端，让带子在手边自然下垂（图 8-12）。

（2）将口罩置于下颌下方，鼻梁夹朝上（图 8-13）。

（3）将上方的带子绕过头部并套在头后方高位；将下方的带子绕过头部套在耳朵下方颈部处（图 8-14）。

（4）用两手手指指端按压金属鼻梁夹顶端，使之紧贴鼻子（两手均用两个指头）。仅用一只手按压鼻梁夹效果可能不佳（图 8-15）。

（5）用两手按压口罩前部，注意不要移动其位置。检查口罩的密闭性，具体如下：轻按口罩，深呼吸。要求呼气时气体不从口罩边缘泄露，吸气时口罩中央略凹陷（图 8-16）。

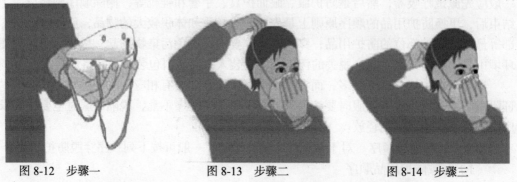

图 8-12　步骤一　　　　　图 8-13　步骤二　　　　　图 8-14　步骤三

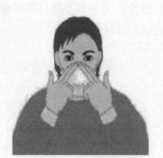

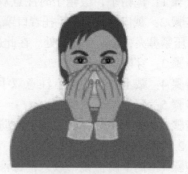

图 8-15　步骤四　　　　　　　　　图 8-16　步骤五

四、个体防护装备的管理

1. 管理的内容 个体防护装备的管理应从装备的选购、知识培训、具体使用、管理维护、装备洗消和废弃等环节，对个体防护装备进行规范化管理，制定相应的管理制度，以确保装备的有效性；而且除对个体防护装备的管理外，还应为应急人员提供定期健康监护，一方面确定其是否适应应急处置工作，另一方面便于及时了解其健康状况，便于早期发现问题，早期治疗。

2. 污染防护装备的消洗 对应急处置过程中，受到污染的防护装备，必须及时洗消，防护所用面具的过滤元件，为保证其发挥最大的防护性能，建议一般作为一次性使用，可更换式面罩在做到安全洗消后，允许重复使用。防护服、手套和鞋套等用品，在无法通过洗消去除污染时，也考虑为一次性使用。而明确为一次性的防护用品不得重复使用。现场各类污染防护用品应放置在有标志的防漏消毒袋中，因为受污染的废物处理应遵守国家有关环保规定，建议请从事专业污染处理的公司承担。

第四节　社区卫生服务中心应配备的个体防护用品

由于社区卫生服务中心在突发公共卫生事件处理时，主要是协助当地疾控机构开展工作，在这个过程中存在接触传染病或中毒事件伤、患者，以及参与疫点疫区的处理和采集样品等行为，即存在接触各类污染物或危害因素，因此必须考虑配备个体防护用品。

一、社区卫生服务中心个体防护用品配备的一般原则

个人防护用品配备原则需要考虑配备的种类和数量。原则上来说，个人防护用品种类要求应当齐全、合理，不过从经济角度来说，还应根据突发公共卫生事件现场存在的各类危害因素种类来确定。对于社区卫生服务中心来说，个人防护装备的配备还要考虑社区最常遇见的突发公共卫生事件类型，以及社区卫生服务中心应对突发公共卫生事件的能力、知识结构等因素。而每种个人防护用品的数量取决于它的使用期限，应当根据现场的有害因素的危害程度、装备使用频率、时间，并参考具体防护用品的材质等因素来确定。

从我国突发公共卫生事件的发生特点来看，社区常见的突发公共卫生事件为传染病疫情和食物中毒暴发事件，较少发生或参与诸如急性职业中毒突发公共卫生事件的防控，而且在这类中毒事件的应急处置中，社区医务务工作人员由于防护条件等因素限制一般也不会进入中毒事件事发地现场的热区。在传染病疫情的防控过程中，社区由可能在诊治过程中发现甲类或按照甲类传染病管理的病例，不过一方面这类病例一般会及时转运到指定隔离地点，另一方面医疗二级防护装备基本可以达到防护效果。因此社区卫生服务中心在个体防护用品装备上，主要考虑各类医用防护用品和 D 级防护用品的配备，一般不考虑配备 A、B 级防护装备，个别地区可根据实际情况配备 C 级防护用品。

二、社区卫生服务中心应配备的个体防护用品种类

除了普通的医用工作服（如白大褂）、工作裤、工作帽、普通医用口罩（外科口罩）

以外，社区还应配备与现场相适应的个体防护用品，用于突发公共卫生事件的应对过程中的个体防护。如全面性呼吸防护器、N95 医用防护口罩、一次性医用帽子、一次性医用连体防护服（要求具有防水功能）、带气孔的防护眼镜、无菌医用乳胶手套、长筒雨鞋（靴）、防水鞋套、洗手液和洗手消毒液、蚊虫趋避剂、尖锐物品收集容器以及收集污染物的黄色医疗垃圾袋等。

三、社区医务人员使用个人防护物品的注意事项

（1）个人防护用品应符合国家规定的有关标准；如一次性医用防护服要符合GB19082-2009《医用一次性防护服技术要求》，可为连体或分体式结构，穿脱方便，结合部严密。袖口、脚踝口应为弹性收口，具有良好的防水性、抗静电性、过滤性效率和无皮肤刺激性。防护口罩要符合 GB19083-2010《医用防护口罩技术要求》，口罩可分长方形和密合型，应当配有鼻夹，具有良好的表面抗湿性，对皮肤无刺激，气流阻力在空气流量为 85L/min 情况下，吸气阻力不得超过 35mmH$_2$O，滤料的颗粒过滤效率应当不小于 95%。也可选用符合 N95 或 FFP2 标准的防护口罩。

（2）原则上一次性个人防护装置应该避免的再利用。不过，现场的情况是千变万化的，而社区也不可能无限制储备个人防护装置，在如果资源有限无法获得一次性个人防护装置，则使用可再利用的装备（如布料的隔离衣或防护服），每次用完具有正确消毒措施后，在确定装备完整的情况下，方能考虑再利用。又如在社区突然涌现大量急性呼吸道疾病患者时，导致隔离衣或防护服数量不足情况下，那么这些隔离衣或防护服应该优先应用于执行与致病原传播相关的引发气溶胶的操作时，以及密切接触患者的活动时，或者其他预计长时间直接接触患者的情况。还有一种情况，就是只在一个集中照护区域护理多个患者时，并且在隔离衣或防护服不会直接接触到患者时，可以穿一件隔离衣或防护服同时照护多名患者。

（3）个人防护用品的选择、使用、维护应有明确的书面规定、程序和使用指导；如在突发公共卫生事件现场操作期间需要佩戴口罩时，应当任何时候都不能摘除口罩，并且使用者不能触摸口罩。如果口罩变湿或者被分泌物玷污，那么必须立即换掉。个人防护用品的使用操作培训，使用者必须正确、熟练掌握穿戴和脱除的步骤。比如为了保证正确应用口罩，应开展如何佩戴口罩、每次如何检查封口以防破损、如何避免应用时受污染、如何摘除和处理等方面的培训。

（4）使用前应仔细检查，不使用标志不清、破损或泄、超出有效期的防护用品；在使用过程中个人防护用品发生破损，应立即更换。

（5）普通的眼镜不能用于防止液体溅到眼部黏膜上，因此不能被用作眼部防护。社区医护人员必须使用有效的护眼用品如护目镜、面罩等。使用完后，护眼装置经过正确的清洁和消毒可以重复利用。

（6）在使用个人防护用品尤其在佩戴有口罩和呼吸器期间，不得吸烟、进食，避免受到污染。

（7）脱除下来的防护用品应用黄色医用垃圾袋分类装好，需要消毒重新使用（如防护眼镜、雨鞋（靴）做好标记。

（8）每次使用个人防护用品后，要登记，并及时补充消耗的防护用品。

（9）无须穿多套防护服。

第五节　呼吸道传染病防护

呼吸道传染病大多数通过空气飞沫经呼吸道和近距离接触传播，人群普遍易感。呼吸道传染病如果暴发流行将会造成较大影响，不仅影响人群健康，还会导致许多社会问题，影响教学秩序、工作、社会安定等。世界卫生组织认为：急性呼吸道传染病病是全球范围内传染病发病及死亡的首要原因之一，同时，急性呼吸道传染病也是患者就医或住院的最常见原因之一，是社区医疗卫生工作者在医疗服务过程中最容易接触到的传染病。每年大约有 400 万人死于急性呼吸道疾病，其中 98%是下呼吸道感染。

而且随着近十多年来新型急性呼吸道疾病的不断出现，如 SARS、H5N1 和 N7N9 禽流感、甲流（H1N1）、新型冠状病毒等，人群普遍易感。这类疾病一旦发生流行，许多人将发病并需要医疗服务，大量的潜在患者将给病例管理工作带来挑战，同时将给社区卫生医疗机构带来感染传播的风险。这类疾病倘若发生流行，社区医疗卫生服务人员如果采取了正确的防护措施，既可以避免自身感染，也可避免卫生服务中断。因此，社区医疗卫生服务人员根据实际情况做好相应级别的个体防护是非常必要的。

呼吸道传染病的传播途径包括气溶胶、飞沫和接触传播。因此防护也是针对这些途径来开展的。气溶胶防护可以采用合适的口罩如医用 N95 口罩，或采用特殊的气流管理和通风；飞沫传播只需佩戴口罩，距离病人 0.9 米远；接触传播通过戴手套，穿隔离衣等个人防护措施达到防护目的。

（一）一般防护

1. **适用对象**　适用于社区卫生服务中心普通门诊或普通病房的医务人员。
2. **防护用品**　医用工作服、外科口罩。
3. **防护措施**　严格遵守标准预防的原则，认真执行手卫生。

（二）一级防护

1. **适用对象**　社区诊疗工作中所有接触病禽或病人可能性较大的医务人员。尤其是发热门诊的医务人员。
2. **防护用品**　工作服、工作裤、工作鞋、工作帽和医用手套、医用防护口罩。
3. **防护措施**　严格遵守标准预防的原则，严格遵守消毒、隔离的各项规章制度。按照要求穿戴防护用品，必要时戴乳胶手套；每次接触病人后立即进行手清洗和消毒。下班时进行个人卫生处置，并注意呼吸道与黏膜的防护。

（三）二级防护

1. **适用对象**　适用于进入事件现场的隔离留观室、隔离病区、隔离疫区或进入事发地冷区抢救伤员的社区医务工作人员，包括接触从病、死禽，病人身上采集的标本、处理其分泌物、排泄物、使用过的物品和死亡病人尸体的工作人员，转运病人的医务人员和司机。
2. **防护用品**　一次性医用防护服、防护眼罩、N95 口罩（每 4 小时更换 1 次或感潮湿时更换）、工作帽、医用手套、鞋套（视环境穿雨靴）。
3. **防护措施**　严格遵守标准预防的原则，严格遵守消毒、隔离的各项规章制度。按照要求穿戴防护用品，注意呼吸道及黏膜防护，对病人实施近距离操作时，戴防护眼镜。每次接触病人后立即进行手清洗和消毒。

（四）三级防护

1. 适用对象 适用于可引发气溶胶操作的医务人员。可引发气溶胶操作包括气管内插管、雾化治疗、诱发痰液的检查、支气管镜、呼吸道痰液抽吸、气管切口的护理、胸腔物理治疗、鼻咽部抽吸、面罩正压通气（如 BiPAP 和 CPAP）、高频震荡通气、复苏操作、死后肺组织活检等。

除非医疗必要需抢救生命，在院外治疗和转运中应尽量避免使用确定与某种病原体传播有关的引发气溶胶的操作。引发气溶胶的操作应当在远离其他患者且通风足够的单间进行操作。

2. 防护措施 除二级防护外，增加使用正压面罩或全面型呼吸防护器。

（五）一些注意事项

（1）当一个新型急性呼吸道疾病出现时，其传播途径通常不明确。在明确其传播方式和传播状况前，需采用最高级别且可行的感染防控措施。

（2）确保感染控制必备物品的充足供应也是防护呼吸道传染病的必要条件，①在诊室提供手卫生设施，如肥皂和清洁的流动水，速干手消毒剂、纸或一次性纸巾；②医护人员使用的个人防护装置（如面罩/口罩、隔离衣或防护服、帽子、手套、护眼装置）；③清洁和消毒物资的充足供应。

参 考 文 献

陈安,上官艳秋,倪慧荟. 2008. 现代应急体制设计研究[J]. 中国行政管理,278：81-85

陈伟,曾光. 2004. 突发疫情的流行病学调查及疫点和疫区的处理[J]. 中华预防医学杂志,38(2)：140-142

程锦泉,彭绩,周丽等. 2006. 社区卫生服务对突发公共卫生事件应对作用的评价[J]. 中国初级卫生保健,20 (1)：38-40

邓莘. 2008. 突发公共卫生事件应急物资储备初探[J].甘肃医药,27(6)：39-40

邓瑛,王琦琦,松凯等. 2011. 突发公共卫生事件风险评估研究进展[J].中国预防医学杂志,12(3)：292-294

伏绍宏,牛忠江. 2012. 突发公共卫生事件中公共利益与私权冲突法律平衡路径选择[J].社会科学研究,2：57-62

付伟,刘长胜,杨巨等. 2005. 建设项目职业病危害评价中个人防护用品的评价[J].职业卫生和应急救援,23(4)：211-212

葛宪民,李丹亚,江世强. 2007. 突发化学中毒事件应急救治和现场防控的研究进展[J]. 广西医学,29 (5)：714-717

龚向光. 2004. 城市疾病预防控制体系的改革［J］. 中国初级卫生保健,18 (1)：31-34

郭存三. 2004. 突发公共卫生事件的流行病学调查与应急处理[J].中华预防医学杂志,38(1)：65-67

何剑锋,罗会明. 2008. 急性传染病疫情应急处理[M].广州：中山大学出版社

何勇. 2011. 浅谈我国突发性公共卫生事件社区医疗中心救护现状及发展方向[J].中外医疗,32：129

洪荣涛,许龙善. 2005. 试述突发公共卫生事件的监测与预警[J]. 中国公共卫生管理,21(2)：106-108

黄汉林. 2008. 职业中毒应急处理[M].广州:中山大学出版社

黄子通. 2008. 突发公共事件医学救治[M].广州:中山大学出版社

贾晓东,郭常义. 2006. 突发公共事件应急人员的职业卫生安全防护[J]. 中华预防医学会第二届学术年会暨全球华人公共卫生协
会第二届年会论文集

金以森. 2007. 突发公共卫生事件现场资料分析[J]. 浙江预防医学,19(3)：60-63

孔竞,马敬东,王静. 2008. 突发公共卫生事件应急机制研究[J].中国卫生事业管理,235(1)：61-63

孔竞,马敬东. 2009. 突发公共卫生事件应急机制中主要问题及原因分析[J].中国卫生事业管理,249(3)：208-210

雷晓康,白丰硕. 2013. 我国公共卫生危机应急体系建设的回顾［J］. 延安大学学报,35(6)：79-81

李湖生,刘铁民. 2009. 突发事件应急准备体系研究进展及关键科学问题[J]. 中国安全生产科学技术,5(6)： 5-9

刘保池,赵中辛. 2012. 突发公共事件与医学救援[J].上海医学,35(7)：625-626

刘北燕,胡文穗. 2011. 广州市 2006-2009 年突发公共卫生事件流行病学特征分析[J].中国全科医生,14(6A)：1851-1853

刘晋峰,叶泽兵,刘俊松. 2014. 加强社区卫生服务机构应急能力建设的探讨[J].中国医院,18(3)：77-78

刘志,郝晓宁,薄涛等. 2013. 突发公共卫生事件监测预警制度框架体系核心要素研究[J]. 中国卫生政策研究,6(12)：46-52

卢曼曼,江启成,方桂霞等. 2014. 社区开展突发公共卫生事件应急健康教育的ＳＷＯＴ分析[J],中国农村卫生事业管理,34(4)：
391-394

卢少平,袁春满,朱斌等. 2009. 应急物资储备的社会化研究[J]. 物流技术,28(8)：15-17

欧剑鸣. 2006. 突发公共卫生事件的现场流行病学调查步骤[J].海虾预防医学杂志,12(2)：78-81

任赟静,黄建始,马少俊等. 2005. 症状监测及其在应对突发公共卫生事件中的作用[J].中华预防医学杂志,39(1)：56-58

闫世春,王晓平, 安莹等.2013. 风险矩阵法在传染病类突发公共卫生事件风险评估中的应用[J].中国公共卫生管理,29(6)：
787-788

时念玲,江丽丽,胡滨. 2004. 加强公共卫生信息管理提高突发事件应急能力[J].预防医学情报杂志,20(2)：140-141

世界卫生组织. 2007. 卫生保健中易发生流行及大流行的急性呼吸道疾病感染预防与控制-临时指南 [EB].http：
//whqlibdoc.who.int/hq/2007/WHOCDSEPR2007.6chi.pdf

孙承业,姚红. 2004. 突发公共卫生事件现场救援中的个体防护[J].中华预防医学杂志,38(6)：427-428

陶永娴. 2007. 社区医师在突发化学物品中毒应急过程中的重要作用[J].中国社区医师,23(16)：47-48

王鸣,肖新才. 2010. 甲型流感[M].北京:中国中医药出版社

卫生部. 2008. 各级疾病预防控制机构基本职责和疾病预防控制工作绩效考核标准的通知[R]

魏宝林. 2014. 社区卫生服务机构在传染病疫情控制中的作用[J]. 现代医药卫生,30 (4)：633-634

魏莉,单小玲,叶双岚. 2006. 社区卫生服务在突发公共卫生事件中的网底作用[J]. 现代医院,6 (4)：84-85

伍岳琦,林锦炎,2008. 突发公共卫生事件卫生应急管理[M],广州:中山大学出版社

武晶,祖荣强,梁祁等. 2010. 传染病监测预警方法的探讨[J]. 江苏预防医学,2(1)：67-69

夏益. 2011. 社区突发公共卫生事件的调查与处理(一)[J]. 中国社区医师,6 月 3 日：9-10 版

夏益. 2011. 社区突发公共卫生事件的调查与处理(二)[J]. 中国社区医师,6 月 10 日：11 版

邢娟娟. 2010. 应急准备文化体系结构与核心要素研究[J]. 中国安全生产科学技术,6(5)：82-86

胥娇,吴群红,郝艳华等. 2013. 卫生应急关键技术 TOPSIS 法筛选[J]. 中国公共卫生,29(5)：632-634

许龙善. 2007. 自然灾害引发的公共卫生问题及对策[J].海峡预防医学,13(4)：1-3

薛澜,钟开斌. 2005. 突发公共事件分类、分级与分期：应急体制的管理基础[J]. 中国行政管理,236 (2)：102-107

杨灵芝,丁敬达. 2009. 论城市突发事件的应急信息管理[J].情报科学,27(3)：351-355

杨维中,祖荣强. 2005. 突发公共卫生事件预警[J]. 中华预防医学杂志,39(6)：427- 429

叶冬青, 查震球.2009. 我国突发公共卫生事件的新特点与应对新策略[J]. 中华疾病控制杂志, 13(1)：1-3

叶临湘. 2003. 现场流行病学[M],长沙:湖南科技出版社

余彬. 2009. 个人防护用品概述[J].现代预防医学, 36(1)：34-36

岳茂兴. 2010. 现场急救新理念、新模式、新装备、新疗法[J].临床急诊杂志, 11(4)：193-195,199

曾维,李晓惠,吴惠平等.2010. 国内外社区公共卫生应急护理现状及培训模式对策研究[J]. 中国全科医学, 13 (19)：2120-2121

张立生,2013. 浅论突发公共卫生事件应急工作中的信息管理[J].疾病监测与控制杂志, 7(6)：390-392

张文生,张达伦,周萍. 2006. 城市突发公共卫生事件的特点及应对策略[J].现代预防医学, 33(4)：637-638

张燕,幸奠国. 2013. 重庆市 2007—2011 年突发公共卫生事件分布特征和处置情况分析[J].重庆医学, 42(11)：1259-1262

张永慧,吴永宁. 2012. 食品安全事故应急处置与案例分型. 北京: 中国标准出版社

中国国家标准化管理委员会.2009. 风险管理——术语(GB/T23694-2009)[Z]

中国疾病预防控制中心. 2012. 《卫生应急演练技术指南》(2012 年版)[Z]

周志衡,王家骥. 2005. 发挥全科医生在突发公共卫生事件中的积极作用[J]. 全科医学临床与教, 3(2)65-67

朱正平,洪镭,苏晶晶. 2011. 南京市 2006 年~2010 年突发公共卫生事件分析[J], 江苏预防医学, 22(5)：15-17